中华内热针大型系列临床教学视听教材

U0746227

内热针疗法导读

主　编　吴绪平　沈玉杰　荣　贺

中国医药科技出版社

内 容 简 介

本书共 12 章，对中医医疗技术推广项目内热针疗法及内热针治疗头面部疾病、颈部疾病、胸背部疾病、腰部疾病、腹部与盆部疾病、肩部疾病、肘部与腕手部疾病、髋部疾病、膝部疾病和踝足部疾病进行了简要概述。本书配套有 12 张光盘，适用于从事疼痛、针灸、骨伤、康复理疗专业的临床医师及高等中医药院校本、专科生学习。

图书在版编目 (CIP) 数据

内热针疗法导读 / 吴绪平，沈玉杰，荣贺主编 . —北京：中国医药科技出版社，2017.4

中华内热针大型系列临床教学视听教材

ISBN 978-7-5067-9123-6

Ⅰ.①内…　Ⅱ.①吴…　②沈…　③荣…　Ⅲ.①针灸疗法—教材　Ⅳ.①R245

中国版本图书馆 CIP 数据核字 (2017) 第 041435 号

美术编辑　陈君杞
版式设计　张　璐

出版　中国医药科技出版社
地址　北京市海淀区文慧园北路甲 22 号
邮编　100082
电话　发行：010-62227427　邮购：010-62236938
网址　www.cmstp.com
规格　710 × 1000 mm $^1/_{16}$
印张　16 $^1/_4$
字数　219 千字
版次　2017 年 4 月第 1 版
印次　2024 年 4 月第 2 次印刷
印刷　北京盛通印刷股份有限公司
经销　全国各地新华书店
书号　ISBN 978-7-5067-9123-6
定价　48.00 元

版权所有　盗版必究

举报电话：010-62228771

本社图书如存在印装质量问题请与本社联系调换

主编简介

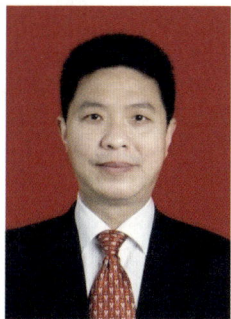

吴绪平，男，三级教授、主任医师，硕士研究生导师。现任中国针灸学会微创针刀专业委员会秘书长、世界中医药学会联合会针刀专业委员会学术顾问、湖北省针灸学会常务理事、湖北省针灸学会针刀专业委员会主任委员、湖北中医药大学针刀医学教研室主任、湖北中医药针刀医学重点学科带头人，国家自然科学基金评审专家，已收录《针刀医学传承家谱》中华针刀传承脉络第一代传承人。先后指导海内外硕士研究生60余名，2002年12月赴韩国讲学，分别于2003年3月和2011年5月赴香港讲学。2013年11月赴澳大利亚参加第八届世界针灸学术大会，并作了学术报告。

40年来，一直在湖北中医药大学从事针灸与针刀教学、临床及科研工作。主讲《经络腧穴学》《针刀医学》及《针刀医学临床研究》。研究方向：①针刀治疗脊柱相关疾病的临床研究；②针灸治疗心、脑血管疾病的临床与实验研究。先后发表学术论文80余篇，主编针灸、针刀专著60余部。获省级以上科研成果奖6项。编著大型系列视听教材《中国针刀医学》《针刀临床治疗学》《分部疾病针刀治疗丛书》及《专科专病针刀治疗与康复丛书》《针刀医学临床诊疗与操作规范》；主编全国中医药行业高等教育"十二五"规划教材《针刀医学》《针刀影像诊断学》和《针刀治疗学》，由中国中医药出版社出版；主编全国高等中医药院校"十三五"规划教材《针刀医学》、《中华内热针临床诊断与治疗》，由中国医药科技出版社出版。

主要临床专长：

擅长运用针刀与内热针治疗各种类型颈椎病、肩周炎、腰椎间盘突出症、髋关节疾病、膝骨性关节炎、神经卡压综合征、腱鞘炎、跟骨骨刺及各种软组织损伤疼痛等症。

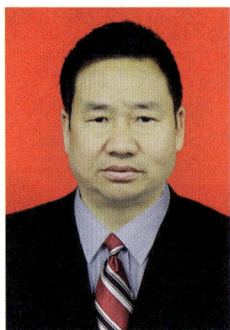

沈玉杰，男，教授，主任医师，硕士研究生导师。现任武汉市普仁医院疼痛康复中心主任，华夏疼痛医学会副主任委员、湖北省针灸学会针刀专业委员会副主任委员、中国针灸学会微创针刀专业委员会常务委员、湖北中医杂志编委、武汉市疼痛学会委员。

公开发表学术论文50余篇，主持和参与完成科研课题6项。其中三项获得政府科技进步奖，《风湿仙丹结合穴位埋线治疗类风湿性关节炎》和《武当道教医学的挖掘、整理与验证》达到国内领先水平；《发明炮制马钱子的新方法爆压法》经鉴定达国内领先水平，被列入湖北省重大科技成果。2007年主持开展的《CT介入盘置管多次多点注射臭氧治疗颈椎间盘突出症临床研究》科技项目，获得湖北省重大科技成果奖和武汉市科技进步二等奖，被湖北省科技厅列为临床应用推广项目；2012年完成的《腰交感神经节射频热凝结合针刀治疗腰椎管狭窄症患者的临床研究》科研项目，获得湖北省重大科技成果和中国冶金医学三等奖，被武汉市科技局列为临床应用推广项目。2008年研制的多孔椎间盘导管获得国家实用新型发明专利。出版针灸、针刀专著3部。

2009年创立了武汉市普仁医院疼痛康复中心。在短短几年里培养了一支专业的疼痛技术团队，建立了完善的人才阶梯，技术力量和科研学术水平均进入同类医院的先进行列，并于2013年获得了"武汉市市级重点专科"荣誉称号。

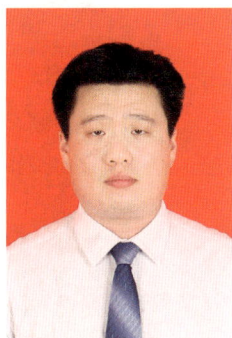

荣贺，副主任医师，中医世家，现任济宁一方中医门诊部主任、济宁市任城区康复针推职业培训学校校长、中华中医药疼痛学会委员、中国中医药研究促进会新中医分会常务委员、中国中医药科技开发交流中心内热针技术｛国中科（2014）33号｝推广项目负责人、济宁市现代针灸研究所所长、华夏疼痛医学会副主任委员兼秘书长、济宁市佳科医疗科技有限公司董事、北京中医药大学东直门医院特聘专家，擅长治疗顽固性腰椎间盘突出症、腰椎管狭窄症、腰椎骨质增生症、各型颈椎病、肩周炎、骨性关节炎、股骨头坏死、强直性脊柱炎、风湿／类风湿关节炎、带状疱疹后疼痛、老年性耳聋／耳鸣、面肌痉挛、面神经炎、各类慢性软组织损伤性疾病和脊柱相关内科疾病，治愈率可达95%以上。首创内热针疗法，其特点：安全、无痛、微创、高效、费用低廉；参编《中华内热针临床诊断与治疗》《内热针治疗慢性疼痛——新式针灸》等专著，获济宁市科技进步二等奖2次，三等奖2次；至目前培训内热针疗法50余期，学员5000多人，总结出一套实用技术，并在全国各大医院推广应用于临床；取得多项发明专利：为内热针发明人、腰椎侧隐窝注射针发明人、椎间孔针发明人、麻醉剂助推器（麻醉枪）发明人，其发明产品已广泛应用于临床；主张"不动髓核，保护椎间盘"新理念——同样治愈疼痛顽疾！

副主编简介

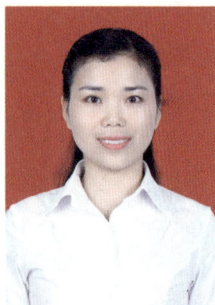

陈丽丽，女，大学本科，主治医师，现任鄂州市鄂州凤凰医院颈肩腰腿痛科学科带头人。擅长臭氧突出物消融术、胶原酶突出物溶解术、射频突出物靶点消融术、椎间孔镜髓核摘除术等多种微创介入技术治疗颈腰椎间盘突出症，充分利用各种微创技术的优势，针对不同类型不同程度的椎间盘突出实行椎间盘的个体化治疗，应用射频镇痛技术治疗带状疱疹后遗神经痛、腰交感神经节射频毁损术治疗股骨头坏死、血管闭塞性脉管炎等疾病技术领先，疗效显著。先后公开发表学术论文10余篇。

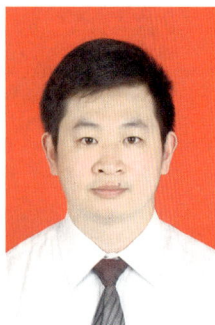

朱峻松，男，硕士，主治医师，华夏疼痛医学会委员，中国针灸学会微创针刀专业委员会委员，湖北省疼痛学会委员。擅长椎间孔镜技术治疗腰椎间盘突出症及腰椎管狭窄症；擅长运用射频治疗颈椎病、三叉神经痛、非典型面痛等各类疑难顽固的疼痛疾病；在肩周炎、骨性关节炎及股骨头坏死方面，有独到的技术及显著的治疗效果。精通针刀及内热针治疗慢性软组织损伤性疾病具有显著疗效。在国内权威期刊上发表论文数篇，参与完成多项科研课题均达到国内领先或先进水平，其中2项获得政府科技进步奖。参与编写《中华内热针临床诊断与治疗》《针刀治疗丛书》等多部专著。

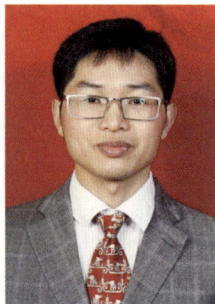

梅甲均，男，主治医师。现任十堰市中西医结合医院康复科副主任。曾主持"三联疗法治疗顽固性膝关节积液"等多项市级科研项目。长期从事脊柱、关节疾病的治疗与康复工作。在颈源性疾病，腰椎间盘突出症、椎管狭窄，慢性腰痛，骨性关节炎，脊髓损伤和外周神经损伤等疾病的治疗与康复方面有较深的造诣。熟练掌握颈腰椎间盘切除术、臭氧消融术等各种椎间盘微创疗法，以及三叉神经面神经等射频靶点热凝术、整脊疗法、关节松动术等现代康复诊疗技术。对康复疾病诊疗法领悟透彻，运用娴熟并有所创新。

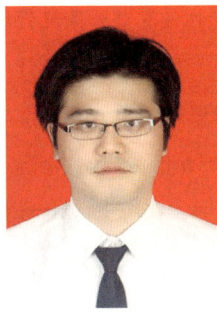

李源，男，医学硕士，主治医师。现工作于华中科技大学同济医学院附属第三临床医院疼痛科。从事临床工作8年，曾师从沈玉杰主任多年，擅长射频靶点治疗颈椎病、腰椎间盘突出症、带状疱疹后神经痛等疼痛疾病；熟练掌握各种神经阻滞技术；专注于软组织疼痛的诊断及研究，对无痛治疗技术的开展积累了大量经验；擅长使用内热针、射频、现代康复手法相结合的方式治疗慢性疼痛。在国内权威刊物上发表论文5篇，参入与完成科研课题3项，市、省、国家级各一项；申报省级继续教育项目2项。

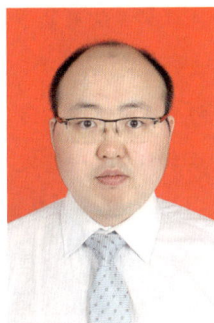

王磊，男，现任武汉市普仁医院疼痛科主治医师，华夏疼痛医学会委员，湖北省疼痛联盟成员，从事临床疼痛工作近10年。主要治疗慢性软组织损伤、骨关节疾病及各种疼痛，熟练掌握射频热凝脉冲联合臭氧治疗腰椎间盘突出症，内热针、小针刀等各类疼痛治疗技术，根据患者病情不同采用各种介入技术实行个体化治疗，镇痛效果明显，临床经验丰富，作为编委参与《中华内热针临床诊断与治疗》专著的编写。

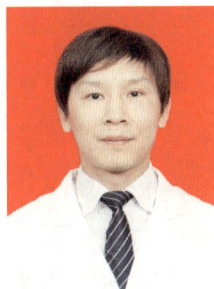

毛蕊，男，医学硕士，主治医师；现工作于武汉市普仁医院疼痛科；湖北省推拿专业委员会委员；擅长中西医结合治疗常见病、多发病及疑难病症，在10余年的临床工作中，不断刻苦钻研临床医疗、取长补短，形成了自己一套独特的治疗软组织疼痛的方法。参与编写《中华内热针临床诊断与治疗》《腰腹部疾病针刀临床诊断与治疗》等重要专著，有丰富的临床经验与理论积淀。

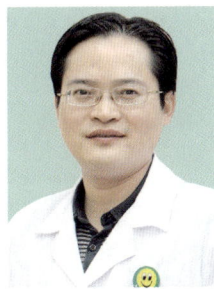

费世业，男，黄石市普仁医院疼痛科副主任医师，中国软组织外科学银质针治疗委员会常务理事，华夏疼痛医学会常务理事，广东省中医药学会疼痛专业委员会常务委员，广东省康复学会疼痛专业委员会委员。从事疼痛治疗18年。在全国多家重点医院疼痛科交流学习，并师从多位国内著名疼痛治疗专家。对于头颈肩腰腿关节慢性疼痛积累了系统全面的专科治疗经验，擅长运用神经阻滞、针刀疗法、银质针、内热针疗法、臭氧、射频、椎间孔镜等现代化微创治疗方法。

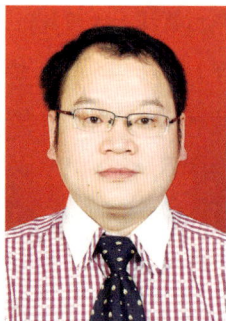

裴久国，男，医学硕士研究生，副主任医师，十堰市中医医院针灸科主任，毕业于湖北中医药大学针灸推拿学专业。2011年被中国针灸学会授予"针刀专家"荣誉称号，主持市级科研课题两项，荣获十堰市政府科技进步奖三等奖；参与研制中国针灸学会行业标准《针刀基本技术操作规范》。担任全国中医药行业高等教育"十二五"规划教材《针刀治疗学》编委，主编针刀专著两部，参编针刀针灸专著10余部，发表论文20余篇。

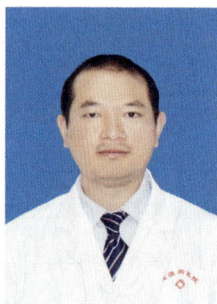

彭树刚，男，主治医师、大学本科，咸宁麻塘风湿病医院康复中心主任。世界中医药学会疼痛康复学会委员，湖北省针灸学会针刀专业委员会委员，咸宁市针灸推拿学会常务理事。跟师全国著名针刀专家吴绪平教授学习针刀技术，深得其传。作为副主编参与编写《踝足部疾病针刀临床诊断与治疗》《中华内热针临床诊断与治疗》等专著，参与编写专著3部。专业特长：利用秘方马钱子及针刀、内热针、银质针等综合治疗风湿免疫类疾病，对颈肩腰腿痛、股骨头坏死等疾病具有丰富的临床经验。

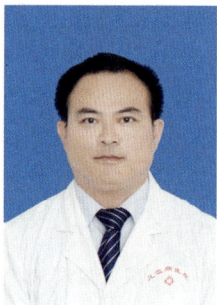

镇方寿，男，咸宁麻塘风湿病医院疼痛科主任，副主任医师。咸宁市疼痛学会常务委员；中国疼痛康复产学研战略联盟专家委员会委员。曾多次赴武汉、上海、北京等医院进修学习。在《踝足部疾病针刀临床诊断与治疗》《中华内热针临床诊断与治疗》等专著中担任副主编。擅长运用针刀、银质针、射频、臭氧、针刀镜等微创介入技术治疗各种慢性疼痛性疾病，尤其是对类风湿、强直性脊柱炎、颈腰椎病、肩周炎、骨性关节炎、股骨头坏死有较独到的研究。

编委会名单

主　编　吴绪平　沈玉杰　荣　贺

副主编　陈丽丽　朱峻松　梅甲均　李　源
　　　　王　磊　毛　蕊　费世业　裴久国
　　　　彭树刚　镇方寿

编　委　（按姓氏笔画排序）

马友缘　王亚文　牛　凡　田佳玉
代友花　任　杰　肖李秋　吴　群
吴洪阳　吴跃辉　沈启飞　张　平
张　强　张亚维　陈双平　罗奇威
周　进　周　琪　周朝进　胡　威
胡昭端　莫锐芳　瞿　秀

前言

　　在中华民族创立的中医药学体系中，针灸学是最具特色的学科之一。针灸在慢性疼痛性疾病的治疗方面创立了一系列基础理论，积累了丰富的实践经验，目前针刺镇痛已广泛应用于临床，并流传至世界各地。内热针源于古代温针灸，是在密集型银质针疗法的基础上，对针具及加热方式进行改进，解决了银质针易变形、艾球烟雾污染及皮肤易烫伤等问题，使加热温度可控、安全环保，成为治疗慢性软组织疼痛的又一创新利器。2014 年 11 月，国家中医药管理局科技成果推广项目办公室与中国中医药科技开发交流中心联合发文，将内热针技术列为中医医疗技术推广项目。并严格遵守相关的操作技术程序，以保证其临床疗效，维护医疗安全。目前，运用内热针治疗各种慢性软组织疼痛、骨关节疾病、神经卡压综合征等病症，疗效显著，越来越多的临床医务工作者学习这门新技术。随着内热针技术的适应证范围越来越广，其技术被广泛应用的同时，因各种原因导致的临床意外或不良反应也时有耳闻，故规范内热针治疗的适应证与禁忌证迫在眉睫。为了提高广大内热针临床医生的医疗质量，我们组织全国内热针专家编写出版了《中华内热针临床诊断与治疗》大型专著，并以该专著为指导，实地拍摄、制作了《中华内热针大型系列临床教学视听教材》。

　　该视听教材共 12 集，分别介绍了头颈部疾病、胸背部疾病、腰部疾病、腹部与盆部疾病、肩部疾病、肘部与腕手部疾病、髋部疾病、膝部疾病及踝足部疾病，共计 70 余种。每种疾病按照概述、局部解剖、诊断要点及内热针治疗全过程的体例拍摄与制作。其特色在于针对每种疾病精密设计了内热针的布针及其操作方法，力求反映现阶段内热针临床治疗与研究水平，以便读者阅读、观摩借鉴。

为了更好地指导读者使用本套视听教材，还配套出版有《内热针疗法导读》一书。本书分为12章，第一章简介内热针及其操作方法，第二章与第三章分别介绍内热针治疗头颈部疾病，第四章介绍内热针治疗胸背部疾病，第五章与第六章分别介绍内热针治疗腰部疾病，第七章介绍内热针治疗腹部与盆部疾病，第八章介绍内热针治疗肩部疾病，第九章介绍内热针治疗肘部与腕手部疾病，第十章介绍内热针治疗髋部疾病，第十一章介绍内热针治疗膝部疾病，第十二章介绍内热针治疗踝足部疾病。全书内容丰富、资料翔实、图文并茂、言简意赅、实用性强。适用于针灸科、疼痛科、中医康复科、骨伤科等临床医师使用。

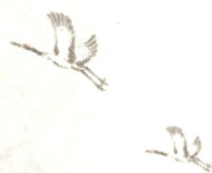

目录
Contents

第一章 | 内热针简介与操作方法

一、内热针疗法简介

内热针疗法是一种采用从针尖到针体均能恒温发热的针具，严格按照人体解剖学，密集分布刺入肌肉激痛点处，缓解因神经－肌肉接头障碍引起的肌肉痉挛及神经感受器过度敏化形成的慢性软组织疼痛的治疗手段。本法既有强烈的镇痛作用，又有远期的治痛效果。更为惊奇的是，凡经针刺的部位都会产生持久的肌肉松弛效果，且远期效果好于近期。并且弥补了过去艾绒加温针灸和外加热银质针等形式的很多不足之处。

二、内热针治疗理论依据

内热针疗法经历了从古法"以痛为输"探明阿是穴的存在并对其进行针刺治疗达到镇痛效果，到宣蛰人从临床经验中发掘出具有规律性分布的压痛点，认为压痛点是骨骼肌附着处的无菌性炎症病变区域，并通过压痛点强刺激推拿法和密集型银质针疗法来验证。沈玉杰在宣蛰人的慢性软组织损伤理论基础上，结合现代医学肌筋膜激痛点与肌肉功能障碍，以及神经感受器敏化引起脊髓节段敏化造成慢性软组织疼痛的观点，认为软组织疼痛病理改变不仅在软组织、更重要的是分布在软组织的痛觉感受器敏化、神经源性炎症反应、伤害传导通路致敏、人体对疼痛感受的反应强度异常相关、中枢神经的可塑性改变。内热针疗法是通过针刺来刺激神经感受器，以改善脊髓及脊上中枢的神经调控机制，对伤害感受器的抑制以及内源性抗伤害感受系统的激活来达到治疗目的。

三、内热针治疗的作用机制

1.消除炎症反应。

2.松解肌肉痉挛。

3.增加局部血供。

4.调节生物力学平衡。

5.促进能量释放和能量补充。

四、内热针治疗的适应证与禁忌证

（一）内热针治疗的适应证

内热针治疗的适应证范围比较广泛，经过大量的临床应用，对其疗效卓越、安全可靠的各种疾病进行规范性的研究，现就其比较成熟的适应证，分述如下。

1.各种慢性软组织损伤性疾病。

2.骨质增生性疾病与骨关节疾病，如颈椎病、腰椎间盘突出症、强直性脊柱炎、股骨头坏死等。

3.各种神经卡压综合征，如枕大神经卡压综合征、臀上皮神经卡压综合征、腕管综合征等。

4.与脊柱相关的慢性支气管炎、功能性心律失常、慢性胃炎等内科疾病。

5.与脊柱相关的痛经、月经不调、慢性盆腔炎等妇科疾病。

6.鸡眼、胼胝、带状疱疹后遗神经痛等皮肤科疾病。

（二）内热针治疗的禁忌证

1.凝血机制异常者。

2.施术部位有红肿、灼热、皮肤感染、肌肉坏死，或在深部有脓肿者。

3.有心、脑、肾脏器官衰竭者。

4.患有糖尿病、皮肤破溃不易愈合者。

5.高血压病血压不易控制者。

6.严重代谢性疾病，如肝硬化、活动性结核患者。

7.施术部位有重要神经血管，或者重要脏器而施术时无法避开者。

当施术部位的皮肤感染，全身急性感染性疾病者得到有效控制，内脏疾病及高血压得到有效控制，机体状态得到恢复，可以实施内热针治疗。

五、内热针仪器与针具介绍

（一）内热针仪器介绍

内热式针灸治疗仪系列产品是由治疗主机、链接导线（一端连接主机的名称为插头，一端连接内热针的为接口）、配套内热针（针柄和针体一体成型）组成，其基本原理是应用电能转化为热能，经过电路软、硬件的处理，达到安全的临床需要。内热式针灸治疗仪其加热温度在38℃~60℃度可以任意调节，内热针发热材料在针体内部，给内热针一定的电流可以做到恒温发热，从而避免烫伤出现医疗纠纷；内热针针刺后，治疗时间为倒计时，不用专人照看，治疗结束报警提示，节省了工作量；内热针初学者更容易掌握，远期效果更稳定。内热式针灸治疗仪是时代科技发展的产物，它的出现即消除了点艾球银质针加热温度不易控制、操作麻烦、易烫伤、污染环境的不足，也消除了外加热式银质针加热升温慢、温度不恒定的缺点。

（二）内热针仪器使用方法

1. 操作规程

（1）将连接导线有凸头端插入主机的工作指示灯对应接口内。

（2）将完成针刺的内热针插入连接导线的凹口内，内热针与导线连接时务必双手操作，一手固定针，一手进行连接，以防单手误操作影响针的深度。

（3）接通电源，按下主机电源开关，此时电源指示灯亮起，根据治疗需要调节加热时间与加热温度：

加热时间为默认20分钟，计时为倒计时，也可根据需要由主机时间显示下方的"设置、选择"二个按钮进行合理设置，时间设定范围00~99分钟。

温度调节是通过调节旋钮实现：顺时针调高，逆时针调低，温度设定范围38℃~60℃，一般治疗温度应在42℃左右为宜。

（4）以上步骤完成后，点按启动键设备开始运行。

（5）运行时观察连接内热针的导线在设备上相对应的指示灯，指示灯显示绿色为正常运行状态；如果不显示绿色则内热针为未加热状态，请逐一排查原因：内热针与连接导线是否良好接触、连接导线与设备是否良好接触、连接导线是否老化异常、内热针是否老化异常等。

（6）工作结束时会听到三声报警声，此时关闭电源，将连接导线与内热针分离，然后拔出内热针，即完成本次治疗。

2. 注意事项

（1）使用时保持仪器良好接地，使用前请先检查所用电压是否与本机标识的电压相同。

（2）产品必须由专业医务人员操作使用。

（3）禁用酸性液体擦拭机体，清洁时可用除尘软性工具清扫或无尘布擦拭。

（4）仪器设备出现故障应返回原厂由专业技术人员维修，严禁私自拆卸打开设备。

（三）内热针针具的介绍

内热针针具粗细有三种规格：直径有 1.1mm、0.7mm、0.5mm。

长度 16cm 为 1 号针，长度 14cm 为 2 号针，长度 12cm 为 3 号针，长度 10cm 为 4 号针。

针柄长度均为 4cm。常用针一般直径为 0.7mm，使用长度一般是 10cm、12cm。

六、麻醉剂助推器（麻醉枪）介绍

麻醉剂助推器简称麻醉枪，麻醉枪首次使用一定要进行高温高压消毒，然后进行组合，枪头、玻璃容器进行旋紧，然后把麻药（一般使用盐酸利多卡因）贴近玻璃容器进行注入，然后进行旋拧。首次喷射时一定要排除空气，听见"噗"的一声是正常使用状态，然后贴近皮肤，进行喷射即完成操作。

七、内热针操作方法与步骤

内热针治疗操作全过程一般包括体位、布点、消毒、麻醉、针具选择、进针方法、加热及取针八个方面。

1.体位

应根据患者病情选择合适体位。体位选择一般遵循患者舒适，医生便于操作的原则。临床常用的体位有俯卧低头位、仰卧位、俯卧位、侧卧位、坐位。俯卧低头位（图1-1）适用于头颈部疾病的内热针治疗，仰卧位（图1-2）适用于人体前面部位的内热针治疗，俯卧位（图1-3）适用于人体背腰部的内热针治疗，侧卧位（图1-4）适用于人体侧部的内热针治疗，坐位（图1-5）适用于肘部、前臂部及腕手部疾病的内热针治疗。

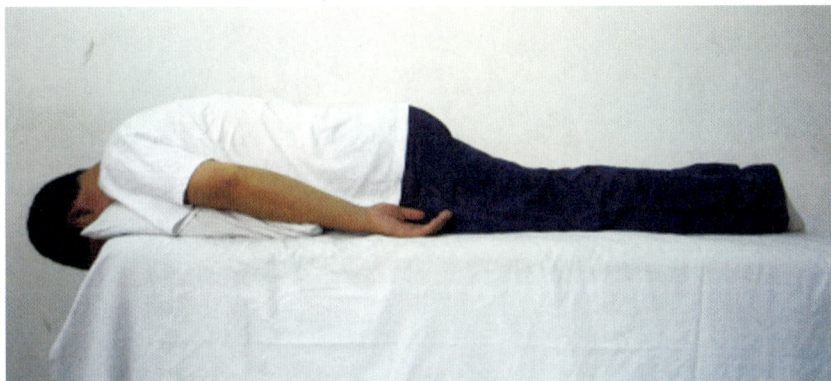

图1-1　俯卧低头位

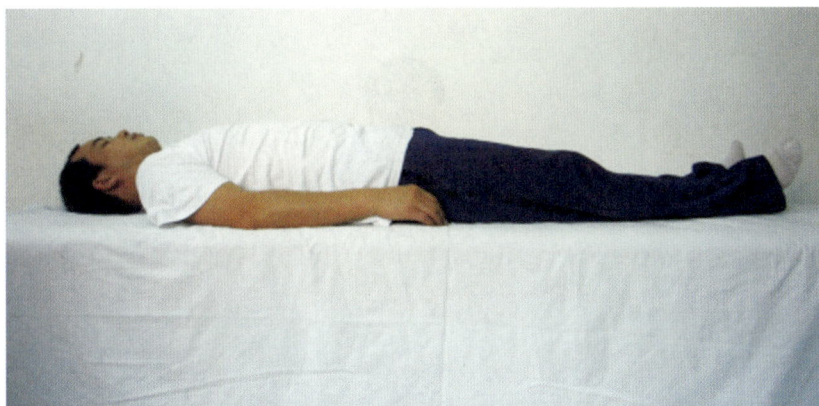

图1-2　仰卧位

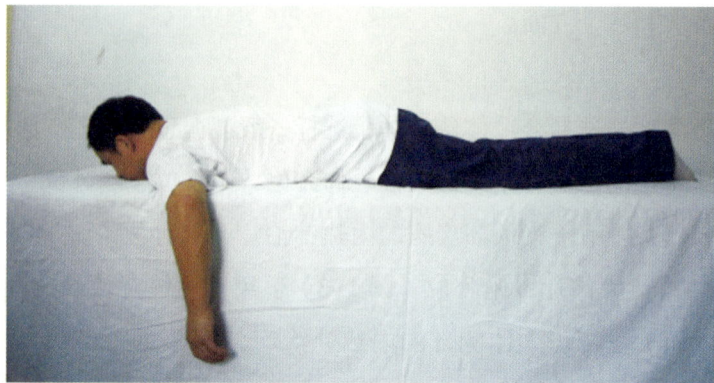

图 1-3　俯卧位

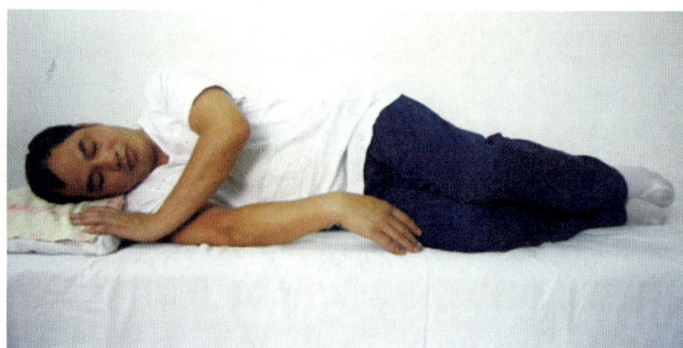

图 1-4　侧卧位

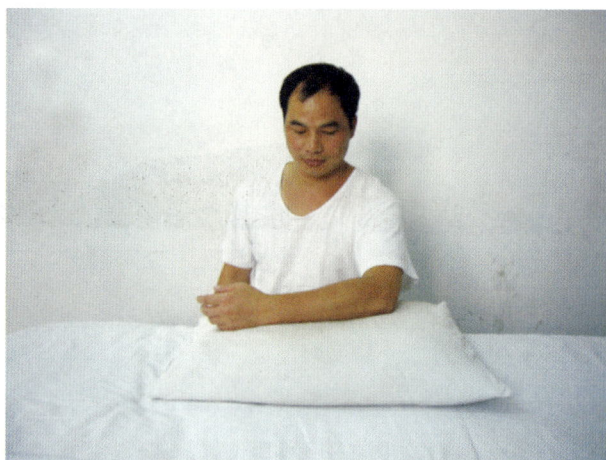

图 1-5　坐位

2. 布点

内热针治疗常用的布点部位多位于肌肉起止点及肌腹部、关节囊、韧带行径及附着处等。根据患者病情，一般针距选择0.5~2cm左右，严格采用记号笔、直尺定点。有多排布点时在保证安全的情况下，应尽量均匀交错布点，以使内热针治疗范围内组织均匀受热，提高疗效。

3. 消毒

严格消毒对于预防治疗后感染意义重大，因此应严格按照外科手术的消毒方式，从布点中心向四周消毒，消毒范围应大于布点范围上、下、左、右各5cm，施术部位常规碘伏消毒2遍。

4. 麻醉

通常采用0.5%利多卡因局部浸润麻醉。若患者病情较重，治疗范围较广，所在医疗单位条件允许，可采用臂丛神经阻滞麻醉、椎管内阻滞麻醉或静脉麻醉。

5. 针具选择

内热针的规格，以针体的长度和直径予以区分。内热针针体的直径有三种规格，分别为1.1mm、0.7mm（图1-6）和0.5mm。内热针针柄的长度4cm，针体长度有4种型号，分别为12cm、10cm、8cm和6cm，详细如表1-1。临床上直径0.7mm、长度为12~14cm（2号、3号）的内热针最为常用。临床使用时，应根据患者的治疗部位及体形胖瘦选择合适长度的内热针。

表1-1　内热针长度规格表（cm）

内热针规格	针体总长度	针柄长度	针体长度	生发热段长度
1号针	16cm	4cm	12cm	12cm
2号针	14cm	4cm	10cm	10cm
3号针	12cm	4cm	8cm	8cm
4号针	10cm	4cm	6cm	6cm

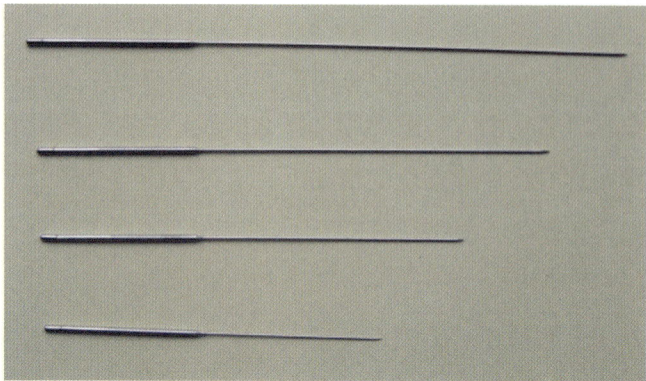

图 1-6　直径 0.7mm 的内热针图片

6. 进针方法

（1）持针方法：常用的进针方法有单手进针法、双手进针法两种。

单手进针法（图 1-7）即是用刺手拇、食指持针，中指指端紧靠穴位，指腹抵住针身中部，当拇、食指向下用力时，中指也随之屈曲，将针刺入，直至所需的深度。此外，还有用拇、食指夹持针身，中指指端抵触穴位，拇、食指所夹持的内热针沿中指尖端迅速刺入。

双手进针法（图 1-8）即是刺手与押手相互配合，将针刺入穴位的方法。常用的双手进针法即为夹持进针法，即用押手拇、食二指持捏针身下端，将针尖固定在拟刺痛点的皮肤表面，刺手向下捻动针柄，押手同时向下用力，将针刺入痛点皮肤。

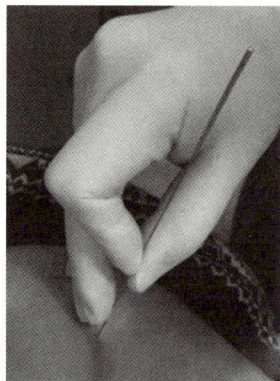

图 1-7　单手进针法

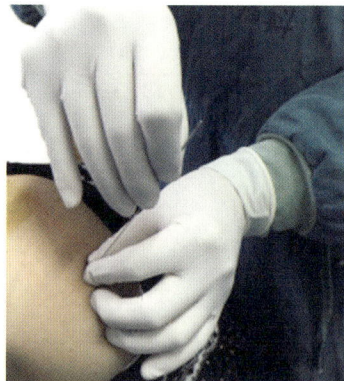

图 1-8　双手进针法

（2）进针方向：根据针刺部位的不同可采取直刺、斜刺、平刺和钻刺。

直刺指针身与皮肤表面呈 90° 垂直刺入体内。一般用在肌肉比较丰满的部位，比如腰部或臀部等。

斜刺指针身与皮肤表面呈 45° 左右刺入体内，此法适用于肌肉浅薄处或深部有重要脏器。主要用于颈椎或背部等。

平刺指针身与皮肤表面呈 15° 左右的角度刺入体内。此法适用于肌肉比较薄或膝关节部位。

钻刺指局部软组织变性、肌肉挛缩及筋膜增厚比较严重时，针刺破皮肤后难以进入肌肉层或筋膜层，需要针尖贴近皮肤，左右旋转针体加压刺入，抵达治疗部位，这种进针方法被称为钻刺。

7. 加热

全部进针完毕后，连接加热线时，应一只手固定内热针，一只手安装连接线，避免安装连接线时针尖刺入危险部位。全部内热针连接加热线针帽后，42℃恒温加热，时间 20 分钟。

8. 取针

加热 20 分钟结束后，会听到三声报警声，此时关闭内热针治疗仪电源，取加热线针帽时也应一只手固定内热针，另一只手取连接线，避免取连接线时针尖刺入危险部位。加热线针帽取完后，取出全部内热针，局部按压止血 3 分钟，碘伏消毒 1 遍。

下面以腰椎间盘突出症为例描述内热针治疗全过程。

（1）体位：俯卧位，腹部垫软枕。

（2）布点（图 1-9）：棘突旁布点：在 L_3~L_5 棘突左右侧缘处贴骨面各布 1 点，共 6 点，为第 1 排；关节突关节处布点：脊柱后正中线上，L_3~S_1 棘突间左右各旁开 2cm 布 6 点，在此 6 点正上方 0.5cm 处再布 1 点，共 12 点，为第 2 排；横突部布点：脊柱后正中线上，L_3~L_5 棘突下缘左右各旁开 4cm 布 6 点，在此 6 点正上方 0.5cm 处再布 1 点，共 12 点，为第 3 排；骶髂关节处布点：先在髂后上棘内侧布 1 点，而后沿髂骨内侧骨面上下每隔 1cm 各布 2 点，共布 10 点。

（3）消毒：施术部位常规碘伏消毒2遍。

（4）麻醉：0.5%利多卡因局部浸润麻醉。

（5）针具：选用直径0.7mm的3号内热针。

（6）针法（图1-10）：第1排针法：从上述布点部位垂直皮肤进针，经皮肤、皮下、胸腰筋膜、竖脊肌、多裂肌，达相应椎板骨面；第2排针法：从上述布点部位垂直皮肤进针，经皮肤、皮下、胸腰筋膜、竖脊肌、多裂肌、关节突关节囊，直达关节突关节骨面；第3排针法：从上述布点部位垂直皮肤进针，经皮肤、皮下、胸腰筋膜、竖脊肌、多裂肌，达横突骨面。进针深度以第2排的进针深度为准；骶髂关节处针法：从上述布点部位垂直皮肤或稍向外下斜刺进针，经皮肤、皮下、胸腰筋膜、竖脊肌、骶髂后韧带，直达髂骨骨面。

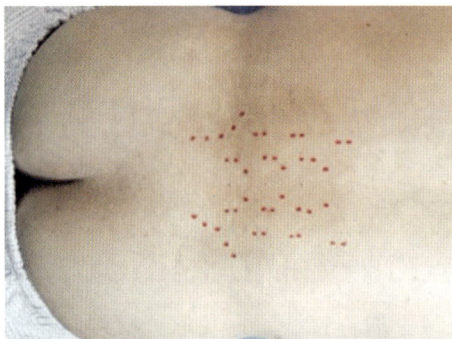

图1-9　腰部密集型针法布点图

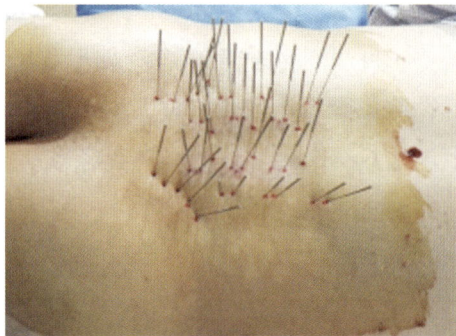

图1-10　腰部密集型针法内热针治疗

（7）加热：针柄连接加热端，42℃恒温加热，时间20分钟。

治疗结束后，拔出全部内热针，局部按压止血3分钟，碘伏消毒1遍。

鉴于篇幅及时间限制，在第二至十二章中所有的内热针治疗，省略的加热及取针过程，均以此为参考。

八、内热针操作注意事项

1. 准确选择适应证，严格掌握禁忌证

按上文所述适应证、禁忌证，对每一病人、每一疾病的不同情况精心选择。

2. 严格无菌操作

所有物品必须达到高压灭菌的要求。消毒要正规、操作要符合无菌规范。

3. 妇女月经期、妊娠期及产后慎用本疗法

4. 瘢痕体质者慎用本疗法

5. 服用影响凝血的相关药物者慎用本疗法

针刺前询问病人病史及是否服用影响凝血的相关药物，如服用抗凝血药物，针刺前应做凝血时间检查，凝血时间明显延长者，不能做内热针治疗。

6. 患者精神紧张、劳累后或饥饿时不宜运用本疗法

九、内热针治疗意外情况的处理

（一）晕针

1. 发生原因

（1）体质因素：属于过敏性体质，血管、神经功能不稳定，多有晕厥史或肌肉注射后的类似晕针史。

（2）在饥饿、过度疲劳、大汗后容易导致晕针。

（3）精神因素：恐惧、精神过于紧张容易导致晕针。

（4）体位因素：正坐位、俯伏坐位、仰靠坐位内热针治疗时，晕针发生率较高。

（5）刺激部位：在肩背部、四肢末端部位治疗时，刺激量大，针感强，易出现晕针。

（6）环境因素：严冬酷暑，天气变化、气压明显降低时，易致晕针。

2. 临床表现

（1）轻度晕针：轻微头痛、头晕、上腹及全身不适、胸闷、泛恶、精神倦怠、打呵欠、站起时有些摇晃或有短暂意识丧失。

（2）重度晕针：突然昏厥或摔倒，面色苍白，大汗淋漓，四肢厥冷，口唇紫绀，双目上视，大小便失禁，脉细微。

3.处理方法

（1）立即停止治疗，将内热针一并迅速取出，针刺部位严格消毒。

（2）让患者平卧，头部放低，松开衣带，注意保暖。

（3）立即给予温开水送服，静卧休息，选取水沟、合谷、内关等穴进行针刺或指压。

（4）重者应给予吸氧或做人工呼吸、静脉推注50%葡萄糖10ml或采取其他急救措施。

（二）断针

在内热针治疗操作过程中，内热针突然折断没入皮下或深部组织里。

1.发生原因

（1）针具质量不好，韧性较差。

（2）内热针反复多次使用，在应力集中处容易发生疲劳性断裂。术者用力过猛容易造成弯针的部位，也是断针易发部位。

（3）长期使用消毒液造成针身有腐蚀锈损，或因长期放置而发生氧化反应，致使针体生锈，操作前又疏于检查。

（4）患者精神过于紧张，肌肉强烈收缩，或内热针治疗时针感过于强烈。患者不能耐受而突然大幅度改变体位。

（5）发生滞针：内热针插入骨间隙，刺入较硬较大的变性软组织中，治疗部位肌肉紧张痉挛时，仍强行大幅度摆动针体或猛拔强抽内热针。

2.临床表现

内热针针体折断，残端留在患者体内，或部分内热针针体露在皮肤外面，或全部残端陷没在皮肤、肌肉之内。

3.处理方法

（1）术者应冷静，嘱患者不要恐惧，保持原有体位，防止内热针针体残端向肌肉深层陷入。

（2）若皮肤外尚露有内热针针体残端，可用镊子钳出。

（3）若残端与皮肤相平或稍低，但仍能看到残端时，可用拇、食两指按压内热针旁皮肤，使之下陷，以使残端露出皮肤，再用镊子将内热针钳出。

（4）内热针残端完全没入皮肤下面，若残端下面是坚硬的骨面，可用力下压内热针针孔两侧皮肤，借骨面将残端顶出皮肤；若残端下面是软组织，可捏住该部肌肉将残端向上托出；若断端很短，埋入人体深部，在体表无法触及，应采用外科手术方法取出。治疗宜就地进行，不宜搬动移位。必要时，可借助 X 线定位。

（三）出血

内热针刺入体内寻找病变部位，而细小的毛细血管无处不在，出血是不可避免的。但刺破较大血管或深部血管时可引起大出血或造成深部血肿。

1. 发生原因

（1）对施治部位血管分布情况了解不够，或对血管分布情况的个体差异估计不足而盲目下针。

（2）在血管比较丰富的部位治疗不注意针刺方向，也不问患者感受，强行操作，一味追求速度。

（3）血管本身病变，如动脉硬化使血管壁弹性下降，壁内因附着粥样硬化物而致肌层受到破坏，管壁变脆，受到突然的刺激容易破裂。

（4）血液本身病变，如有些患者血小板减少，凝血时间延长，血管破裂后，出血不宜停止。凝血功能障碍（如缺少凝血因子）的患者，一旦出血，常规止血方法难以遏制。

（5）某些肌肉丰厚处，深部血管刺破后易造成深部血肿。

2. 临床表现

（1）表浅血管损伤：内热针起出，针孔迅速涌出色泽鲜红的血液，多为刺中浅部较小动脉血管。若是刺中浅部小静脉血管，针孔溢出的血多是紫红色且发黑、发暗。

（2）肌层血管损伤：内热针治疗刺伤四肢深层的血管后多造成血肿。损伤较严重，血管较大者，则出血量也会较多，使血肿非常明显，致局部神经、组织受压而引起症状，可表现局部疼痛、麻木，活动受限。

（3）椎管内血管损伤：内热针松解黄韧带时，如果用力过猛或刺入过深可刺破椎管内动脉，易在椎管内形成血肿压迫脊髓。因压迫部位不同而表现不同的脊髓节段压迫症状。严重者可致截瘫。若在颈椎上段损伤，可影响脑干血供，而出现生命危险。

3. 处理方法

（1）表浅血管出血：用消毒干棉球压迫止血。手足、头面、后枕部等小血管丰富处，内热针松解后，无论出血与否，都应常规按压针孔 3~5 分钟。若少量出血导致皮下青紫瘀斑者，可不必特殊处理，一般可自行消退。

（2）深部血肿：一般较小的血肿，无须特殊处理，经过 1~2 周左右多能自行吸收。若局部肿胀疼痛明显或仍继续加重，可先做局部冷敷止血或肌注止血敏（酚磺乙胺），48 小时后，局部热敷，外擦活血化瘀药物等以加速瘀血的消退和吸收。较大的血肿可在 B 超定位下穿刺抽除，同时局部用弹力绷带加压包扎。穿刺治疗无效，血肿不消或继续增大时，可切开引流并止血。

（3）有重要脏器的部位出血：椎管内、胸腹腔内出血较多或不易止血者，需立即进行外科手术。

（四）内热针引起创伤性气胸

内热针引起创伤性气胸是指针具刺穿了胸腔且伤及肺组织，气体积聚于胸腔，从而造成气胸，出现呼吸困难等现象。

1. 发生原因

主要是内热针刺入胸部、背部和锁骨附近的穴位过深，针具刺穿了胸腔且伤及肺组织，气体积聚于胸腔而造成气胸。

2. 临床表现

患者突感胸闷、胸痛、气短、心悸，严重者呼吸困难、发绀、冷汗、烦躁、恐惧，到一定程度会发生血压下降、休克等危机现象。检查：患侧肋间隙变宽，胸廓饱满，叩诊鼓音，听诊肺呼吸音减弱或消失，气管可向健侧移位。如气窜至皮下，患侧胸部、颈部可出现握雪音，X 线胸部透视可见肺组织被压缩现象。

3. 处理方法

一旦发生气胸，应立即出针，采取半卧位休息，要求患者心情平静，切勿恐惧而反转体位。一般漏气量少者，可自然吸收。同时要密切观察，随时对症处理，如给予镇咳消炎药物，以防止肺组织因咳嗽扩大创孔，加重漏气和感染。对严重病例如发现呼吸困难、发绀、休克等现象需组织抢救，如胸腔排气、少量慢速输氧、抗休克等。

第二章

内热针治疗头颈部疾病（一）

一、耳鸣

【概述】

本病是由于颈椎上段软组织损伤，枕筋膜劳损、挛缩，小关节错位，刺激压迫枕神经而引起耳鸣耳聋综合征。

【局部解剖】

耳（图2-1）由外耳、中耳和内耳三个部分组成。外耳包括了耳的外部软骨结构（耳郭）和耳道。

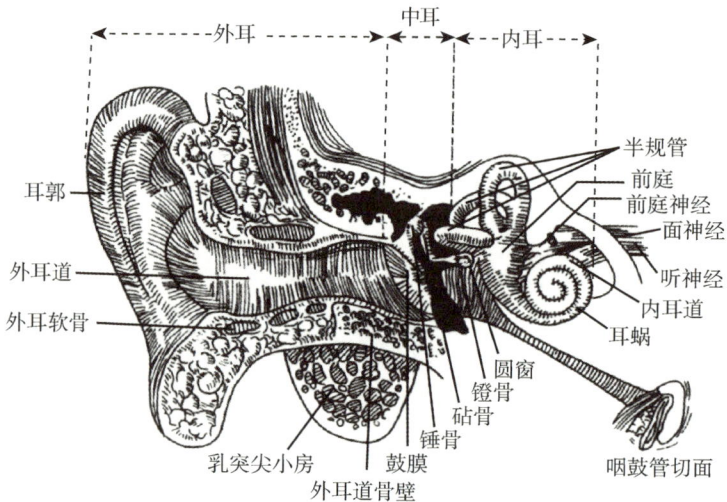

图 2-1　耳的解剖关系

耳道呈不规则的弯曲，长约 2.5cm，直径约为 8mm。耳道的生理弯曲有效阻止水和异物侵入耳道。耳道的外部相对较软，而里端是较硬的骨性结构。耳道终止于鼓膜。耳道的内壁有很多腺体，分泌耵聍。外耳的作用是定位、采集、传导和放大声音。同时，它也是保护中耳的天然屏障。

中耳是指位于鼓膜后的含气空腔。中耳通过咽鼓管与咽喉维持中耳气压的稳定。中耳腔内有三块被称为听骨的微小骨骼，分别是锤骨、砧骨、镫骨。这条听骨链将空气振动进行放大并传递到内耳，引起内耳液体的振动。镫骨肌和鼓张肌附着在听骨链上。当巨大声响传进时，以上两块肌肉被反射激活。一旦激活，它们会通过听骨链阻止声音的传导，以保护内耳。

内耳又称迷路，深藏于颞骨岩部之中，包括听觉和平衡系统的感觉终器。内耳按解剖位置分为耳蜗、前庭和半规管三部分，按组织学结构分为骨迷路和膜迷路两部分，按生理功能分为听迷路（耳蜗）和前庭迷路（包括前庭和 3 个半规管）。耳蜗是一个 30mm 长的管腔，盘绕成 11/4 圈，其内充满液体。前庭膜和基底膜沿着管子的长径将其分为三个平行的部分：前庭阶、中阶和鼓阶。耳蜗主要起着声波的传递和转化作用。

【诊断要点】

1. 耳鸣是颈椎病常见症状之一，常伴眩晕、血管性头痛、视力改变等脑血管神经症状。

2. 青壮年颈源性耳鸣多为颈椎急性损伤引起，耳鸣音调较高，属感音性耳鸣。

3. 老人的颈源性耳鸣多见于颈椎慢性损伤患者，耳鸣多呈持续性，时轻时重。

4. 脊柱三指触诊法可见 C_3 以上棘突偏歪、小关节疼痛、结节，颞乳突前下方肌筋膜结节伴压痛。

5. X 线片可见 $C_2 \sim C_3$ 偏歪，小关节错位。

【内热针治疗】

以左侧耳鸣为例加以描述。

1. 第一次治疗 $C_2 \sim C_4$ 关节突关节囊、横突后结节

（1）体位：患者俯卧低头位。

（2）布点（图 2-2）：脊柱后正中线上，$C_2 \sim C_4$ 棘突间左右各旁开 1.5cm、2.5cm、3.5cm、4.5cm 布 16 点，共 2 横排。

（3）消毒：施术部位常规碘伏消毒 2 遍。

（4）麻醉：0.5% 利多卡因局部浸润麻醉。

（5）针具：选用直径 0.7mm 的 3 号内热针。

（6）针法（图 2-3）：旁开 1.5cm、2.5cm 部位针法：垂直颈部皮肤进针，经皮肤、皮下后，调整针刺方向，使针尖略向脚侧倾斜（5°~10°），经斜方肌、头夹肌、关节突关节囊，直达关节突关节骨面；旁开 3.5cm、4.5cm 部位针法：从上述布点部位，垂直颈部皮肤进针，经皮肤、皮下后，调整针刺方向，使针尖略向脚侧倾斜（5°~10°），经斜方肌、头夹肌、肩胛提肌、头最长肌、颈夹肌，直达横突后结节骨面。

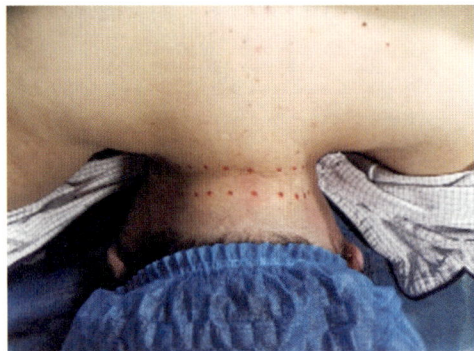

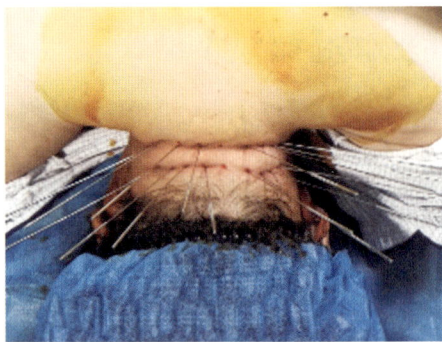

图 2-2　耳鸣第一次内热针布点图　　　　图 2-3　耳鸣第一次内热针治疗

（7）加热：针柄连接加热端，42℃恒温加热，时间 20 分钟。

治疗结束后，拔出全部内热针，局部按压止血 3 分钟，碘伏消毒 1 遍。

2. 第二次治疗上项线与下项线之间及左侧乳突部

（1）体位：患者俯卧低头位。

（2）布点（图 2-4）：上项线与下项线之间布点：枕外隆凸至乳突之间，沿上项线走行的弧线方向，平均分成 5 份，在第 2、第 4 份上各布 3 点。在第 2、第

4份的上方1cm处各布2点，共布20点，共2横排；患侧乳突处布点：沿乳突尖部前、下、后方各布1点，共布3点。

（3）消毒：施术部位常规碘伏消毒2遍。

（4）麻醉：0.5% 利多卡因局部浸润麻醉。

（5）针具：选用直径0.7mm的3号内热针。

（6）针法（图2-5）：上项线与下项线之间针法：从上述布点部位，垂直皮肤进针，到达颅骨骨面后，稍提针调整针刺方向，使针尖贴布点处颅骨骨面向脚侧斜刺，进针深度依患者胖瘦一般为2~3cm，依次穿过斜方肌、头夹肌、头半棘肌，达头上斜肌、头后小直肌、头后大直肌肌腹。左侧乳突部针法：针体与皮肤呈30°角，分别从乳突前、下、后三个方向向乳突尖部斜刺，经过皮肤、皮下组织直达乳突骨面。

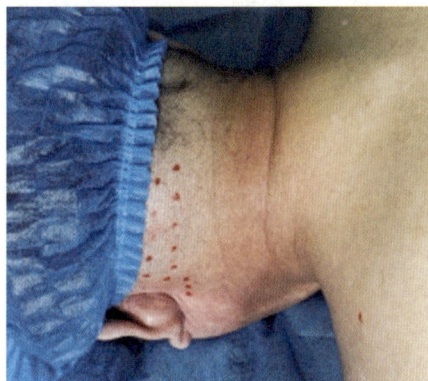

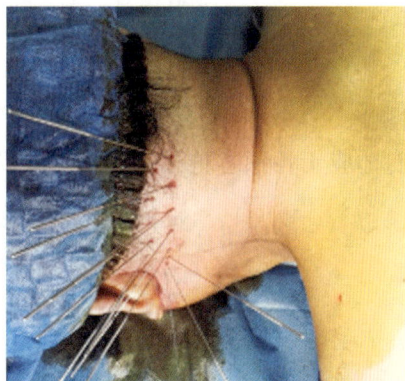

图2-4　耳鸣第二次内热针布点图　　　图2-5　耳鸣第二次内热针治疗

（7）加热：针柄连接加热端，42℃恒温加热，时间20分钟。

治疗结束后，拔出全部内热针，局部按压止血3分钟，碘伏消毒1遍。

二、黄褐斑

【概述】

本病（图2-6）亦称肝斑、蝴蝶斑，是一种常见的发生于颜面部的局限性淡褐色到深褐色的色素沉着性皮肤病。多见于中青年妇女。一般认为与内分泌激素代谢异常有关。

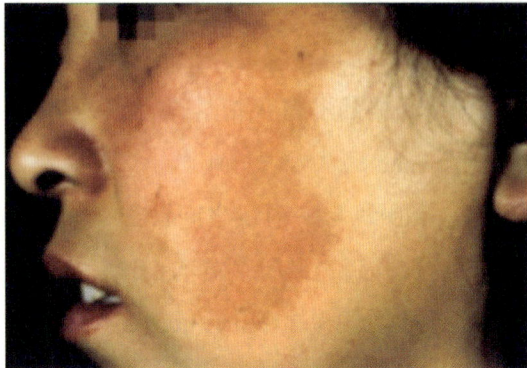

图 2-6　黄褐斑

【局部解剖】

皮肤（图 2-7）覆盖在人体表面，直接与外部环境接触。皮肤分为上皮性的表皮和结缔组织性的真皮两部分。从表皮衍生来的附属器官有毛发、指（趾）甲，其内大量的血管和神经，以及真皮内的皮脂腺、汗腺等腺体也属附属器官，真皮内有适应于各种感觉和生理代谢活动的感受器。

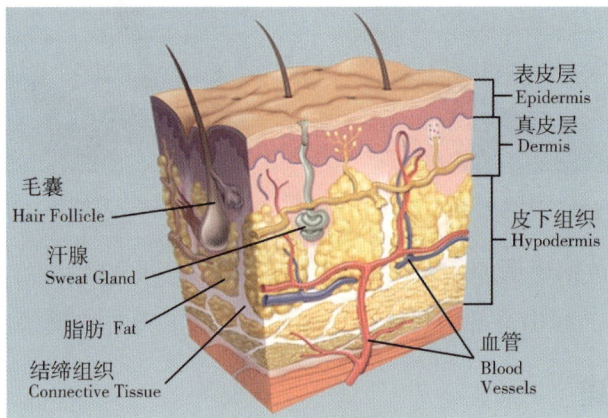

表皮层
Epidermis

真皮层
Dermis

毛囊
Hair Follicle

汗腺
Sweat Gland

脂肪 Fat

结缔组织
Connective Tissue

皮下组织
Hypodermis

血管
Blood
Vessels

图 2-7　皮肤结构

1. 表皮

表皮属复层鳞状上皮，主要由角朊细胞、黑色素细胞、朗格汉斯细胞及少量淋巴细胞和 Merkel 细胞组成。表皮由内向外依次分为基底层、棘层、颗粒层、透明层和角质层。基底层借助基底膜带与真皮连接。

2. 真皮

由胶原纤维、弹力纤维、细胞和基质组成，又分为乳头层和网状层，层间无明显界限。乳头层内有丰富的毛细血管和毛细淋巴管，并有游离神经末梢和 Meissner 小体。乳头层下方为网状层，内含较大的血管、淋巴管、神经及皮肤附属器、肌肉等。

3. 皮下组织

真皮下方为皮下组织，由疏松结缔组织及脂肪小叶组成，又称皮下脂肪层，此层内有汗腺、毛囊、淋巴管及神经等。

4. 皮肤附属器

由表皮衍生而来，包括毛发、毛囊、皮脂腺、汗腺等。

【诊断要点】

1. 皮损为淡褐色或黄褐色斑，边界较清，形状不规则，对称分布于眼眶附近、额部、眉弓、鼻部、两颊、唇及口周等处，无自觉性症状及全身不适。

2. 在夏天强烈阳光照晒后、月经行经期、孕期时，色素斑色素加深变黑；分娩后或停服避孕药后部分患者色素斑可以减退。但大多数患者病程难以确定，可持续数月或数年而不退。

【内热针治疗】

1. 第一次治疗 C_6~T_2 关节突关节囊

（1）体位：俯卧低头位。

（2）布点（图 2-8）：在 C_6~T_2 棘突间左右旁开 1.5cm 各布 3 点，在此 3 点每相邻两点中间再布 1 点，此为第 1 排；在第 1 排外侧 1cm 处每两点之间交错布 1 点，为第 2 排。

（3）消毒：施术部位常规碘伏消毒 2 遍。

（4）麻醉：0.5% 利多卡因局部浸润麻醉。

（5）针具：选用直径 0.7mm 的 3 号内热针。

（6）针法（图 2-9）：第 1 排针法：在上述部位垂直皮肤进针，经皮肤、皮下、斜方肌、小菱形肌、上后锯肌肌腱、头夹肌、头半棘肌、头最长肌、颈半棘肌、多裂肌、回旋肌、关节突关节囊，达 C_6~T_2 关节突关节骨面。第 2 排针法与第 1 排相同，进针深度以第 1 排为准，不得超过第 1 排进针深度。

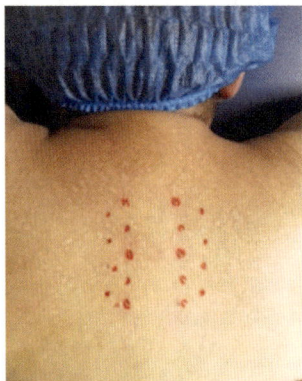

图 2-8　C_6~T_2关节突关节囊布点图

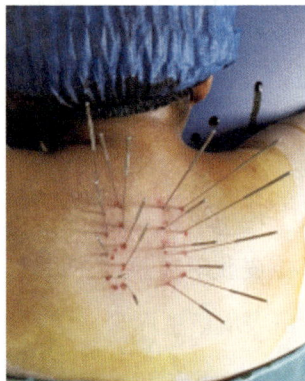

图 2-9　C_6~T_2关节突关节囊内热针治疗

（7）加热：针柄连接加热端，42℃恒温加热，时间 20 分钟。

治疗结束后，拔出全部内热针，局部按压止血 3 分钟，碘伏消毒 1 遍。

2. 第二次治疗 T_9~T_{12} 关节突关节囊

（1）体位：俯卧低头位，胸部垫软枕。

（2）布点（图 2-10）：在 T_9~T_{12} 棘突间左右旁开 1.0cm 各布 3 点，在此 3 点每相邻两点中间再布 1 点，此为第 1 排；在第 1 排外侧 1cm 处每两点之间交错布 1 点，为第 2 排。

（3）消毒：施术部位常规碘伏消毒 2 遍。

（4）麻醉：0.5% 利多卡因局部浸润麻醉。

（5）针具：选用直径 0.7mm 的 3 号内热针。

（6）针法（图 2-11）：第 1 排针法：在上述部位垂直皮肤进针，经皮肤、皮下、斜方肌、背阔肌、胸棘肌、胸最长肌、多裂肌、回旋肌、关节突关节囊，直达 T_9~T_{12} 关节突关节骨面。第 2 排针法与第 1 排相同，进针深度以第 1 排为准，不得超过第 1 排进针深度。

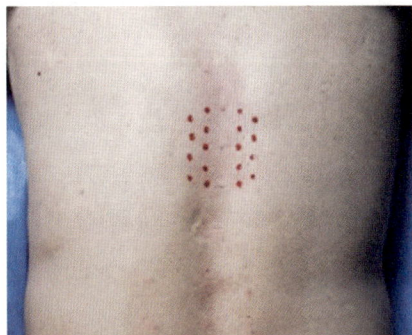

图 2-10　T_9-T_{12}关节突关节囊布点图　　　图 2-11　T_9~T_{12}关节突关节囊内热针治疗

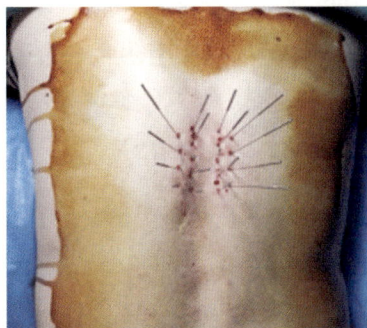

（7）加热：针柄连接加热端，42℃恒温加热，时间 20 分钟。

治疗结束后，拔出全部内热针，局部按压止血 3 分钟，碘伏消毒 1 遍。

三、过敏性鼻炎

【概述】

本病是一种吸入外界过敏性抗原而引起以鼻痒、连续打喷嚏、流大量水样性清涕等为主要症状的疾病。由于变应原呈季节性的增减或持续存在，其发病呈季节性或常年性。患者往往有明显的遗传过敏体质，在疾病发作时尚可伴有眼结膜、上腭及外耳道等处的发痒。发病时鼻痒、有时尚伴有眼结膜、上腭部甚至外耳道部的奇痒等为本病的临床特征。由于鼻黏膜肿胀，患者常有鼻塞和嗅觉减退现象。

【局部解剖】

1.鼻腔

鼻腔为一顶窄底宽、前后径大于左右径的不规则狭长腔隙。前起自前鼻孔，后止于后鼻孔并通鼻咽部。鼻腔被鼻中隔分成左右两侧，每侧鼻腔又分为位于最前段的鼻前庭和位于其后占鼻腔绝大部分的固有鼻腔。

（1）鼻前庭：是相当于鼻翼内面的空间，前界即前鼻孔，后界为鼻阈，后者是在相当于大翼软骨外侧脚上缘处向内形成的弧形隆起，是鼻前庭最狭窄处，亦称鼻内孔。鼻前庭外侧壁即鼻翼之内面，鼻前庭之内侧壁即鼻中隔最前部——鼻小柱。鼻前庭覆盖皮肤，是外鼻皮肤的延续，在鼻阈处向后则移行为固有鼻腔的黏膜。鼻前庭皮肤布有鼻毛，并富于皮脂腺和汗腺。

（2）固有鼻腔：通常简称鼻腔，前起自鼻内孔（即鼻阈），后止于后鼻孔。有内、外侧和顶、底4壁。

1）内侧壁：即鼻中隔。由软骨和骨组成，分别为鼻中隔软骨、筛骨正中板（又称筛骨垂直板）和犁骨。软骨膜和骨膜外覆有黏膜。鼻中隔最前下部的黏膜内动脉血管汇聚成丛，称利特尔区，该区是鼻出血的好发部位，故又称"易出血区"。

2）外侧壁（图2-12，图2-13）：是解剖学最为复杂的部位，也是最具生理和病理意义的部位。其由诸多骨骼组成，但主要部分是筛窦和上颌窦的内侧壁。鼻腔外侧壁从下向上有3个呈阶梯状排列、略呈贝壳形的长条骨片，外覆黏膜，分别称为下、中、上鼻甲，其大小依次缩小约1/3，其前端的位置则依次后移约1/3。3个鼻甲之上缘均附加于鼻腔外侧壁，游离缘皆向内下悬垂于鼻腔内，故每一鼻甲与鼻腔外侧壁均形成一间隙，分别称为下、中、上鼻道。

①下鼻甲和下鼻道：下鼻甲为一独立骨片，是3个鼻甲中最大者，其前端接近鼻前庭，后端则距咽鼓管咽口仅1~1.5cm。

②中鼻甲和中鼻道：中鼻甲属筛骨的一个结构。中鼻甲前方的鼻腔外侧壁上有一丘状隆凸，谓鼻堤，通常含1~4个气房。中鼻甲后端的后上方、近蝶窦底处的鼻腔外侧壁上有一骨孔，谓蝶腭孔，向后通翼腭窝，是蝶腭神经及同名血管出入鼻腔之处。

中鼻道外侧壁上有两个隆起，前下者呈弧形嵴状隆起，名钩突；其后上的隆起，名筛泡，内含1~4个较大气房，均属筛窦结构。两者之间有一半月形裂隙，名半月裂孔，长10~20mm，宽2~3mm，半月裂孔向前下和外上逐渐扩大的漏斗状空间，名筛漏斗，额窦经鼻额管开口于其最上端，其后便是前组筛窦开口，最后为上颌窦开口。

中鼻甲、中鼻道及其附近区域的解剖结构的生理异常和病理改变在鼻和鼻窦炎性疾病的发病机制中最为关键，该区域被称为"窦口鼻道复合体"。

③上鼻甲和上鼻道：上鼻甲亦属筛骨结构，是最小的鼻甲，位于鼻腔外侧壁上后部。因中鼻甲位于其前下方，故前鼻镜检查一般窥视不到上鼻甲。上鼻甲后端的后上方有蝶筛隐窝，位于筛骨（上）和蝶窦前壁（下）形成的角内，是蝶窦开口所在。后组筛窦则开口于上鼻道。

以中鼻甲游离缘水平为界，其上方鼻甲与鼻中隔之间的间隙称为嗅沟或嗅裂；在该水平以下，鼻甲与鼻中隔之间的不规则腔隙则称总鼻道。

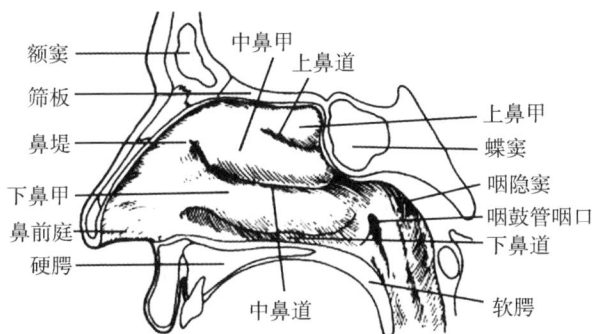

图 2-12 鼻腔外侧壁

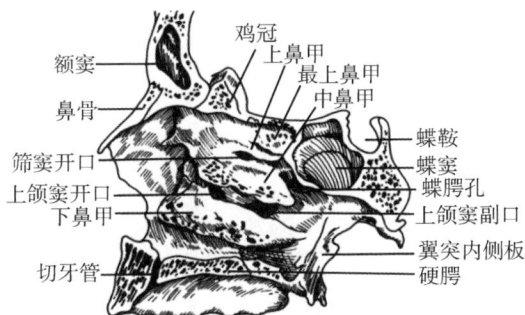

图 2-13 鼻性鼻腔外侧壁

3）顶壁：很窄，呈穹窿状。前段倾斜上升，为鼻骨和额骨鼻突构成；后段倾斜向下，即蝶窦前壁；中段水平，即为分隔颅前窝的筛骨水平板，属颅前窝底的一部分，板上多孔（筛孔），故又名筛板，容嗅区黏膜的嗅丝通过抵达颅内，筛板菲薄而脆，外伤或在该部位施行鼻腔手术时较易损伤。

4）底壁：即硬腭的鼻腔面，与口腔相隔。前 3/4 由上颌骨腭突、后 1/4 由腭骨水平部构成。

5）前鼻孔：由鼻翼的游离缘、鼻小柱和上唇围绕而成。

6）后鼻孔：主要由蝶骨体、蝶骨翼突内侧板、腭骨水平部后缘、犁骨后缘围绕而成；外覆黏膜，形略椭圆，较前鼻孔为大。

（3）鼻腔黏膜：鼻腔黏膜与鼻泪管、鼻窦和鼻咽的黏膜相连续，分为嗅区黏膜和呼吸区黏膜两部分。

1）嗅区黏膜：范围较小，主要分布在上鼻甲内侧面和与其相对应的鼻中隔部分，小部分可延伸至中鼻甲内侧面和与其相对应的鼻中隔部分。

2）呼吸区黏膜：占鼻腔大部分，表面光滑湿润，黏膜内具有丰富的静脉海绵体。接近鼻前庭处为鳞状上皮和移行上皮，中、下鼻甲前端以及鼻中隔下部前约 1/3 段为假复层柱状上皮，其余部位均为假复层纤毛柱状上皮。

2. 鼻窦

鼻窦是围绕鼻腔、藏于某些面颅骨和脑颅骨内的含气空腔，一般左右成对，共有 4 对。依其所在颅骨命名，即上颌窦、筛窦、额窦和蝶窦。各窦的形态大小不同，发育常有差异。窦内黏膜与鼻腔黏膜连接，各有窦口与鼻腔相通。

【诊断要点】

1. 有明确吸入物致敏原线索，有个人或家族过敏性疾病史，发作期有典型的症状和体征，各记 1 分，共 3 分。

2. 变应原皮肤试验阳性反应，且至少有一种为（++）或（++）以上，记 2 分。

3. 变应原鼻激发试验阳性，且与皮肤试验疾病史符合，记 2 分。

4. 鼻分泌物涂片嗜酸性粒细胞阳性，记 1 分。

5. 得 6~8 分可诊断为常年性变应性鼻炎；3~5 分为可疑变应性鼻炎。

【内热针治疗】

（1）体位：患者俯卧低头位。

（2）布点（图 2-14）：在人体后正中线 C_6~T_3 棘突间处左右各旁开 1.5cm 定 8 个点，在此 8 点外侧 1cm 处每相邻两点之间均匀定 1 点，共布 16 点。用记号笔标记。

（3）消毒：施术部位常规碘伏消毒2遍。

（4）麻醉：0.5% 利多卡因局部浸润麻醉。

（5）针具：选用直径 0.7mm 的 3 号内热针。

（6）针法（图 2-15）：从上述布点部位垂直皮肤进针，经皮肤、皮下、斜方肌、头夹肌、小菱形肌、大菱形肌、下后锯肌、头半棘肌、头最长肌、关节突关节囊，直达关节突关节骨面。

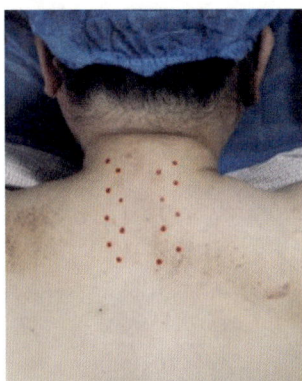

图 2-14　过敏性鼻炎布点图

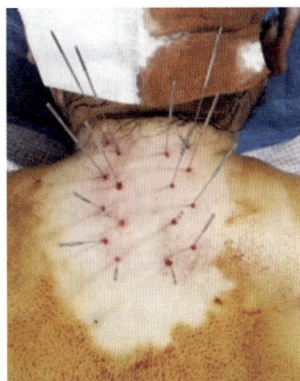

图 2-15 过敏性鼻炎内热针治疗

（7）加热：针柄连接加热端，42℃恒温加热，时间 20 分钟。

治疗结束后，拔出全部内热针，局部按压止血 3 分钟，碘伏消毒 1 遍。

四、慢性咽炎

【概述】

本病为咽部黏膜、黏膜下及淋巴组织的弥漫性炎症，常为上呼吸道炎症的一部分。本病多发于成年人。临床表现为咽部干燥、发痒、隐痛，伴有异物感。

【局部解剖】

1. 咽部组成结构（图 2-16，图 2-17）

（1）顶后壁的骨性结构：主要由蝶骨体、枕骨底部和第 1、2 颈椎构成。

（2）硬腭：为上颌骨腭突和腭骨水平部所构成。骨面上有黏骨膜附着较紧，上面为鼻腔黏骨膜，下面的黏骨膜很厚，黏膜下层含有很多黏液腺和涎腺，称为脚腺。

（3）腭腱膜：为一薄层纤维性的腭腱膜，可加强软腭，其由腭帆张肌延伸的肌腱构成。

（4）咽颅底筋膜：支持咽黏膜的纤维层在咽上缩肌上方增厚形成。

（5）颊咽筋膜：肌外膜较薄，覆盖于咽上缩肌，且向前越过翼突下颌缝并覆盖颊肌的筋膜。

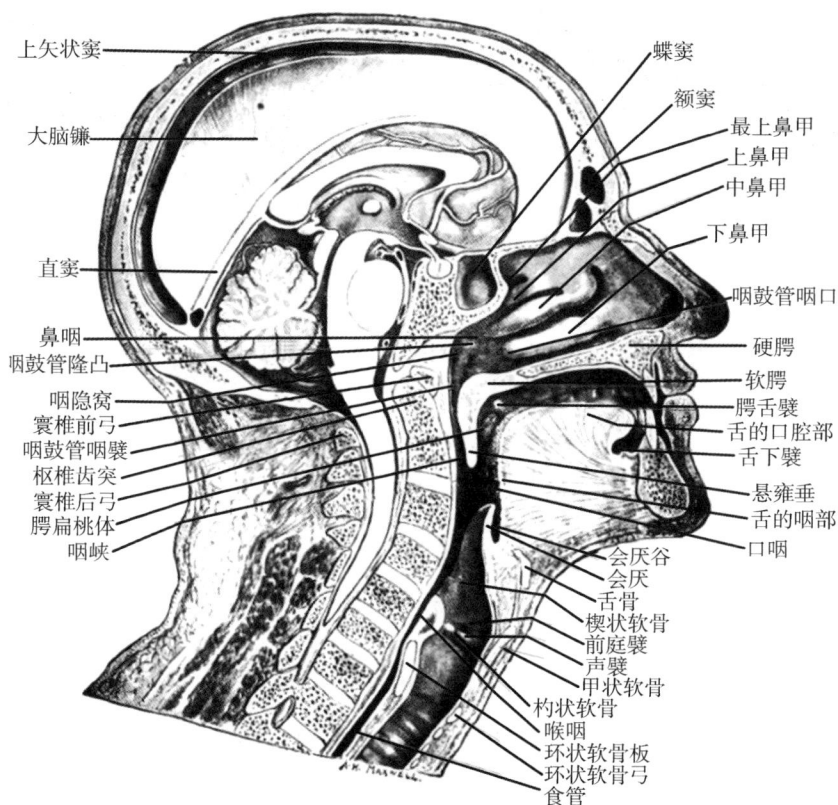

图 2-16　咽部正中矢状面

（6）软腭：由表面覆有黏膜的弧形肌腱膜所构成。软腭前部略呈水平，后部斜向后下方，称为腭帆，从腭帆向两侧移行成前后两个弓形皱襞，前面皱襞称为舌腭弓，达于舌根侧缘；后面皱襞称为咽腭弓，达于咽后壁。由舌腭弓、悬雍垂、腭帆后缘及舌根围成的孔道称为咽峡，为口腔与咽之通道。

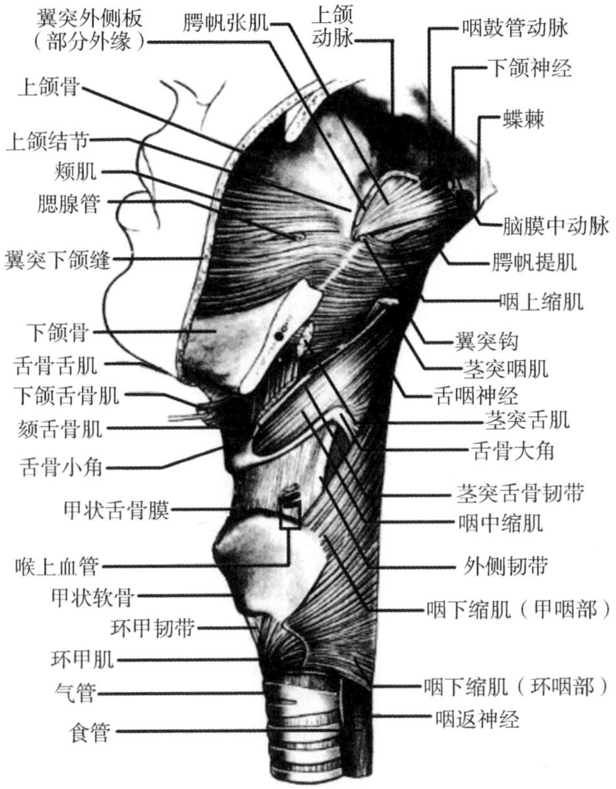
翼突外侧板
（部分外缘）
腭帆张肌
上颌
动脉
咽鼓管动脉
下颌神经
上颌骨
蝶棘
上颌结节
颊肌
腮腺管
脑膜中动脉
翼突下颌缝
腭帆提肌
咽上缩肌
下颌骨
翼突钩
舌骨舌肌
茎突咽肌
下颌舌骨肌
舌咽神经
茎突舌肌
颏舌骨肌
舌骨大角
舌骨小角
茎突舌骨韧带
甲状舌骨膜
咽中缩肌
喉上血管
外侧韧带
甲状软骨
咽下缩肌（甲咽部）
环甲韧带
环甲肌
咽下缩肌（环咽部）
气管
咽返神经
食管

图 2-17　咽肌

（7）腭帆提肌：位于腭帆张肌的后内侧，呈扁圆柱形，其肌纤维附着于腭腱膜的上侧，在中线并与对侧的肌纤维结合。起自颧骨岩部下面、颈动脉管外口的前方及咽鼓管软骨内侧，向前内下方走行，之后行于二束咽腭肌之间，在软腭中散开。腭帆提肌有提起腭帆的作用，也提高咽鼓管的底部，当肌纤维缩短、增粗时，使其咽口变小、阻力增加，以致管腔的宽度变小。

（8）腭帆张肌：位于冀内肌内侧，为三角形的薄肌，起于咽鼓管软骨外侧、翼突舟状窝及蝶骨嵴内侧，渐形成肌腱和肌束，垂直向下成直角绕过翼突钩，腭帆张肌有开大咽鼓管口的作用。

（9）腭舌肌：为一小的肌纤维束，其表面有黏膜覆盖，形成舌腭弓。起于腭腱膜的下面，与对侧的肌肉连续，向下向前在扁桃体前面附着于舌的外侧。有使腭帆下降的作用，两侧同时收缩时，使咽峡缩小。

（10）悬雍垂肌：起于腭骨的后鼻嵴和腭腱膜，两侧悬雍垂肌位于此腱膜两层之间，肌纤维向后下伸入悬雍垂黏膜下，止于其尖端，有使悬雍垂上提和缩短的作用。

（11）腭咽括约肌：位于腭帆提肌的外侧，起于腭腱膜上表面的前外侧部，并向内与咽上缩肌的上缘融合，受副神经颅部咽丛支配。两侧腭咽肌同时收缩可将咽拉向上、前和内侧，因此吞咽时可使咽缩短。腭咽肌靠近腭咽弓，并能将其拉向前。

（12）咽上缩肌：前端附着于翼沟、翼突下颌缝的后缘，以及下颌骨的下颌舌骨肌线后端，止于枕骨基底部的咽结节。由副神经颅部经咽丛支配。主要收缩咽的上部。

（13）咽中缩肌：向前附着于舌骨小角和茎突舌骨韧带下部及整个舌骨大角上缘，所有纤维止于咽缝，受副神经颅部咽丛支配。在吞咽时可收缩咽的中部。

（14）咽下缩肌：可分为甲咽肌和环咽肌两部分。甲咽肌起自于甲状软骨板的斜线、甲状软骨板斜线的后方的带和甲状软骨下角来的一条小带；环咽肌起自环甲肌附着点与甲状软骨下角的关节面之间的环状软骨侧缘。甲咽肌和环咽肌都向后内行，与对侧的同名肌会合。环咽肌在咽最狭窄的地方与食管的环形纤维融合，甲咽肌止于正中咽缝。均受副神经颅部咽丛支配。环咽肌还受喉返神经及喉上神经外支支配。环咽肌主要是在喉咽与食管的连接处起括约肌的作用，甲咽肌主要是收缩咽的下部。

2. 咽部的血管、神经

（1）咽部的血液供应：来自颈外动脉系统，有咽升动脉、颈外动脉的扁桃体支、腭升支、腭降支、颌内动脉的腭后支等。静脉则回流到咽缩肌和颈咽筋膜间的咽静脉丛，注入颈内静脉。

（2）神经支配：迷走神经、舌咽神经及交感神经的分支组成咽丛，司咽部感觉及肌肉运动。鼻咽顶部及两侧的神经来自蝶腭神经节。腭帆张肌由三叉神经下颌支所支配。

【诊断要点】

1. 本病呈慢性发作，病程长，咽部有干、痒、隐痛、异物感等症状。

2. 检查有咽黏膜慢性充血、肥厚，淋巴滤泡肿大，或咽黏膜萎缩变薄等局部体征。但慢性咽炎有时仅为继发病变，或与慢性咽炎相似的症状，常是许多全身性疾病的局部表现，故须详问病史，重视对鼻腔、鼻窦、喉腔、下呼吸道、消化道以及全身疾病的检查，找出病源，以便进行去除病因治疗。

3. 颈椎 X 线显示：颈椎关节有旋转移位。

【内热针治疗】

（1）体位：患者俯卧低头位。

（2）布点（图 2-18）：在人体后正中线 C_6~T_3 棘突间左右各旁开 1.5cm 定 8 个点，再在每相邻两个点正中定一点，共计 14 点。在此 14 点连线的外侧 1cm 处于每两个点之间均匀布 1 点，共布 12 点，用记号笔标记。

（3）消毒：施术部位常规碘伏消毒 2 遍。

（4）麻醉：0.5% 利多卡因局部浸润麻醉。

（5）针具：选用直径 0.7mm 的 3 号内热针。

（6）针法（图 2-19）：从上述布点部位垂直皮肤进针，经皮肤、皮下、斜方肌、头夹肌、小菱形肌、大菱形肌、下后锯肌、头半棘肌、头最长肌、关节突关节囊，直达关节突关节骨面。

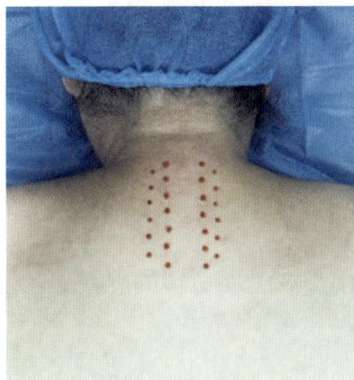

图 2-18　慢性咽炎布点图

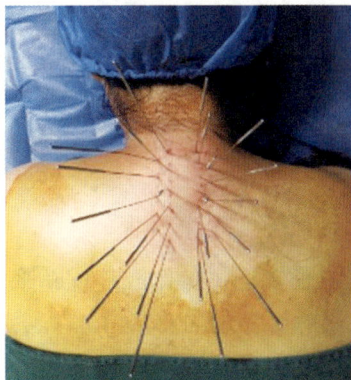

图 2-19 慢性咽炎内热针治疗

（7）加热：针柄连接加热端，42℃恒温加热，时间20分钟。

治疗结束后，拔出全部内热针，局部按压止血3分钟，活力碘消毒1遍。

五、项韧带损伤

【概述】

项韧带损伤大多为长期低头工作的人积累性损伤引起。临床表现为低头时间久了，颈后部有酸、胀、痛感，严重者不能抬头，影响睡眠。

【局部解剖】

项韧带（图2-20，图2-21）起于颈椎的棘突，止于枕外隆凸和枕外嵴，为一三角形的弹力纤维膜。两侧有头夹肌、颈夹肌等多块肌肉附着。其主要作用为控制颈部过度前屈，头的左右旋转。在其他肌肉的作用下，颈部后伸时，项韧带被牵拉，极易受劳损，X线可见项韧带上有钙化点。

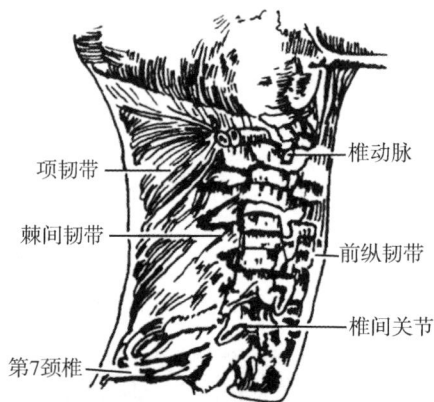

图2-20 项韧带侧面观

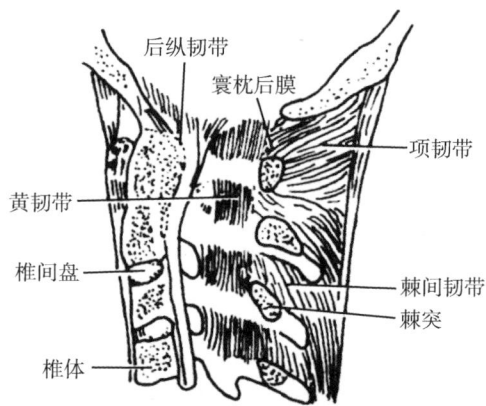

图2-21 项韧带矢状面

【诊断要点】

1. 颈项部疼痛不适。

2. 长期低头工作或高枕睡眠，或有颈部过度前屈、过度扭转的外伤史。

3. 项韧带分布区或附着处有压痛点。

4. 过度前屈或后伸会引起颈项部疼痛加剧。

【内热针治疗】

（1）体位：患者俯卧低头位。

（2）布点（图 2-22）：脊柱后正中线上，C_2~C_7 棘突间布 5 点，在枕外隆凸和枕外嵴布 3 点。

（3）消毒：施术部位常规碘伏消毒 2 遍。

（4）麻醉：0.5% 利多卡因局部浸润麻醉。

（5）针具：选用直径 0.7mm 的 3 号内热针。

（6）针法（图 2-23）：C_2~C_7 棘突间针法：从上述布点部位进针，颈椎棘突进针时，左右交叉向外下斜刺进针（针体与颈部皮肤呈 75° 角，针尖略向脚侧倾斜），经皮肤、皮下、项韧带、颈深肌群直达椎板骨面。枕外隆凸和枕外嵴针法：从上述布点部位垂直枕骨下缘骨面进针，经皮肤、皮下直达枕骨骨面后，稍提针调整针刺方向，贴颅骨骨面向脚侧 45° 斜刺，进针深度依患者胖瘦在 2~3cm 范围内。

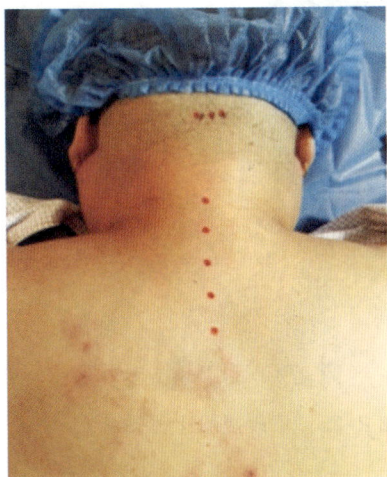

图 2-22　项韧带损伤内热针布点图

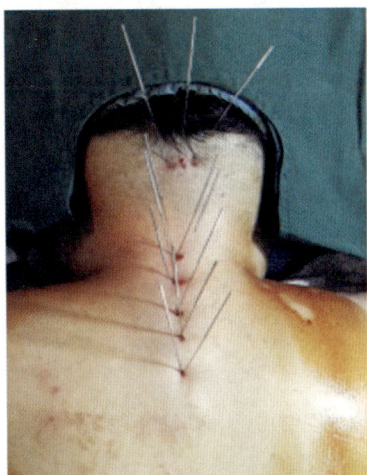

图 2-23　项韧带损伤内热针治疗

（7）加热：针柄连接加热端，42℃恒温加热，时间 20 分钟。

治疗结束后，拔出全部内热针，局部按压止血 3 分钟，碘伏消毒 1 遍。

六、肩胛提肌损伤

【概述】

本病大多由突然性动作造成损伤，如上肢突然过度后伸，使肩胛骨上提和向内上方旋转，肩胛提肌突然强烈收缩，由于肩胛骨周围软组织的影响，使肩胛骨与肩胛提肌不能同步运动，而造成肩胛骨脊柱缘的内上角肩胛提肌附着处的损伤。肩胛提肌起点的损伤是在上4个颈椎横突处，且损伤处瘢痕变性较明显。临床表现为患侧上肢后伸受限，患侧肩胛骨脊柱缘内侧上端和颈上段疼痛，不敢舒展躯干上段。

【局部解剖】

肩胛提肌（图2-24，图2-25）起自上4个颈椎横突的后结节，止于肩胛骨脊柱缘内侧角的上部，作用是上提肩胛骨并使肩胛骨转向内上方。

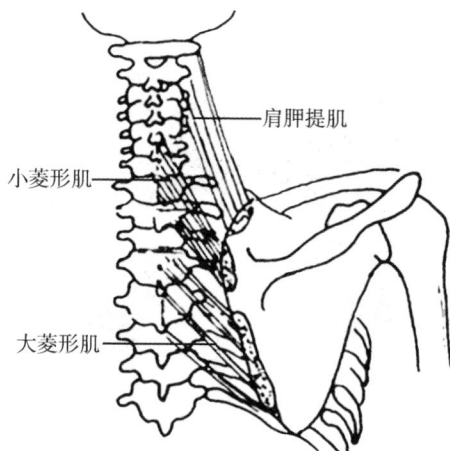

图2-24　肩胛提肌解剖

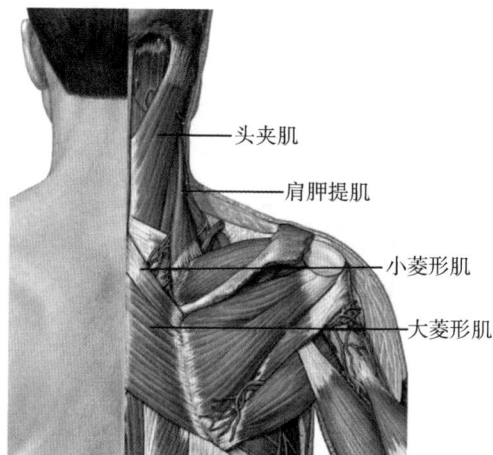

图2-25　肩胛提肌比邻关系

【诊断要点】

1.有突发性损伤史或劳损史。

2.颈肩背部疼痛。

3.在肩胛骨内上角或上4个颈椎横突处有压痛点。

4.上肢后伸，并将肩胛骨上提或内旋，可引起疼痛加剧，或不能完成此动作。

5. X 线摄片排除颈椎及肩胛骨器质性病变。

【内热针治疗】

以右侧肩胛提肌损伤为例加以描述。

1. 第一次治疗颈椎横突后结节及肩胛骨内上角的上部

（1）体位：患者俯卧低头位，胸下垫软枕。

（2）布点（图 2-26）：在颈椎的上 4 个颈椎横突的后结节各定 1 点，在肩胛骨内上角的上部定 3 点，用红色记号笔标记。

（3）消毒：施术部位常规碘伏消毒 2 遍。

（4）麻醉：0.5% 利多卡因局部浸润麻醉。

（5）针具：选用直径 0.7mm 的 3 号内热针。

（6）针法（图 2-27）：从上述布点部位进针，进针时与皮肤垂直，经过皮肤、皮下直达骨面。

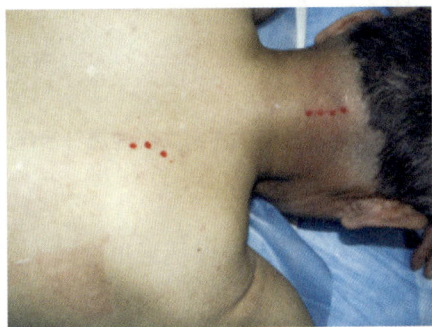

图 2-26 肩胛提肌损伤第一次治疗布点图　　图 2-27 肩胛提肌损伤第一次内热针治疗

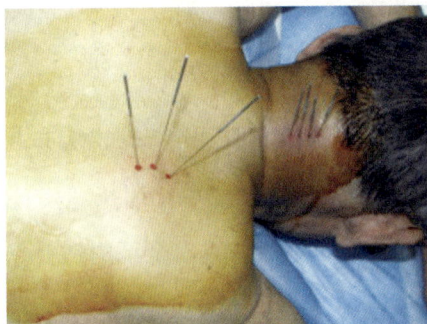

（7）加热：针柄连接加热端，42℃恒温加热，时间 20 分钟。

治疗结束后，拔出全部内热针，局部按压止血 3 分钟，活力碘消毒 1 遍。

2. 第二次治疗颈椎棘突旁开处及肩胛骨内上角的稍上部

（1）体位：患者俯卧低头位，胸下垫软枕。

（2）布点（图 2-28）：脊柱后正中线上，在 $C_2 \sim C_4$ 棘突尖右侧旁开 4cm 处分别布 1 点，共布 3 点。在肩胛骨内上角的稍上部定 3 点，用红色记号笔标记。

（3）消毒：施术部位常规碘伏消毒 2 遍。

（4）麻醉：0.5% 利多卡因局部浸润麻醉。

（5）针具：选用直径 0.7mm 的 3 号内热针。

（6）针法（图 2-29）：C_2~C_4 棘突尖右侧旁开 4cm 处针法：从上述布点部位，垂直颈部皮肤进针，穿过皮肤、皮下后，调整针刺方向，使针尖略向脚侧倾斜（5°~10°），经斜方肌、头夹肌、肩胛提肌、头最长肌、颈夹肌，达横突后结节骨面。肩胛骨内上角针法：从上述布点部位向肩胛骨内上角骨面斜刺进针，经皮肤、皮下、斜方肌、肩胛提肌下部肌腹达肩胛骨内上角骨面。

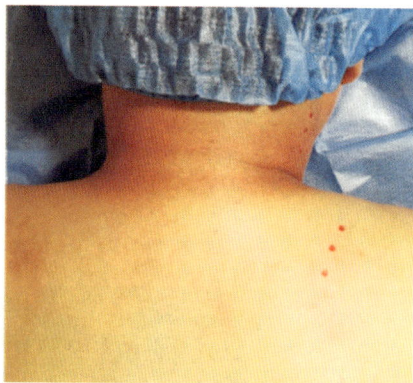

图 2-28　肩胛提肌损伤第二次治疗布点图　　图 2-29　肩胛提肌损伤第二次内热针治疗

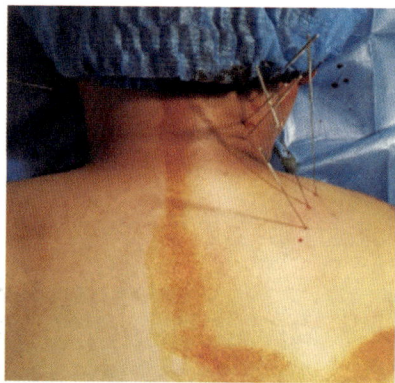

（7）加热：针柄连接加热端，42℃恒温加热，时间 20 分钟。

治疗结束后，拔出全部内热针，局部按压止血 3 分钟，碘伏消毒 1 遍。

七、头夹肌损伤

【概述】

头夹肌第 7 颈椎处和枕骨上项线处极易受损。经常挑担子者易患头夹肌劳损。挑担子时，头夹肌处于紧张状态，肌肉附着处易受损。第 7 颈椎的附着点处损伤后，因机化、增生形成瘢痕，造成第 7 颈椎处的圆形隆起，俗称"扁担疙瘩"。临床表现为患侧枕骨缘的上项线或第 7 颈椎棘突处疼痛，转头或仰头受限，颈项部有僵硬感。

【局部解剖】

头夹肌（图 2-30）起于颈 3 至胸 3 的棘突及项韧带，止于上项线外侧端及乳突后缘，它和枕肌共同在上项线外侧端交织附着，枕肌又移行于帽状腱膜，与额肌一前一后共同紧张帽状腱膜。单侧收缩，使头转向同侧，双侧收缩，使头后仰。

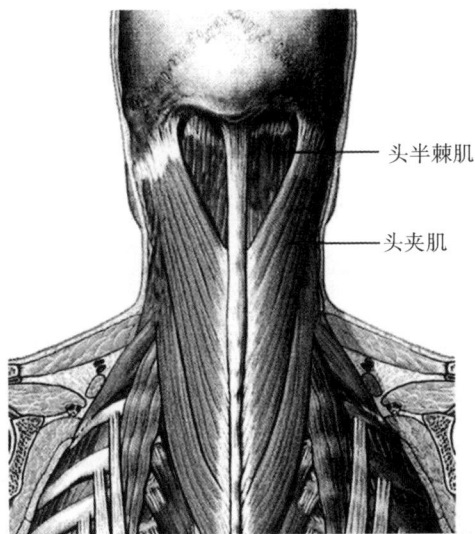

头半棘肌

头夹肌

图 2-30　头夹肌解剖

【诊断要点】

1. 有外伤史或劳损史。

2. 在第 7 颈椎棘突处，或枕骨上项线单侧或双侧有压痛。

3. 用手掌压住颈后部，将颈部下压使其低头，再令患者努力抬头伸颈，可使疼痛加剧。

【内热针治疗】

以右侧头夹肌损伤为例。

（1）体位：患者俯卧低头位。

（2）布点（图 2-31）：在头夹肌体表投影范围内定点。在 C_3~T_3 棘突尖部右侧旁开 1.5cm 处各定 1 点，其中 T_1~T_3 棘突间右侧旁开 1.5cm 各定 1 点，C_3~T_3 棘突旁共定 10 点。T_3 棘突至右侧乳突连线上每隔 1cm 均匀定点。头夹肌肌腹部每隔 1cm 定 1 点。用红色记号笔标记。

（3）消毒：施术部位常规碘伏消毒 2 遍。

（4）麻醉：0.5% 利多卡因局部浸润麻醉。

（5）针具：选用直径 0.7mm 的 3 号内热针。

（6）针法（图 2-32）：棘突旁针法：垂直皮肤进针，经皮肤、皮下、斜方肌达头夹肌肌腹，依患者胖瘦不同，进针深度在 1~2cm 范围内；T_3 棘突至乳突尖连线上各点针法：沿该连线方向，针身向头侧倾斜 45° 进针，依患者胖瘦不同，进针深度在 1~2cm 范围内，头夹肌肌腹部针法：沿头夹肌走向，针身向头侧倾斜 45° 进针，依患者胖瘦不同，进针深度在 1~2cm 范围内。

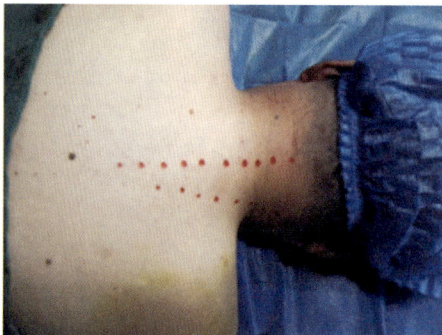

图 2-31　头夹肌损伤布点图

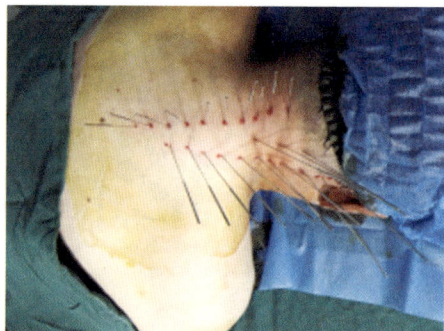

图 2-32　头夹肌损伤内热针治疗

（7）加热：针柄连接加热端，42℃恒温加热，时间 20 分钟。

治疗结束后，拔出全部内热针，局部按压止血 3 分钟，碘伏消毒 1 遍。

第三章

内热针治疗头颈部疾病（二）

一、斜方肌损伤

【概述】

斜方肌覆盖了颈肩后部，因颈部活动幅度较大，频率较高，故斜方肌上段损伤较多，临床表现为缓慢发病，以单侧损伤多见。患侧颈、肩、背部酸痛沉紧，活动颈部时患处有牵拉感。

【局部解剖】

斜方肌（图 3-1）为位于项区与胸背区上部的三角形的扁阔肌，于后正中线两侧左右各一块。斜方肌起自上项线、枕外隆凸、项韧带及全部胸椎的棘突，肌纤维向两侧移行止于锁骨外侧份、肩峰及肩胛冈处。

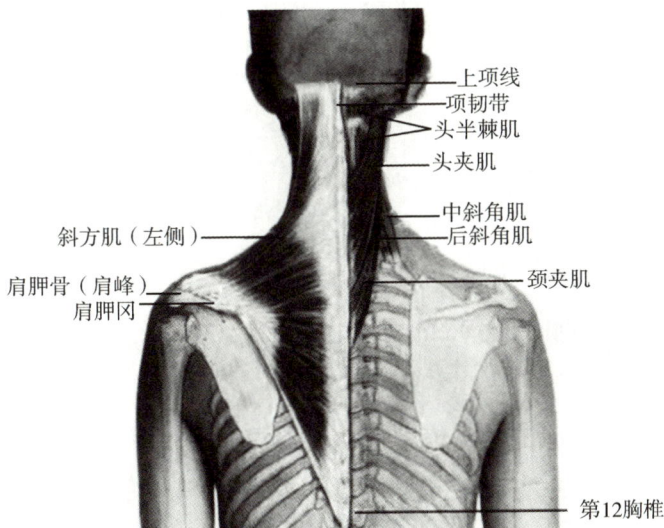

上项线
项韧带
头半棘肌
头夹肌
中斜角肌
后斜角肌
斜方肌（左侧）
颈夹肌
肩胛骨（肩峰）
肩胛冈
第12胸椎

图 3-1　斜方肌分布与毗邻关系

斜方肌上部肌束收缩时可使肩胛骨外旋；下部肌束收缩时可使肩胛骨下移；整体收缩时可使肩胛骨向脊柱靠拢。当肩胛骨固定时，两侧斜方肌收缩可使头后仰；一侧斜方肌收缩可使颈部曲向同侧。

斜方肌宽大且富含血供，主要由副神经支配。斜方肌的血液供应主要由颈浅动脉与肩胛背动脉提供，其次来自枕动脉及节段性的肋间后动脉。

【诊断要点】

1. 颈肩背部酸胀不适，沉重感，患者头部略向患侧偏歪。

2. 枕外隆凸下稍外部肌肉隆起处压痛，肌纤维变性，弹性减退。颈根部和肩峰之间及肩胛冈上、下缘可触及条索状物，压之酸胀或疼痛，可牵及患肩和患侧头枕部。

3. 固定患肩向健侧旋转患者头颈部，可引起疼痛。

4. X 线片一般无明显变化，病程长者，枕后肌肉在骨面附着处可有骨赘生成。

【内热针治疗】

以右侧中斜方肌损伤为例加以描述。

（1）体位：患者俯卧位。

（2）布点（图 3-2）：在中斜方肌走行的体表投影范围内布点。中斜方肌起点处定点：在 C_6~T_4 棘突间右侧 0.5cm 处定 5 点，在此 5 点的每两点之间均匀布 4 点；中斜方肌止点处定点：在右锁骨外侧份、肩峰及肩胛冈右斜方肌止点处每隔 1cm 均匀定 1 点；中斜方肌肌腹部定点：每隔 1cm 均匀定 1 点。用记号笔标记。

（3）消毒：施术部位常规碘伏消毒 2 遍。

（4）麻醉：0.5% 利多卡因局部浸润麻醉。

（5）针具：选用直径 0.7mm 的 3 号内热针。

（6）针法（图 3-3）：从上述布点部位进针。棘突旁针法：皮肤垂直进针，经过皮肤、皮下达斜方肌起点，依患者胖瘦不同，进针深度在 1~2cm 范围内；斜方肌肌腹部针法：医者左手将肌腹捏起，右手持针，使针柄向脚侧倾斜，使之与皮肤呈 30° 角，经过皮肤、皮下到达肌腹部，依患者胖瘦不同，进针深度在 1~2cm 范围内；中斜方肌止点处针法：垂直皮肤进针，经过皮肤、皮下直达骨面。

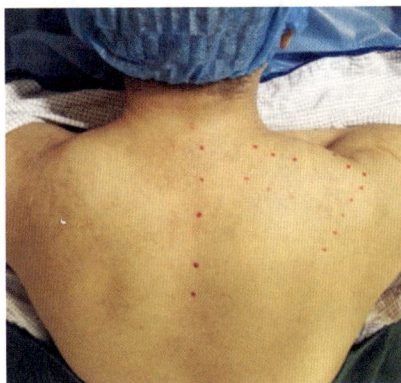

图 3-2　中斜方肌损伤内热针布点图

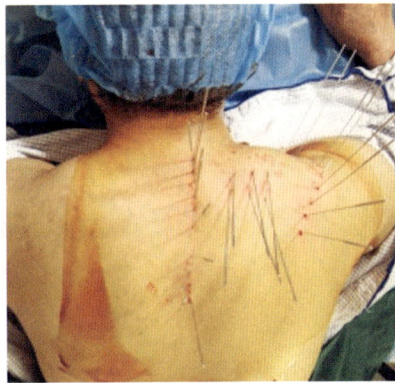

图 3-3　中斜方肌损伤内热针治疗

（7）加热：针柄连接加热端，42℃恒温加热，时间 20 分钟。

治疗结束后，拔出全部内热针，局部按压止血 3 分钟，碘伏消毒 1 遍。

二、胸锁乳突肌肌腱炎

【概述】

本病常于睡眠后发病，其原因可能是劳损引起肌腱的慢性损伤，肌腱在不断地自我修复。由于白天头部活动频繁，血运良好，代谢较快；睡眠时，因头部停止活动，肌腱的局部血运较差，代谢减慢，加之睡眠姿势不良，可加重胸锁乳突肌的牵拉损伤。临床表现为颈部旋转活动受限，僵硬，勉强转颈会引起患侧颈部痉挛性疼痛。

【局部解剖】

胸锁乳突肌（图 3-4）起自胸骨体及锁骨胸骨端，止于乳突及枕骨上项线。一侧收缩使头转向对侧，两侧收缩使头后仰。它还有提胸廓、协助深吸气的作用。由副神经、颈丛肌支（C$_2$~C$_3$）支配。

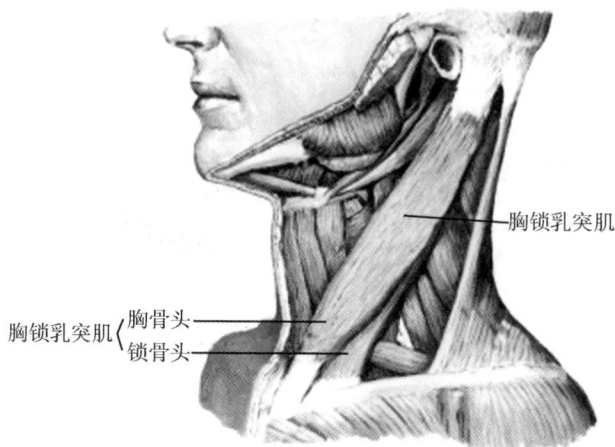

图 3-4　胸锁乳突肌

【诊断要点】

1.无明显的外伤史，但有经常转颈、突然过度转头、睡眠姿势不良和颈部扭转斜置等劳损史。

2.转颈受限，颈部僵硬。

3.被动转颈或后伸颈部可引起胸锁乳突肌肌腱疼痛和胸锁乳突肌痉挛。

4.胸锁乳突肌附着处有明显压痛。

【内热针治疗】

以右侧胸锁乳突肌损伤为例加以描述。

（1）体位：患者仰卧位，头偏向健侧。

（2）布点（图 3-5）：在胸锁乳突肌的起点处胸骨体及锁骨胸骨端定 2~3 点，在乳突尖部前、后、下三个方向各定 1 点，在胸锁乳突肌的肌腹部每隔 1cm 均匀定 1 点。用记号笔标记。

（3）消毒：施术部位常规碘伏消毒 2 遍。

（4）麻醉：0.5% 利多卡因局部浸润麻醉。

（5）针具：选用直径 0.7mm 的 3 号内热针。

（6）针法（图 3-6）：胸锁乳突肌肌腹部针法：医者左手将肌腹捏起，右手持针，针体向脚侧倾斜，沿胸锁乳突肌走行方向以 30° 角斜刺进针，经过皮肤、皮下组织达肌腹部，依患者胖瘦不同，进针深度在 1~2cm 范围内。乳突部针法：针尖均朝向乳突尖部斜刺，使之与皮肤约呈 30° 角，经过皮肤、皮下组织直达乳突尖部骨面。起点处针法：沿锁骨上缘表面向胸骨柄方向平刺，进针深度约 1~2cm。

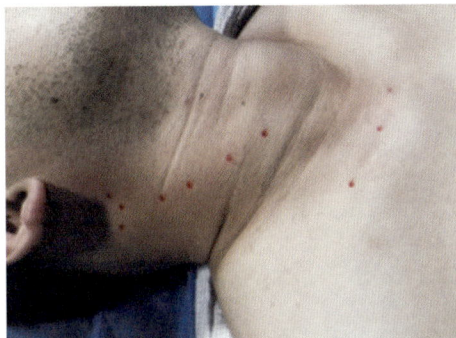

图 3-5　斜胸锁乳突肌肌腱炎布点图　　图 3-6　胸锁乳突肌肌腱炎内热针治疗

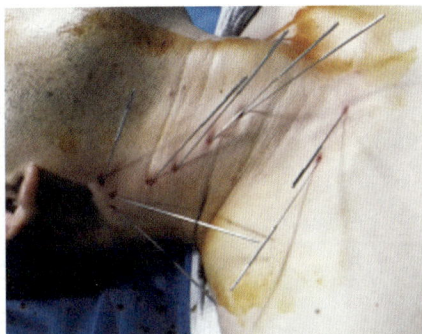

（7）加热：针柄连接加热端，42℃恒温加热，时间 20 分钟。

治疗结束后，拔出全部内热针，局部按压止血 3 分钟，碘伏消毒 1 遍。

三、枕大神经卡压综合征

【概述】

本病是由于外伤、劳损或炎性刺激等原因导致局部软组织渗出、粘连和痉挛，刺激、卡压或牵拉枕大神经，引起头枕顶放射痛为主要表现的一种临床常见病。

【局部解剖】

枕大神经发自颈 2 神经后支，绕寰枢关节后向上行，在枕外隆突旁、上项线处，穿过半棘肌及斜方肌止点及其筋膜至颈枕处皮肤。枕大神经的分支较多、较大并且相互交织成网状，分布于颈枕部皮肤。

【诊断要点】

1.以枕大神经痛为突出的症状，多呈自发性疼痛，常因头部运动而诱发，其疼痛为针刺样、刀割样，头部疼痛或咳嗽用力均可诱发疼痛。疼痛发作时常伴有局部肌肉痉挛，偶见枕大神经支配区有感觉障碍。

2.检查头颈呈强迫性体位，头略向后侧方倾斜，在枕外隆凸与乳突连线的内1/3处及第2颈椎棘突与乳突连线中点有深压痛。在其上的上项线处有浅压痛。各压痛点可向枕颈放射，有时在枕大神经分布区尚有感觉过敏或感觉减退（图3-7）。

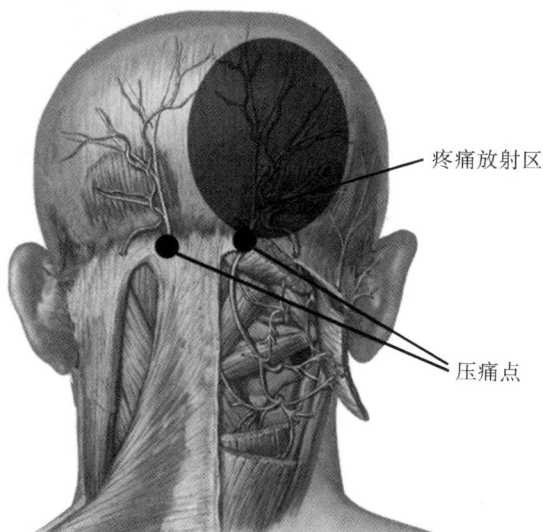

疼痛放射区

压痛点

图3-7 枕大神经的压痛点及其疼痛放射区

【内热针治疗】

以左侧枕大神经卡压为例加以描述。

（1）体位：俯卧低头位。

（2）布点（图3-8）：枕外隆凸左侧旁开1.8cm、2.3cm布2点；在枕外隆凸下缘2cm处左侧旁开1.5cm、2cm、2.5cm布3点。共布5点。

（3）消毒：施术部位常规碘伏消毒2遍。

（4）麻醉：0.5%利多卡因局部浸润麻醉。

（5）针具：选用直径0.7mm的3号内热针。

（6）针法（图3-9）：从上述布点部位，垂直皮肤进针，到达骨面后，稍提针调整针刺方向，贴枕骨骨面向脚侧斜刺，进针深度依患者胖瘦不同，在 2~3cm 范围内。

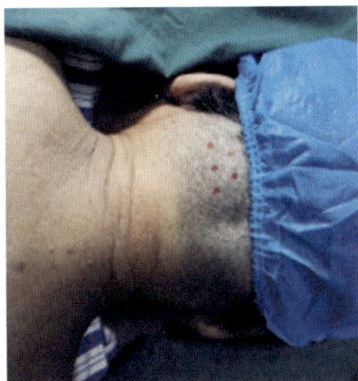

图 3-8　左侧枕大神经穿出处布点图

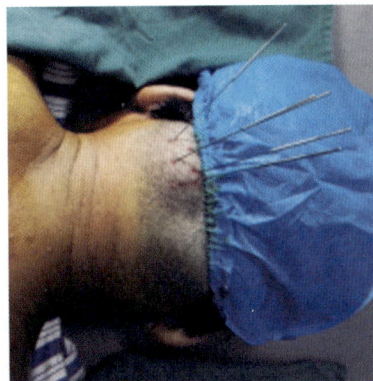

图 3-9　左侧枕大神经卡压内热针治疗

（7）加热：针柄连接加热端，42℃恒温加热，时间 20 分钟。

治疗结束后，拔出全部内热针，局部按压止血 3 分钟，碘伏消毒 1 遍。

四、颈椎病

【概述】

颈椎病病因目前主要以西医颈椎间盘退化引起骨质增生、骨赘形成，黄韧带肥厚以及后纵韧带骨化等因素刺激神经根或者颈脊髓，造成颈、肩、项背、上肢疼痛，甚至发生脊髓受压的临床征象；颈椎病的诊断目前主要采用的是西医分型，如颈型、椎动脉型、神经根型、脊髓型、交感型及混合型。

【局部解剖】

1.枕骨

枕骨（图 3-10）位于顶骨之后，并延伸至颅底。在枕骨的下面中央有一个大孔，叫枕骨大孔，脑和脊髓在此处相续。以枕骨大孔为中心，枕骨可分为四个部分；后为鳞部，前为基底部，两侧为侧部。枕骨与顶骨、颞骨及蝶骨相接。 在枕骨大孔两侧有椭圆形隆起的关节面，叫枕骨髁，与寰椎的上关节窝组成寰枕关节。大孔前方有隆起的咽结节，大孔后方有枕外嵴延伸至枕外隆凸，隆凸向两侧有上项线，其下方有与之平行的下项线。在枕骨骨面上有众多软组织的附着点。

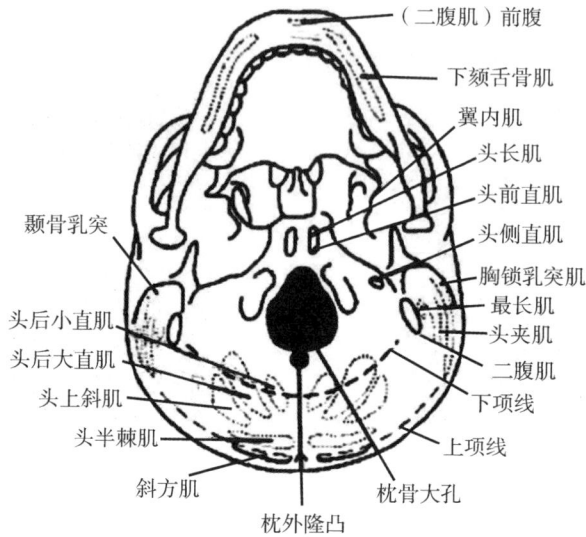

图 3-10　颅骨下面观

2. 颈椎骨

颈椎（图 3-11）共有 7 个，除第 1、2、7 颈椎因结构有所差异，属于特殊颈椎外，余下 4 节称为普通颈椎。

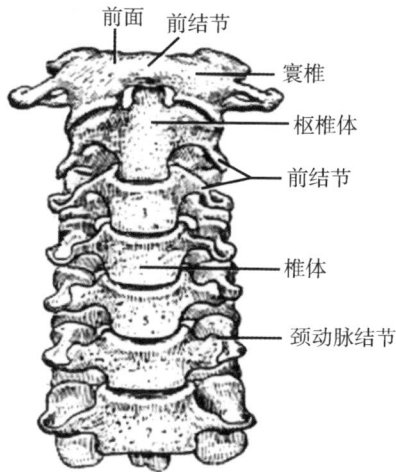

图 3-11　颈椎前面观

（1）普通颈椎

普通颈椎的每节椎骨均包括椎体、椎弓和突起等3部所组成（图3-12，图3-13）。

①椎体

椎体是支持体重的主要部分，颈椎椎体较胸、腰椎明显为小，其横径大于矢状径，上面较下面略小。一般下位颈椎较上位颈椎大。椎体主要由松质骨构成，表层的密质骨较薄，受伤时，可被压扁。

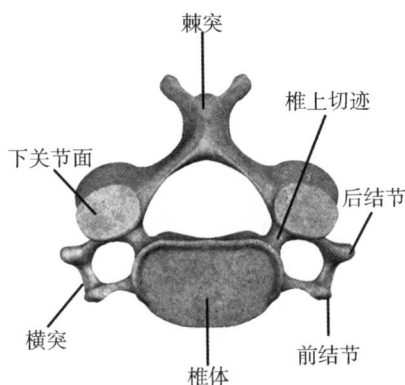

图3-12　第4颈椎上面观

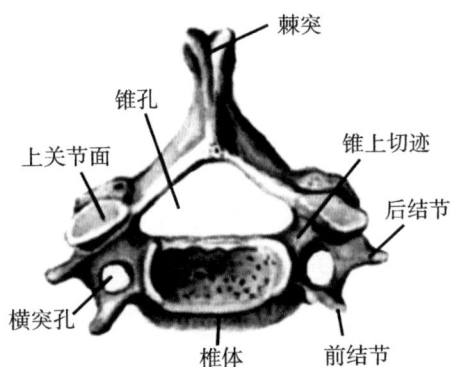

图3-13　第4颈椎下面观

②椎弓

椎弓自椎体侧后方发出，呈弓状。由两侧一对椎弓根和一对椎板所组成。椎弓根短而细，与椎体的外后缘呈45°相连接，上下缘各有一较狭窄的凹陷，分别称为颈椎椎骨上切迹和颈椎椎骨下切迹。在相邻两个颈椎上、下切迹之间形成椎间孔，有脊神经和伴行血管通过。

③突起

突起分横突、上关节突、下关节突和棘突。

横突：起自椎体侧后方与椎弓根处，短而宽。中央部有圆形横突孔，有椎动脉与椎静脉通过。横突孔的横径较前后径对椎动脉受压更为重要，因此在减压时，应以扩大横径为主。紧贴横突孔的后方有一自内上向外下走行的斜形深沟，即脊神经沟，有脊神经经此穿出。于脊神经沟的终端分成前后2个结节，即前结节和后结节。行颈椎侧前方手术时，勿超过前结节，否则易误伤脊神经根和伴行的血管。

棘突：居于椎弓的正中。C_3～C_6多呈分叉状，突向侧、下、后方，以增加与项韧带和肌肉的附着面积，对颈部的仰伸和旋转运动起杠杆作用。

关节突分为上关节突和下关节突，左右各一，呈短柱状，起自椎弓根与椎板的交界处。关节面呈卵圆形，表面平滑，与椎体纵轴呈45°角，因此易受外力作用而导致脱位。此关节属滑膜囊关节，其表面有软骨面，周围为较松弛的关节囊。在其周围有丰富的肌群附着，以增加其稳定性。其前方直接与脊神经根相贴，因此当该处增生、肿胀或松动时，则易压迫脊神经根。

（2）特殊颈椎

①寰椎

即第1颈椎（图3-14），呈不规则环形。它由一对侧块，一对横突和前后两弓组成，上与枕骨相连，下与枢椎构成关节。

侧块：位于寰椎的两侧，相当于一般颈椎的椎弓根与上下关节突，为一对肥厚而坚硬的骨块。与枕骨髁构成寰枕关节。

横突：侧块的两端为一三角形的横突，尖端向外，表面粗糙，稍厚，而无分叉，有肌肉与韧带附着，对头颈部的旋转活动起平衡作用。横突孔位于横突基底部偏外，较大，有椎动脉和椎静脉穿行。

前弓：短而稍平，呈板状与侧块前方相连接。前方正中的隆突称为前结节，有颈前肌与前纵韧带附着。后方正中有圆形的齿突关节面，与枢椎的齿突构成寰齿前关节。在前弓的上下两缘分别有寰枕前膜和前纵韧带附着。

后弓：长而曲度较大，呈不规则的圆棍状与侧块后方相连。后面正中部为粗糙的后结节，与普通颈椎的棘突相似，有项韧带和头后小肌附着，限制头部过度后伸。后弓上方偏前各有一斜形深沟通向横突孔，因有椎动脉出第1颈椎横突孔后沿此沟走行，故名椎动脉沟，此沟尚有枕下神经通过。

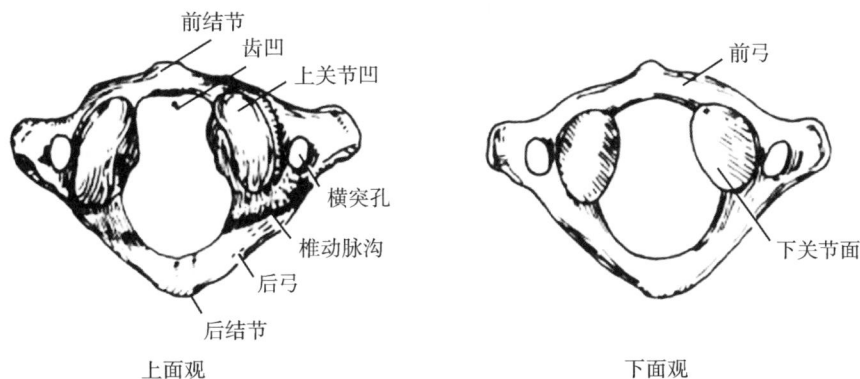

图3-14 寰椎上、下面观

②枢椎（图3-15）

即第2颈椎，椎体上方有柱状突起，称"齿突"。除齿突外，枢椎外形与普通颈椎相似。

枢椎椎体较普通颈椎为小，于齿突两旁各有一朝上的圆形上关节面，与寰椎的下关节面构成寰枢外侧关节。椎体前方中部两侧微凹，为颈长肌附着部。

椎弓根短而粗，其上方有一浅沟，与寰椎下面之浅沟形成椎间孔。其下方有面向前下方的下关节突，与第3颈椎的上关节突构成关节。在关节的前方为枢椎下切迹与第3颈椎上切迹构成的椎间孔，有第3颈脊神经经此穿出。

横突较短小，前结节缺如，故不分叉，亦无沟槽。横突孔由内下斜向外上方走行。椎弓板呈棱柱状，较厚，其下切迹较深，故椎间孔较大。棘突粗而大，呈分叉状，下方有纵行深沟。

齿突长1.5cm左右，呈乳头状，顶部稍粗而根部较细。其前后分别有椭圆形之前关节面和后关节面。前者与寰椎前弓后面的齿突关节面构成寰齿前关节。后者则与寰椎横韧带构成寰齿后关节。齿突的顶端称为齿突尖，上有齿突韧带，两侧则有翼状韧带附着。因齿突根部较细，在外伤时易骨折而引起危及生命的高位截瘫。

③隆椎（图3-16，图3-17）

即第7颈椎，其大小与外形均介于普通颈椎与胸椎之间。但其棘突长而粗大，无分叉。因明显隆起于颈项部皮下，故又名隆椎。在临床上常以此作为辨认椎骨顺序的标志。

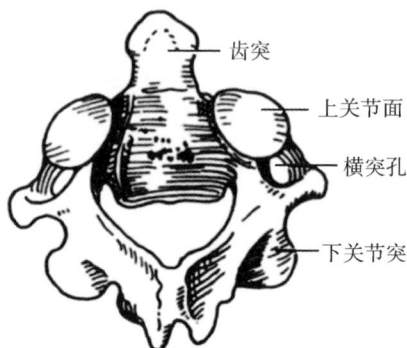

图 3-15 枢椎后上面观

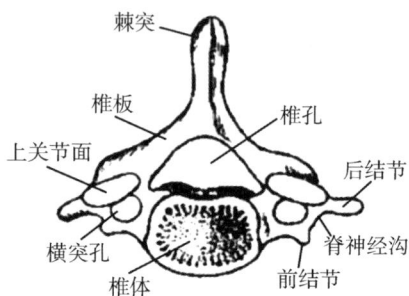

图 3-16 隆椎上面观

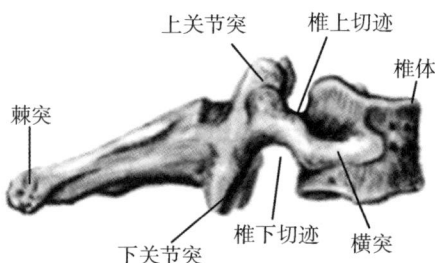

图 3-17 隆椎侧面观

3. 颈项部肌肉

（1）斜方肌：见前文"斜方肌损伤"处。

（2）肩胛提肌：见前文"肩胛提肌损伤"处。

（3）夹肌：夹肌被斜方肌、菱形肌、上后锯肌和胸锁乳突肌掩盖，其形状为一不规则三角形扁肌。依其部位不同，又分为2部分：

①头夹肌：见前文"头夹肌损伤"处。

②颈夹肌：为头夹肌下方少数肌束，起自 T_3~T_6 棘突，肌纤维斜向外上方，在肩胛提肌的深侧，止于 C_2~C_3 横突后结节。

（4）竖脊肌：竖脊肌为上至枕骨，下达骶骨的长肌，其在颈部位于夹肌之下，肌束自外向内分布如下：

①颈髂肋肌：处起自上 6 个肋骨角的下缘，止于 C_4~C_6 横突的后结节。

②颈最长肌和头最长肌：颈最长肌起自上位 4~5 个胸椎的横突，止于 C_2~C_6 横突后结节。头最长肌起自上位 4~5 个胸椎的横突和下位 3~4 个颈椎的关节突，止于乳突后缘。

③颈棘肌：紧贴棘突的两侧，起自项韧带下部、C_7 的棘突，有时还起于 T_1~C_2 的棘突，止于枢椎的棘突，偶见附着于 C_2~C_3 的棘突。

（5）头半棘肌和颈半棘肌

①头半棘肌：位于头和颈夹肌的深侧，其起于上位胸椎横突和下位数个颈椎的关节突，向上止于枕骨上、下项线间的骨面。

②颈半棘肌：位于头半棘肌的深侧，起于上位数个胸椎横突尖，跨越 4~6 个脊椎骨，止于上位数个颈椎棘突尖，大部分肌束止于 C_2 的棘突尖。

（6）颈部多裂肌、回旋肌

①颈部多裂肌：位于半棘肌的深侧，起于下位 4 个颈椎的关节突，跨越 1~4 个椎骨，每条肌束向内上走行，止于上位数个颈椎棘突的下缘。肌束长短不一，浅层者最长，止于上 3~4 个棘突，中层者止于上 2~3 个棘突，深层者止于上 1 个棘突。

②颈部回旋肌：位于多裂肌的深面，为节段性小方形肌，起自颈椎横突下后部，止于上一椎骨椎弓板下缘及外侧面，直至棘突根部。

（7）枕下肌：枕下肌是连接颈椎和枕骨的肌肉，共 4 块，即 2 对直肌和 2 对斜肌，皆位于头半棘肌的深侧，由枕下神经后支支配。

①头后大直肌：呈三角形，以一尖的腱起于枢椎棘突，止于下项线外侧和枕骨。

②头后小直肌：呈三角形，以腱起于寰椎后结节，止于下项线内侧及下项线与枕骨大孔之间的枕骨，且与硬膜之间有结缔组织相连。

③头下斜肌：呈粗柱状，起于枢椎棘突的外侧和邻近的椎板上部，止于寰椎横突下外侧面。

④头上斜肌：呈粗柱状，以腱起于寰椎横突的上面，止于枕骨上项线与下项线之间。

4. 颈部神经

颈部神经包括脑神经和颈神经两部分即脑神经和颈神经。颈部所见脑神经有第9、10、11、12对。颈神经共有8对，第1对在寰椎与枕骨间，第2~7对依次在同序椎骨上侧，第8对由第7颈椎下侧的椎间孔穿出，其后支较前支细。唯第2颈神经后支粗大，叫枕大神经，除分布项肌以外，穿头肌到皮下，上升到头顶。第1颈神经后支叫枕下神经，分布于项部深肌，第3颈神经后支的皮支在项部中线返行。其他各后支均符合一般脊神经后支分布，分内、外侧支。总而言之，内侧支属皮神经，外侧支属肌神经。颈神经前支主要组成二大神经丛，即颈丛和臂丛。

（1）颈丛：颈丛为上4对颈神经前支所构成。每一神经接受来自颈上交感神经节的灰交通支，它们形成一系列不规则的菱形，位于胸锁乳突肌深面、头长肌下和中斜角肌上，其前面覆被以椎前筋膜，它的诸终支穿过椎前筋膜，分布于肌肉，并和其他神经相交通。

颈丛分支有皮支、肌支和膈神经。皮支包括枕小神经、耳大神经、颈横神经和锁骨上神经；肌支有至头长肌、颈长肌、中斜角肌、肩胛提肌和斜方肌等；膈神经的主要纤维发自第4颈神经前支，在前斜角肌外侧缘上部形成后，在椎前筋膜深面跨过前斜角肌，并在该肌前面几乎垂直下行。

（2）臂丛神经：臂丛神经由 C_5~C_8 颈神经前支及第一胸神经前支组成。C_5~C_6 组成臂丛神经上干，C_7 组成中干，C_8 和 T_1 神经组成臂丛神经下干，位于第1肋表面。干的平均长度为1cm，分为前后两股，各股位于锁骨平面，每股的平均长度为1cm。臂丛上干和中干的两侧支前股组成外侧束，位于锁骨下动脉的外侧；臂丛神经下干的前股组成内侧束，位于锁骨下动脉的内侧。三干的后股共同组成后侧束，位于锁骨下动脉的后侧。束支的长度约为3cm。各束在喙突平面分为上肢的主要神经支，外侧束分为肌皮神经与正中神经外侧根，后束分为桡神经和腋神经，内侧束分为尺神经与正中神经内侧根。正中神经内侧根与外侧根分别行走在腋动脉内、外侧 2~3cm 后，在腋动脉前下方组成正中神经主干。腋神经自臂丛发出，绕肱骨外科颈的后方至三角肌深面。

5.**颈部血管**

颈部动脉起源于主动脉，在颈部的主干即颈总动脉和锁骨下动脉，右侧发自头臂干，左侧直接发自主动脉弓。颈部静脉与动脉伴行。

（1）颈总动脉及其分支：颈总动脉由胸锁关节后入颈，在胸锁乳突肌前缘向上后行，全程与颈内静脉和迷走神经同居于颈血管鞘内，静脉在动脉之外，迷走神经则介于两者之间，同时居于较后之平面。颈总动脉的后壁和颈交感神经链、椎前筋膜、椎前肌和颈椎横突面相邻。右颈总动脉可缺如，如此右颈内外动脉则直接自头臂干发出。颈总动脉上 2/3 在前方和颈部蜂窝组织相邻，下 1/3 在前方则与气管前筋膜相邻。颈总动脉在肩胛舌骨肌下部因与颈基底的大静脉干有密切关系，故在外科手术中是一个危险部位。

（2）椎动脉：起于锁骨下动脉后上部，正对前斜角肌和头长肌之间隙，上行进入第 6 颈椎横突孔，随后入颅和颈内动脉形成脑底动脉环。椎动脉起点甚少变化。据报道，椎动脉的口径几乎 60% 是不对称的。行走中有以下分支：肌支分布于深项肌；脊支经椎间孔至脊髓及被膜；脊髓后动脉自颅腔内分出，绕过延髓向后下方，经枕骨大孔入椎管，左右并行地沿脊髓背面下降，末端以多数分支终于马尾；脊髓前动脉，于左右椎动脉合并部的附近发出，经枕骨大孔下降入椎管，左右合成一细干，沿脊髓前面的前正中裂下降。椎动脉在颈段行走过程中有 4 个生理性弯曲，其中 1 个在下颈段，3 个在上颈段，当颈部旋转时，一侧椎动脉松弛，一侧曲度增加，血流减少。有研究证明，这是引起椎动脉型颈椎病的原因之一。

【诊断要点】

1.有慢性劳损或外伤史，或有颈椎先天性畸形、颈椎退行性病变。

2.多发于 40 岁以上中年人，长期低头工作者或习惯于长时间看电视、录像者，往往呈慢性发病。

3.颈、肩背疼痛，头痛头晕，颈部板硬，上肢麻木。

4.颈部活动功能受限，病变颈椎棘突，患侧肩胛骨内上角常有压痛，可摸到条索状硬结，可有上肢肌力减弱和肌肉萎缩，臂丛牵拉试验阳性。压头试验阳性。

5.X线正位摄片显示，钩椎关节增生，张口位可有齿状突偏歪，侧位摄片显示颈椎曲度变直，椎间隙变窄，有骨质增生或韧带钙化，斜位摄片可见椎间孔变小。CT及磁共振检查对定性定位诊断有意义。

【内热针治疗】

1.第一次治疗项韧带及棘旁肌

（1）体位：俯卧低头位。

（2）布点（图3-18）：脊柱后正中线上，C_2~C_7棘突间布5点。

（3）消毒：施术部位常规碘伏消毒2遍。

（4）麻醉：0.5%利多卡因局部浸润麻醉。

（5）针具：选用直径0.7mm的3号内热针。

（6）针法（图3-19）：从上述布点部位左右交叉向外下斜刺进针（针体与颈部皮肤呈75°角，针尖略向脚侧倾斜），经皮肤、皮下、项韧带、颈深肌群直达椎板骨面。

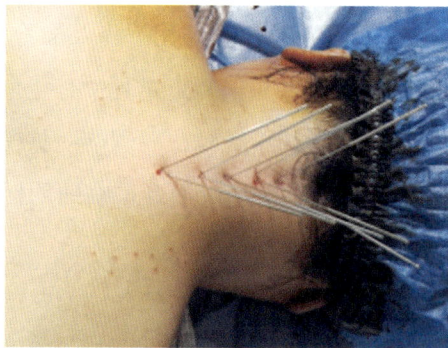

图3-18 颈椎病第一次内热针治疗布点图　　图3-19 颈椎病第一次内热针治疗

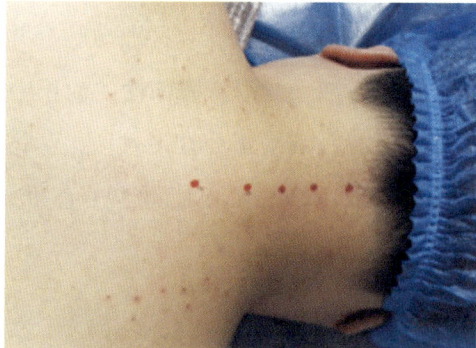

（7）加热：针柄连接加热端，42℃恒温加热，时间20分钟。

治疗结束后，拔出全部内热针，局部按压止血3分钟，碘伏消毒1遍。

2. 第二次治疗 C$_2$~T$_3$ 关节突关节囊

（1）体位：俯卧低头位。

（2）布点（图 3-20）：脊柱后正中线上，C$_2$~T$_3$ 棘突间左右各旁开 1.5cm 布 16 点；在此 16 点外侧 1cm 处每两点之间均匀定 1 点，共 14 点。

（3）消毒：常规碘伏消毒 2 遍。

（4）麻醉：0.5% 利多卡因局部浸润麻醉。

（5）针具：选用直径 0.7mm 的 3 号内热针。

（6）针法（图 3-21）：从上述布点部位，垂直颈部皮肤进针，经皮肤、皮下、斜方肌、头夹肌、颈夹肌、横突棘肌、关节突关节囊，直达关节突关节骨面。

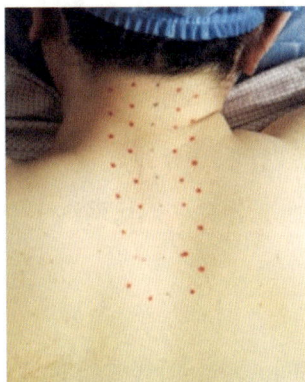

| 图 3-20　颈椎病第二次内热针治疗布点图 | 图 3-21　颈椎病第二次内热针治疗 |

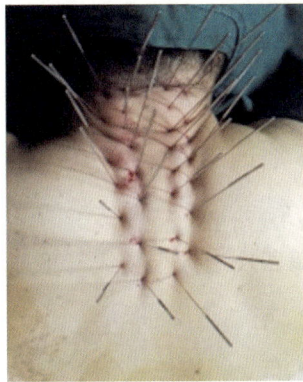

（7）加热：针柄连接加热端，42℃恒温加热，时间 20 分钟。

治疗结束后，拔出全部内热针，局部按压止血 3 分钟，碘伏消毒 1 遍。

3. 第三次治疗 C$_2$~C$_7$ 横突后结节

（1）体位：俯卧低头位。

（2）布点（图 3-22）：脊柱后正中线上，C$_2$~T$_1$ 棘突间左右各旁开 3.5cm 定 12 点，在此 12 点外侧 1cm 处每两点之间均匀定 1 点，共 10 点。

（3）消毒：施术部位常规碘伏消毒 2 遍。

（4）麻醉：0.5% 利多卡因局部浸润麻醉。

（5）针具：选用直径 0.7mm 的 3 号内热针。

（6）针法（图3-23）：从上述布点部位，针尖稍向内侧棘突方向斜刺（针身与颈部皮肤约80°角）进针，经皮肤、皮下、斜方肌、头夹肌、颈夹肌、肩胛提肌、头后大直肌、头后小直肌，直达横突后结节骨面。

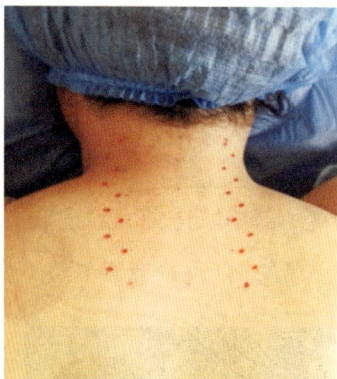

图3-22　颈椎病第三次内热针治疗布点图

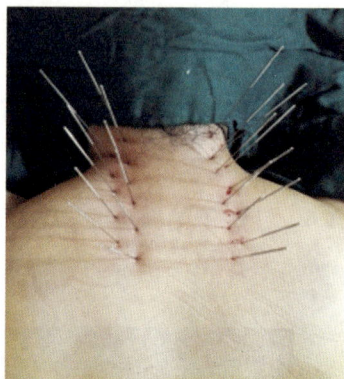

图3-23　颈椎病第三次内热针治疗

（7）加热：针柄连接加热端，42℃恒温加热，时间20分钟。

治疗结束后，拔出全部内热针，局部按压止血3分钟，碘伏消毒1遍。

4. 第四次治疗上项线与下项线之间

（1）体位：俯卧低头位。

（2）布点（图3-24）：从枕外隆凸至乳突之间，沿上项线走行的弧线方向，平均分成5份，在第2、第4份上各布3点。在第2、第4份的上方1cm处各布2点。共布20点，共2排。

（3）消毒：施术部位常规碘伏消毒2遍。

（4）麻醉：0.5%利多卡因局部浸润麻醉。

（5）针具：选用直径0.7mm的3号内热针。

（6）针法（图3-25）：从上述布点部位，垂直皮肤进针，到达颅骨骨面后，稍提针调整针刺方向，使针尖贴颅骨骨面向脚侧斜刺，进针深度依患者胖瘦在2~3cm范围内，依次穿过斜方肌、头夹肌、头半棘肌、头上斜肌、头后小直肌、头后大直肌肌腹。

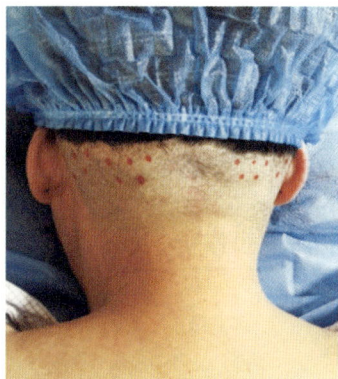

图 3-24　颈椎病第四次布点图

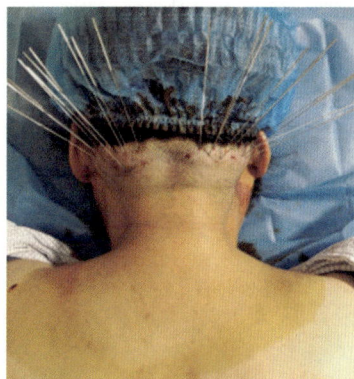

图 3-25　颈椎病第四次内热针治疗

（7）加热：针柄连接加热端，42℃恒温加热，时间 20 分钟。

治疗结束后，拔出全部内热针，局部按压止血 3 分钟，碘伏消毒 1 遍。

第四章 内热针治疗胸背部疾病

一、胸椎骨关节炎

【概述】

胸椎骨性关节炎，是由多种不同的因素通过相同或不同的发病机制所造成的一组临床表现相同或相近的关节内紊乱综合征。分为原发性和继发性，原发性病因尚不明确，继发性系在原有疾病的基础上发展为骨关节炎。

【局部解剖】

1.胸椎

胸椎（图4-1，图4-2）共12块，椎骨系由前方呈短圆形的椎体及后方呈板状的椎弓共同构成。

（1）椎体：椎体是椎骨主要的负重部分，期内部为骨质松质，表面为薄层骨密质，上下面较为粗糙，并借椎间盘与邻近的椎骨连接。椎体后面微凹陷，下面较为粗糙，并借椎间盘与邻近的椎骨连接。椎体后面微凹陷，与椎弓共同围成椎孔。各椎骨的椎孔连接起来，构成椎管，椎管内主要容纳脊髓。

（2）椎弓：椎弓为一弓形的骨板。椎弓与椎体的连接部分较狭窄，称为椎弓根，根的上、下缘各有一切迹。相邻椎骨的椎上切迹与椎下切迹共同围成椎间孔。椎间孔内有脊神经及血管通过。两侧的椎弓根向后内侧扩展为宽阔的骨板，称为椎弓板。

自椎弓上发出1个棘突、1对横突及2对关节突共7个突起。

①棘突：椎弓棘突向后方（胸椎棘突向后下方）伸出，棘突的尖端可于体表

触为一重要的骨性标志。

②横突：椎弓横突向两侧伸出，椎体的横突与棘突均为肌肉及韧带的附着处。

③关节突：椎弓根与椎弓板结合处分别向上、下方突起，形成上关节突与下关节相邻椎骨的上、下关节突共同构成关节突关节。

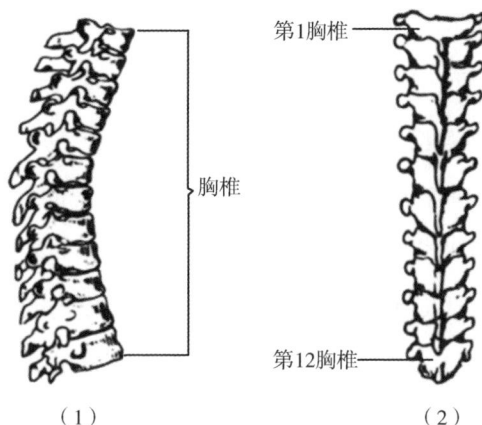

图 4-1　十二胸椎解剖图

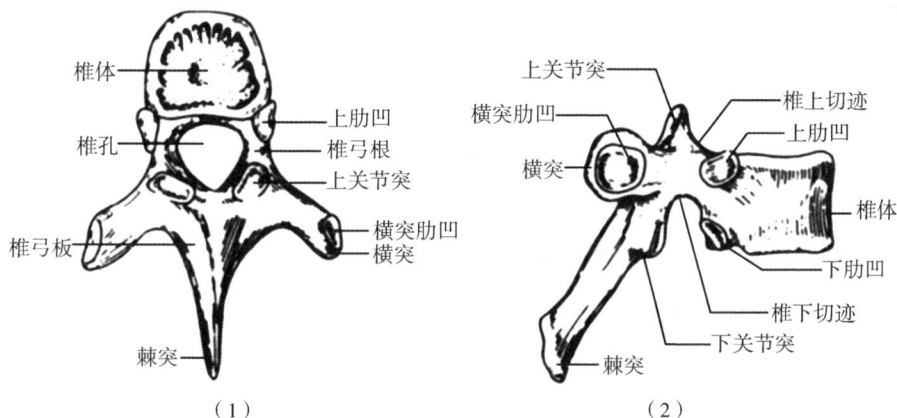

图 4-2　胸椎椎骨

2. 胸背部的筋膜

（1）浅筋膜：胸背区的浅筋膜致密而厚实，富含脂肪组织，并通过许多结缔组织纤维束与深筋膜相连。

（2）深筋膜：胸背部的深筋膜分为浅、深二层，其浅层较为薄弱，位于斜方肌与背阔肌的表面；深层较厚，称为胸腰筋膜。胸腰筋膜在胸背部较为薄弱，覆于竖脊肌表面。向上连接于项筋膜，内侧附于胸椎棘突和棘上韧带，外侧附于肋角和肋间筋膜，向下至腰部增厚，并分为前、中、后三层。

3.胸背部的肌肉

分布于胸背部的肌肉由浅入深依次分为四层：第一层主要是斜方肌、背阔肌；第二层主要为肩胛提肌、菱形肌、上后锯肌、下后锯肌；第三层主要为竖脊肌；第四层主要有横突棘肌及横突间肌。

（1）斜方肌：斜方肌参见第三章中斜方肌损伤的局部解剖内容。

（2）背阔肌：背阔肌参见第六章中腰椎间盘突出症的局部解剖内容。

（3）肩胛提肌：肩胛提肌参见第二章中肩胛提肌损伤的局部解剖内容。

（4）竖脊肌：竖脊肌参见第六章中腰椎间盘突出症的局部解剖内容

【诊断要点】

1.患者多有反复胸背部疼痛发作史。

2.多数患者有程度不同的脊柱侧弯，侧弯多突向健侧。

3.X线检查：早期突出的椎间隙多无明显改变，晚期椎间隙可明显变窄，相邻椎体边缘有骨赘生成。

【内热针治疗】

1.第一次治疗 T_3~T_7 关节突关节

（1）体位：患者俯卧位，胸部垫软枕。

（2）布点（图4-3）：在脊柱后正中线上，T_3~T_7 棘突间左右各旁开1cm处布8点，而后在每侧相邻两个点正中间再布1点，共计14点，为第1排；在第1排外侧1cm处于每侧相邻两点之间均匀交错布1点，共布12点，为第2排。

（3）消毒：施术部位常规碘伏消毒2遍。

（4）麻醉：0.5% 利多卡因局部浸润麻醉。

（5）针具：选用直径 0.7mm 的 3 号内热针。

（6）针法（图 4-4）：从上述布点部位垂直皮肤进针，经皮肤、皮下、斜方肌、大菱形肌、上后锯肌、颈夹肌、胸脊肌、胸半棘肌、多裂肌、回旋肌、关节突关节囊，直达关节突关节骨面。第 2 排的进针深度以第 1 排为准。

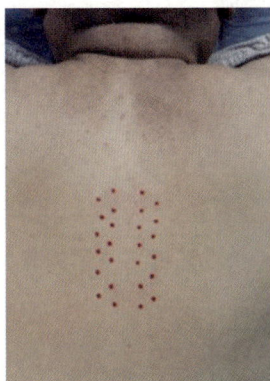

图 4-3　T_3~T_7 关节突关节布点图　　　　图 4-4　T_3~T_7 关节突关节内热针治疗

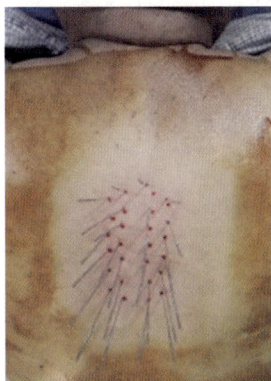

（7）加热：针柄连接加热端，42℃恒温加热，时间 20 分钟。

治疗结束后，拔出全部内热针，局部按压止血 3 分钟，碘伏消毒 1 遍。

2. 第二次治疗 C_5~T_2 关节突关节

以 C_5~T_2 关节突关节右侧内热针治疗为例加以描述。

（1）体位：患者俯卧位，胸部垫软枕。

（2）布点（图 4-5）：在脊柱后正中线上，C_5~T_2 棘突间右侧旁开 1.5cm 处布 4 点，为第 1 排；在第 1 排外侧 1cm 处于每相邻两点之间均匀交错布 1 点，共布 3 点，为第 2 排。根据患者情况依此布针规律可适当加减布点数。

（3）消毒：施术部位常规碘伏消毒 2 遍。

（4）麻醉：0.5% 利多卡因局部浸润麻醉。

（5）针具：选用直径 0.7mm 的 3 号内热针。

（6）针法（图 4-6）：从上述布点部位垂直皮肤进针，经皮肤、皮下、斜方肌、头夹肌、小菱形肌、大菱形肌、上后锯肌、胸半棘肌、颈半棘肌、多裂肌、回旋肌、关节突关节囊，直达关节突关节骨面。第 2 排的进针深度以第 1 排为准。

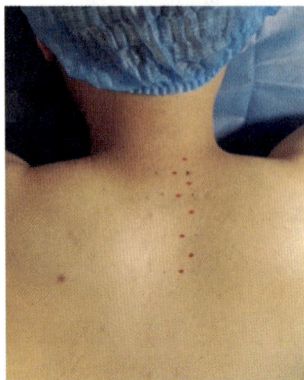

图 4-5　C_5~T_2关节突关节布点图

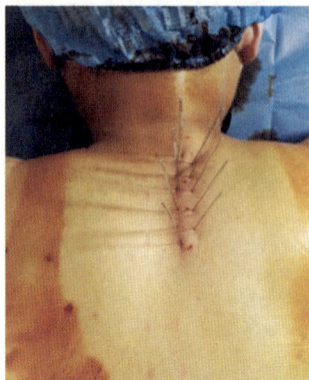

图 4-6　C_5~T_2关节突关节内热针治疗

（7）加热：针柄连接加热端，42℃恒温加热，时间 20 分钟。

治疗结束后，拔出全部内热针，局部按压止血 3 分钟，碘伏消毒 1 遍。

3. 第三次治疗 T_{10}~L_2 关节突关节

（1）体位：患者俯卧位，腹部垫软枕。

（2）布点（图4-7）：在脊柱后正中线上，T_{10}~L_2棘突间左右各旁开1cm处布8点；在每侧相邻两点正中再布 1 点，为第 1 排；而后在第 1 排外侧 1cm 处相邻两点正中均匀交错再布 1 点，为第 2 排。

（3）消毒：施术部位常规碘伏消毒 2 遍。

（4）麻醉：0.5% 利多卡因局部浸润麻醉。

（5）针具：选用直径 0.7mm 的 3 号内热针。

（6）针法（图4-8）：从上述布点部位垂直皮肤进针，经皮肤、皮下、胸腰筋膜、背阔肌、竖脊肌、多裂肌、关节突关节囊，直达关节突关节骨面。第 2 排的进针深度以第 1 排为依据。

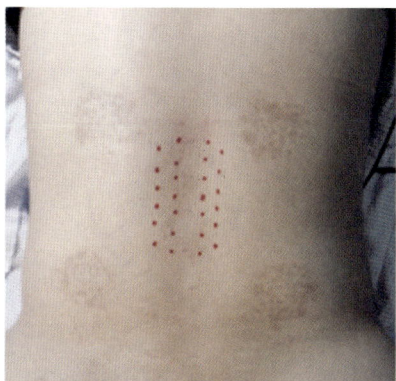

图 4-7 T₁₀~L₂关节突关节布 t 点图

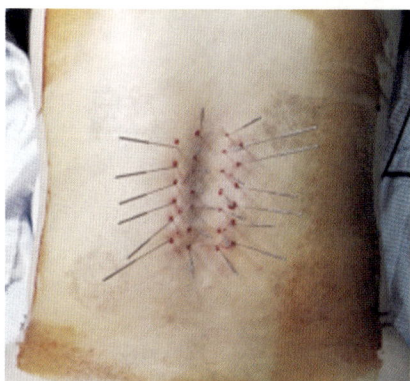

图 4-8 T₁₀~L₂关节突关节内热针治疗

（7）加热：针柄连接加热端，42℃恒温加热，时间20分钟。

治疗结束后，拔出全部内热针，局部按压止血3分钟，碘伏消毒1遍。

二、胸锁关节炎

【概述】

胸锁关节炎是指胸锁关节发生无菌性炎症。急慢性损伤，如扩胸运动，提、扛重物，老年人的胸锁关节的退行性改变及某些自身免疫反应等，均可引起胸锁关节的无菌性炎症，导致胸锁关节部位的疼痛。

【局部解剖】

胸锁关节（图4-9）是上肢骨与躯干骨连结的唯一关节。由锁骨的胸骨端与胸骨的锁切迹及第1肋软骨的上面构成，属于多轴关节。关节囊坚韧并由胸锁前、后韧带、锁间韧带、肋锁韧带等囊外韧带加强。囊内有纤维软骨构成的关节盘，将关节腔分为内下和外上两部分。关节盘使关节头和关节窝相适应，由于关节盘下缘附着于第1肋软骨，所以能阻止锁骨向内上方脱位。胸锁关节允许锁骨外侧端向前、向后运动20°~30°，向上、向下运动约60°，并绕冠状轴作微小的旋转和环转运动。胸锁关节的活动度虽小，但以此为支点扩大了上肢的活动范围。

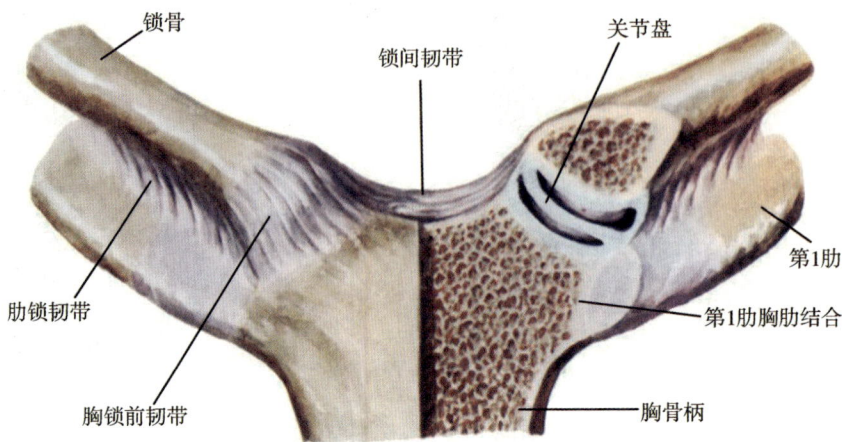

图 4-9　胸锁关节

【诊断要点】

1.胸锁关节局部压痛明显，出现肿胀隆起，可伴有患侧肩部疼痛并活动受限。

2.X 线可显示局部软组织肿胀。

【内热针治疗】

以右侧胸锁关节炎为例加以描述。

（1）体位：患者仰卧位，头偏向健侧。

（2）布点（图 4-10）：沿锁骨内 1/3 下缘及锁骨胸骨端每隔 1cm 均匀布 6 点。

（3）消毒：施术部位常规碘伏消毒 2 遍。

（4）麻醉：0.5% 利多卡因局部浸润麻醉。

（5）针具：选用直径 0.7mm 的 3 号内热针。

（6）针法（图 4-11）：锁骨内 1/3 下缘针法：在上述布点部位沿锁骨下缘骨面与皮肤呈 30° 角向胸锁关节方向斜刺进针，经皮肤、皮下、颈阔肌、胸大肌，达锁骨、胸锁关节骨面；锁骨胸骨端针法：从上述布点部位与皮肤呈 30° 角垂直锁骨胸骨端骨面进针，经皮肤、皮下、胸大肌，胸锁关节囊，达胸锁关节骨面。

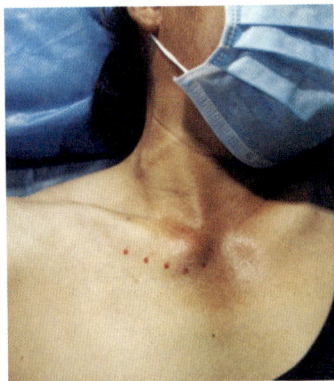

图 4-10　胸锁关节炎布点图

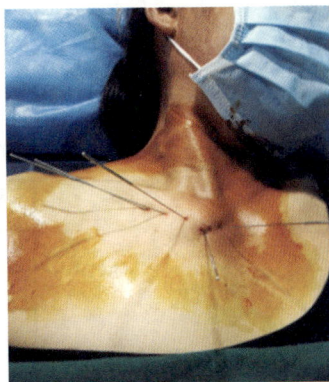

图 4-11　胸锁关节炎内热针治疗

（7）加热：针柄连接加热端，42℃恒温加热，时间 20 分钟。

治疗结束后，拔出全部内热针，局部按压止血 3 分钟，碘伏消毒 1 遍。

三、肋软骨炎

【概述】

肋软骨炎又称蒂策综合征，一般认为与劳损或外伤有关，在搬运重物、急剧扭转或胸部挤压等使胸肋关节软骨造成急性损伤，或因慢性劳损或伤风感冒引起的病毒感染等，导致胸肋关节面软骨的水肿、增厚而发病。好发于第 2 肋，占全部病例的 3/4。20~30 岁女性多见，为男性的 7~9 倍。

【局部解剖】

肋由肋骨与肋软骨（图 4-12）组成，共 12 对。肋骨属扁骨，分为体和前后两端。后端膨大，称肋头，与胸椎体的上下肋凹形成胸肋关节。从肋头向后外变细，称肋颈。颈外侧的粗糙突起，称肋结节，与相应的胸椎横突肋凹相关节。肋体长而扁，分内外两面和上下两缘。内面近下缘有肋沟，肋间神经和血管走形其中。肋体向外转为向前的转弯处叫肋角。前端稍宽，与肋软骨相接。肋软骨位于各肋骨的前端，由透明软骨构成。胸肋关节由第 2~7 肋软骨与胸骨相应的肋切迹构成。第 1 肋与胸骨柄之间为软骨结合；第 8~10 肋软骨彼此结合并连于第 7 软骨，构成肋弓；第 11、12 肋软骨前端游离于腹壁肌肉之中，称浮肋。

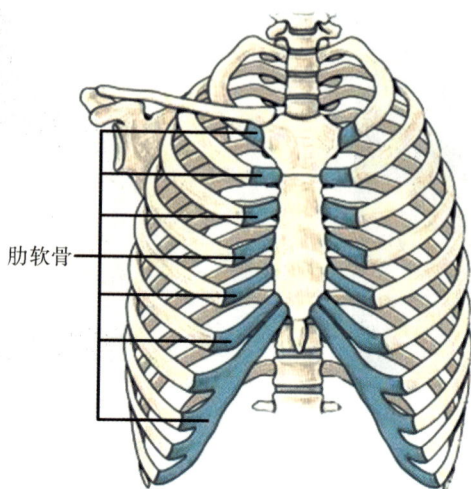

肋软骨

图 4-12　肋软骨

【诊断要点】

1. 肋软骨部位出现肿胀隆起、钝痛或锐痛。

2. 本病多侵犯单根肋骨，偶见多根或左右两侧肋骨同时受累。

3. 局部压痛明显，疼痛剧烈者可向后背肩胛部或侧肩、上臂、腋窝处放射，深呼吸、咳嗽、活动加剧。

【内热针治疗】

以第 1~3 肋肋软骨炎为例加以描述。

（1）体位：患者仰卧位，头偏向健侧。

（2）布点（图 4-13）：沿第 1~3 肋肋软骨的上下缘各布 1 点，在此上、下缘两点之间肋软骨骨面上再布 1 点。

（3）消毒：施术部位常规碘伏消毒 2 遍。

（4）麻醉：0.5% 利多卡因局部浸润麻醉。

（5）针具：选用直径 0.7mm 的 3 号内热针。

（6）针法（图 4-14）：肋软骨上下缘针法：沿肋软骨上下缘骨面与皮肤呈 30° 角向胸肋关节方向斜刺进针，经皮肤、皮下、胸大肌、达胸肋关节骨面；肋软骨骨面针法：与皮肤呈 30° 角肋软骨骨面向胸肋关节斜刺进针，经皮肤、皮下、胸大肌，达胸锁关节骨面。

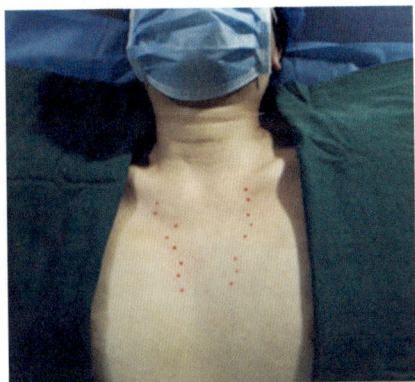

图 4-13　第 1~3 肋肋软骨炎布点图

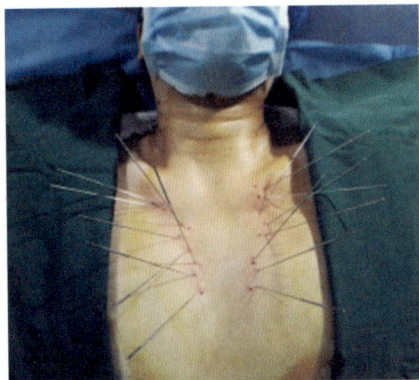

图 4-14　第 1~3 肋肋软骨炎内热针治疗

（7）加热：针柄连接加热端，42℃恒温加热，时间 20 分钟。

治疗结束后，拔出全部内热针，局部按压止血 3 分钟，碘伏消毒 1 遍。

四、菱形肌损伤

【概述】

本病以青壮年多见，病变部位多位于肌肉的起点与止点以及肌肉的行经路线上。临床表现为上背脊柱和肩胛骨缘之间都有一突出的痛点，有时局部肿胀，感到上背沉重，背上如负重物，严重者不能入睡，翻身困难。

【局部解剖】

大菱形肌、小菱形肌位于背上部斜方肌的深面，肩胛提肌的下方。

小菱形肌呈窄带状，起自下位两个颈椎的棘突，附着于肩胛骨脊柱缘的上部，在大菱形肌上方，与大菱形肌之间隔以菲薄的蜂窝组织层。

大菱形肌菲薄而扁阔，呈菱形，起自上位 4 个胸椎的棘突，向外下，几乎附着于肩胛骨脊柱缘的全长。神经支配为肩胛背神经。大、小菱形肌与肩胛提肌，前锯肌止点范围较广泛，有些肌纤维或纤维束可折皱或伸展至肩胛骨靠近内侧缘的背面和肋骨面附着。

大菱形肌、小菱形肌（图 4-15）可内收及内旋肩胛骨，并上提肩胛骨，使之接近中线。

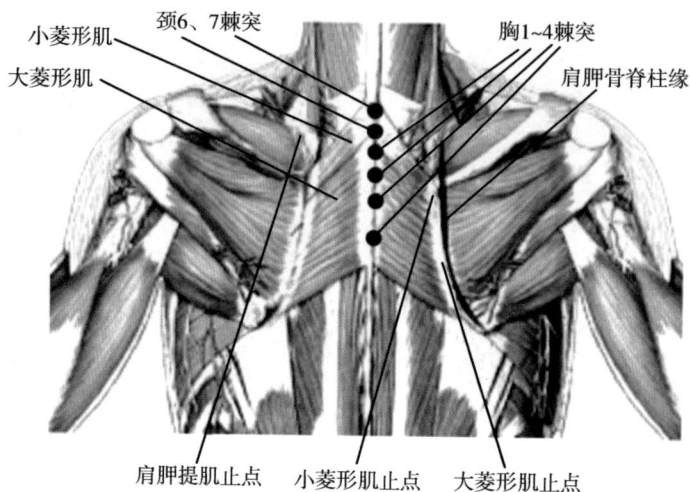

图 4-15　大小菱形肌解剖结构

【诊断要点】

1. 患者多有菱形肌损伤史。

2. 上背脊柱和肩胛骨缘之间都有一突出的痛点，有时局部肿胀，感到上背沉重，背上如负重物，严重者不能入睡，翻身困难。

3. 将患侧上肢被动向前上方上举，引起疼痛加剧。

4. 痛点和压痛点在第 5 胸椎和肩胛下端的连线以上，大多数靠近肩胛骨的内侧缘。

【内热针治疗】

以左侧菱形肌损伤为例加以描述。

（1）体位：患者俯卧位，胸下垫软枕。

（2）布点（图 4-16）：在人体后正中线 C_6~T_4 棘突旁 0.5cm 区域与肩胛骨内侧缘区域，用记号笔标出大、小菱形肌的轮廓，隔 1cm 布一点，共布 6 排。

（3）消毒：施术部位常规碘伏消毒 2 遍。

（4）麻醉：0.5% 利多卡因局部浸润麻醉。

（5）针具：选用直径 0.7mm 的 3 号内热针。

（6）针法（图 4-17）：在上述布点部位垂直于皮肤进针，经皮肤、皮下、筋膜直达骨面。

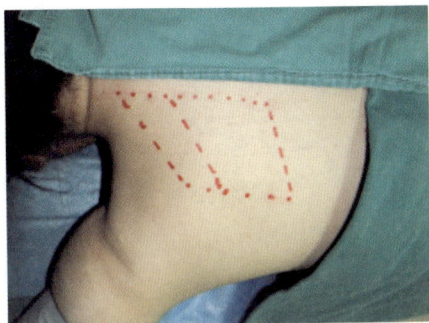

图 4-16　菱形肌损伤布点图　　　　图 4-17　菱形肌损伤内热针治疗

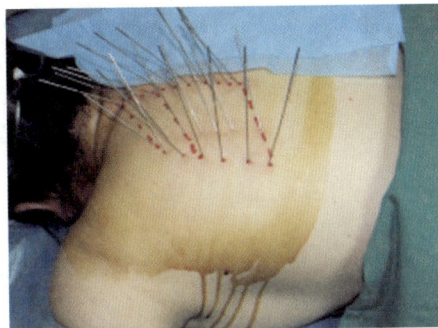

（7）加热：针柄连接加热端，42℃恒温加热，时间 20 分钟。

治疗结束后，拔出全部内热针，局部按压止血 3 分钟，活力碘消毒 1 遍。

五、乳腺囊性增生

【概述】

本病也称慢性囊性乳腺病，是乳腺间质的良性增生。如增生发生于腺管周围，可伴有大小不等的囊肿形成；如增生发生于腺管内，可表现为上皮的乳头样增生，并伴有乳腺管囊性扩张；也可见增生发生于小叶实质者。本病是妇女多发病之一，常见于 25~40 岁之间。由于本病的临床表现有时与乳腺癌相似，因此，本病的正确诊断非常重要。

【局部解剖】

女性乳房（图 4-18）为哺育婴儿的器官，乳腺位于胸前壁浅筋膜内，乳房深层为胸大肌、前锯肌、腹外斜肌筋膜、胸肌筋膜及腹直肌前鞘上端的外面，约在第 2~6 肋之间。乳房的中央有乳头，位于第 4 肋间隙或第 5 肋水平。乳头周围环形区皮肤的色泽较深，为乳晕。乳头和乳晕的皮肤均较薄弱，易于损伤，哺乳期尤应注意，以防感染。

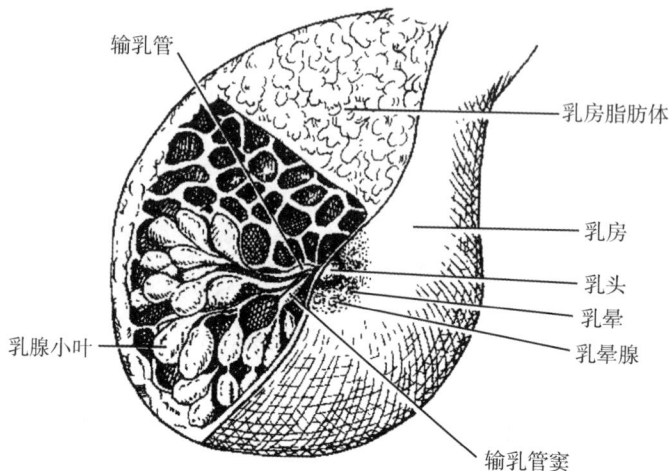

图 4-18 乳房

1. 女性乳房结构

女性乳房（图 4-19）主要由脂肪组织和乳腺构成。

（1）脂肪组织：乳房内的脂肪组织包于乳腺周围，呈囊状，称为脂肪囊，或称为乳房脂肪体。脂肪囊中有不同走向的结缔组织纤维束，由腺体基底部连于皮肤或胸部浅筋膜，形成分隔乳腺叶的隔障和支柱，称为乳房悬韧带，对乳房的位置有固定作用。乳腺癌患者，由于该韧带相对缩短，牵引皮肤向内凹陷，致使皮肤表面出现多数小凹，呈橘皮样改变。

（2）乳腺：乳腺为复泡管状腺，由 15~20 个叶组成。叶外有结缔组织包绕。叶内又被结缔组织分隔形成若干小叶，乳腺导管分小叶内导管、小叶间导管和总导管（输乳管）三级，小叶内导管上皮由单层立方或柱状上皮构成，后两者由复层柱状上皮构成，并与表皮乳头上皮相连续。

乳腺结构与年龄和功能状态有关，青春期开始发育，妊娠末期及授乳期可分泌乳汁，称为活动性乳腺，无分泌功能的乳腺，称为静止期乳腺。静止期乳腺导管不发达，一般缺少腺泡，排卵后在孕酮和卵泡素的作用下，导管末端增生扩大形成少量腺泡，结缔组织和脂肪组织含量丰富。妊娠期乳腺受大量激素作用而迅速增大。卵泡素促进导管增生，孕酮可使腺泡数目增多，腺泡呈圆形或卵圆形，大小不等，上皮为立方或矮柱状。哺乳期乳腺，在催乳素作用下，腺体更加发达，腺泡和导管大量增生，结缔组织减少，脂肪细胞可以消失。小叶内充满不同分泌周期的腺泡。断乳后，腺上皮停止分泌，贮积的乳汁渐被吸收，腺泡缩小，细胞变性而自溶，或被巨噬细胞吞噬而清除。结缔组织和脂肪细胞增生，腺体又恢复至静止状态。绝经期，卵巢激素水平下降，腺体萎缩退化，大部分腺泡和导管逐渐消失。整个腺体逐渐被结缔组织所代替。

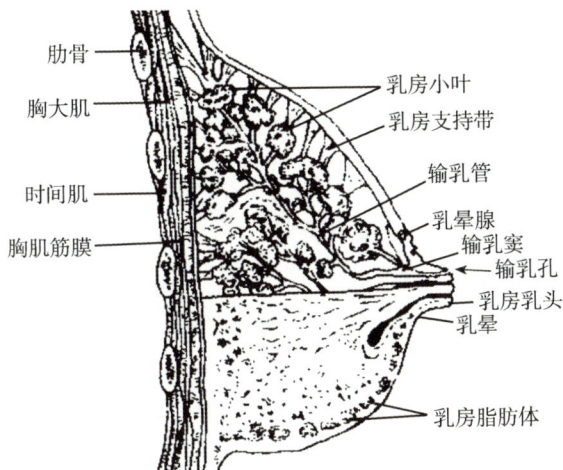

图 4-19　女乳房矢状断面

2. 乳房血管分布

乳房血管分为浅、深两组。浅静脉在乳头周围皮下组织内形成乳头静脉丛。因乳房皮肤较薄，故静脉在体表清楚可见。浅静脉汇入腋静脉及胸廓内静脉；深静脉与同名动脉伴行汇入较大的静脉。

3. 乳房淋巴循环

乳房淋巴很丰富，相互吻合成淋巴管丛。乳头和乳晕皮肤内的淋巴管丛，汇入乳晕下丛。深淋巴管起自腺泡周围间隙，在叶间隙和输乳管壁内合成淋巴管丛。深淋巴管除与皮肤的浅淋巴广泛吻合外，主要沿输乳管向乳头聚集，并同乳晕下丛连接。乳房外侧部及中部淋巴管可引流入腋淋巴结的胸肌群（前群）、肩肿下群（后群）及中央淋巴结，进而引入锁骨下淋巴结；乳房上部的淋巴管贯穿胸大肌，注入腋淋巴结的尖淋巴结或直接流入锁骨下淋巴和胸肌间淋巴结；乳房内侧部的淋巴管，一部分沿胸廓内动脉穿支，穿胸壁流入胸骨淋巴管或与胸膜淋巴管吻合，另一部分与对侧乳房的淋巴管相吻合。乳房下部和内侧部的淋巴管与腹直肌鞘上部的淋巴管丛交通。此外，乳房淋巴管与膈和肝的淋巴管也常有吻合。

由于乳房的淋巴回流主要流入腋淋巴结，故乳腺炎或乳房癌肿，多首先侵及腋淋巴结，使之肿大。临床查体时可以触知。

4. 乳房神经分布

主要由锁骨上神经分支及第 4~6 肋间神经前皮支的乳房内侧支和该肋间神经的外侧皮支的乳房外侧支分布。交感神经纤维沿胸外侧动脉和肋间动脉分布至乳房，分布于乳房皮肤、血管、乳头和乳晕的平滑肌及腺组织等。乳腺的分泌活动受卵巢和垂体激素的控制。

【诊断要点】

1. 乳房胀痛具有周期性，常于月经前期发生或加重，少数患者也可无周期性加重。

2. 乳房肿块常为多发性，见于一侧或两侧。可较局限，或分散于整个乳房，月经期后可减少或消失。

3. 约有 15% 的患者可见乳头溢液。

4. 查体可见肿块呈结节状，大小不一，质韧而不硬，活动度好，但与周围组织分界不清楚。腋窝淋巴结不肿大。

5. 如患者有乳腺癌家族史，组织切片发现上皮细胞增生活跃，诊断乳腺癌。

【内热针治疗】

1. 第一次治疗 T_1~T_4 关节突关节

（1）体位：患者俯卧位，胸部垫软枕。

（2）布点（图 4-20）：在脊柱后正中线上，T_1~T_4 棘突间左右各旁开 1cm 处布6点，而后在每侧相邻两个点正中间再布1点，为第1排；在第1排外侧1cm处于每相邻两点之间均匀交错布1点，共布8点，为第2排。

（3）消毒：施术部位常规碘伏消毒2遍。

（4）麻醉：0.5%利多卡因局部浸润麻醉。

（5）针具：选用直径0.7mm的3号内热针。

（6）针法（图4-21）：从上述布点部位垂直皮肤进针，经皮肤、皮下、斜方肌、菱形肌、头夹肌、上后锯肌、颈夹肌、上后锯肌、胸棘肌、胸半棘肌、多裂肌、回旋肌、关节突关节囊，直达关节突关节骨面。第2排进针深度以第1排为准。

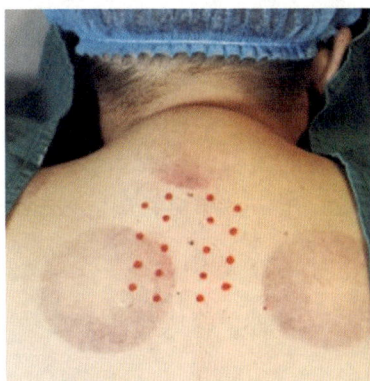

图4-20　T_1~T_4关节突关节布点图

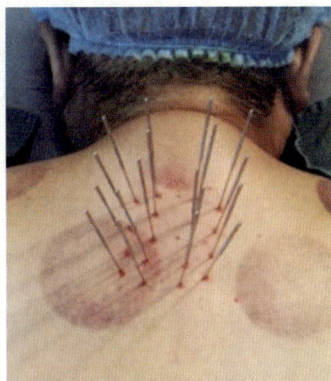

图4-21　T_1~T_4关节突关节内热针治疗

（7）加热：针柄连接加热端，42℃恒温加热，时间20分钟。

治疗结束后，拔出全部内热针，局部按压止血3分钟，碘伏消毒1遍。

2. 第二次治疗 T_4~T_8 关节突关节

（1）体位：患者俯卧位，胸部垫软枕。

（2）布点（图4-22）：在脊柱后正中线上，T_4~T_8棘突间左右各旁开1cm处布8点，而后在每侧相邻两个点正中间再布1点，为第1排；在第1排外侧1cm处于每侧相邻两点之间均匀交错布1点，共布12点，为第2排。

（3）消毒：施术部位常规碘伏消毒2遍。

（4）麻醉：0.5%利多卡因局部浸润麻醉。

（5）针具：选用直径0.7mm的3号内热针。

（6）针法（图4-23）：从上述布点部位垂直皮肤进针，经皮肤、皮下、斜方肌/背阔肌、大菱形肌、颈夹肌、胸棘肌、胸半棘肌、多裂肌、回旋肌、关节突关节囊，直达关节突关节骨面。第2排也可稍向脊柱正中方向斜刺进针，第2排进针深度以第1排为准。

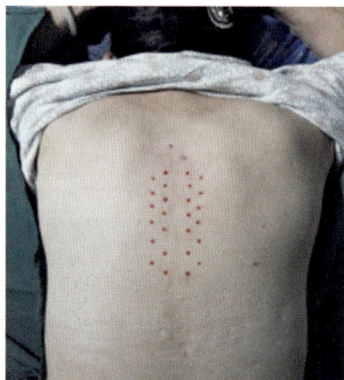

图4-22　T_4~T_8关节突关节布点图

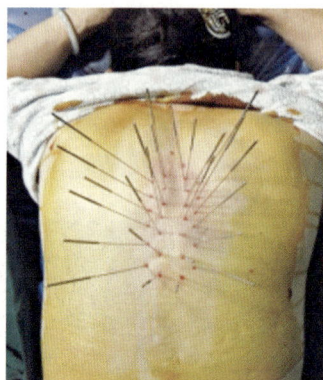

图4-23　T_4~T_8关节突关节内热针治疗

（7）加热：针柄连接加热端，42℃恒温加热，时间20分钟。

治疗结束后，拔出全部内热针，局部按压止血3分钟，碘伏消毒1遍。

六、带状疱疹后遗神经痛

【概述】

带状疱疹是由水痘－带状疱疹病毒感染引起的一种病毒性皮肤病，沿周围神经分布有群集疱疹，并以神经痛为特征。

【局部解剖】

参见第二章黄褐斑的局部解剖。

【诊断要点】

1.根据簇集性水疱、沿神经呈带状分布，各簇水疱群之间皮肤正常。

2.患处往往先有感觉过敏和神经痛，随后出现潮红斑，继而变化成互不融合的粟粒至黄豆大水疱，疱液澄清或混浊。

3.皮损常发生在身体的一侧，多沿肋间神经分布区排列，一般不超过中线。

【内热针治疗】

以左侧胁肋部及腰部带状疱疹为例加以描述。

（1）体位：患者俯卧位，胸下垫软枕。

（2）布点（图4-24）：在脊柱后正中线上，T_7~T_{12}棘突间左侧旁开1cm布5点，而后在相邻两点中间再布1点，为第1排；在第1排外侧1cm处于相邻两点之间均匀交错布1点，为第2排。

（3）消毒：施术部位常规碘伏消毒2遍。

（4）麻醉：0.5%利多卡因局部浸润麻醉。

（5）针具：选用直径0.7mm的3号内热针。

（6）针法（图4-25）：从上述布点部位垂直皮肤进针，经皮肤、皮下、斜方肌、背阔肌、下后锯肌、胸最长肌、胸棘肌、多裂肌、回旋肌、关节突关节囊，直达关节突关节骨面。第2排进针深度以第1排为准。

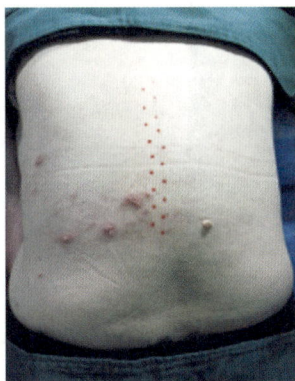
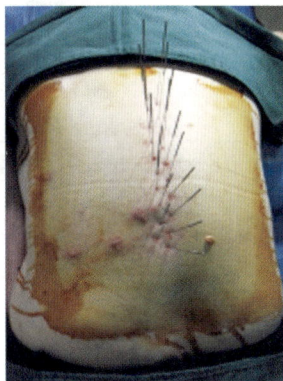

图4-24 T_7~T_{12}关节突关节布点图　　图4-25 T_7~T_{12}关节突关节内热针治疗

（7）加热：针柄连接加热端，42℃恒温加热，时间20分钟。

治疗结束后，拔出全部内热针，局部按压止血3分钟，碘伏消毒1遍。

七、慢性支气管炎

【概述】

本病是由于感染或非感染因素引起气管、支气管黏膜及其周围组织的慢性非特异性炎症。其病理特点是支气管腺体增生、黏液分泌增多。临床出现连续 2 年以上，每年持续 3 个月以上的咳嗽、咳痰或气喘等症状。早期多在冬季发作，春暖后缓解；晚期炎症加重，症状长年存在，不分季节。疾病进展又可并发慢性阻塞性肺气肿、肺源性心脏病，严重影响劳动能力和健康。本病流行与吸烟、地区和环境卫生等有密切关系。

【局部解剖】

肺脏的功能活动主要受迷走神经和从脊髓 T_1~T_5 节段发出的交感神经支配（图 4-26）。

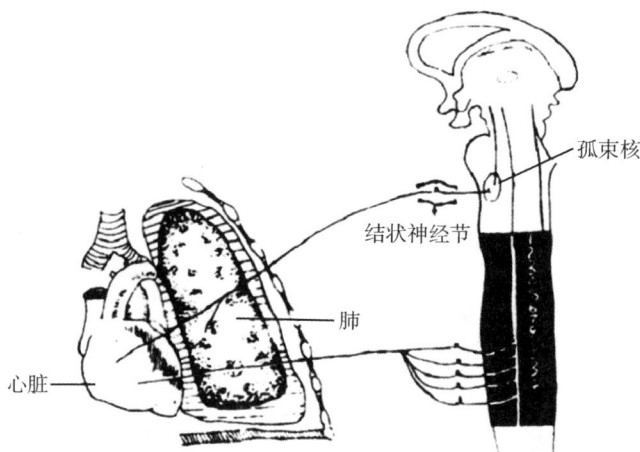

图 4-26　肺脏神经支配示意图

支气管的神经丛主要由肺前丛及肺后丛发出的纤维组成，向上与气管的神经丛相连续。自肺丛入肺的纤维可分布于支气管、肺血管及胸膜脏层。沿大及中等支气管的神经丛也可分为两层，在支气管外膜内有一外膜丛；另有一次级丛为黏膜下丛，位于软骨与平滑肌层之间的黏膜下结缔组织内，两丛间有细密的纤维联系。在支气管丛内存在着神经节，这种神经节大多位于外膜丛内，黏膜下丛内较少。神经节细胞为多角形，有卫星细胞形成的被囊。神经节一般位于支气管分叉处，或在丛内较大神经纤维束的会合点处。在较小的支气管壁内，两丛合成一个，并可延伸至呼吸细支气管，但有的单支可呈一小束的神经纤维伸展至肺泡的壁内。

支气管丛内含有髓纤维及无髓纤维。许多大的有髓纤维可追踪到上皮或上皮下组织内的感觉神经末梢装置，这种神经分布沿支气管可远达细支气管及肺泡。许多有髓纤维属于内脏传入神经，主要来自迷走神经。另一种终止在丛内神经节细胞有髓纤维，可能是迷走神经副交感节前纤维。丛内细小的有髓纤维及无髓纤维，可能是交感神经的节后纤维及壁内神经节的节后纤维。这种纤维分布到平滑肌、血管及腺体。支配腺体的纤维主要来自黏膜下丛。

各级支气管的起始部及肺泡壁内，发现有感觉神经的末梢感受器。在初级支气管，这种感觉神经末梢的形态是较复杂，在小支气管的感觉神经末梢形态较简单和细小。自支气管丛来的有髓纤维，以单支或二、三支成一束进入支气管的上皮层。在上皮细胞间神经末梢分成许多细小的分支，显示曲张和膨大，终端可呈小球状。在呼吸性细支气管和肺泡管所见的神经末梢不仅细小，而且终末支弯曲和盘缩在一起，与大支气管所见的伸展和放射现象相反。这种神经末梢被认为是化学感受器，当肺内 CO_2 的张力超过一定程度后，便能感受刺激。此外，在人类支气管各部分的平滑肌内也发现过肌梭。

气管和支气管的平滑肌有丰富的自主神经传出纤维支配，为无髓或薄髓神经纤维。其中许多是壁内神经节细胞发出的副交感节后纤维，也可能有交感神经节后纤维存在。在较大的支气管内，神经纤维束一般与平滑肌束平行，常常见到神经纤维成一单支或一束，并分出许多小支，穿入肌束内，在肌纤维间走行，且不时发出短小分支，其末梢支与肌细胞紧贴。这种自主神经传出纤维束沿支气管向远侧延伸，纤维数逐渐减少，可远达细支气管的平滑肌及肺泡管在肺泡开口处的括约肌状的肌束。支气管的腺体也由自主神经传出纤维支配。分布于气管和支气管的神经至少具有改变平滑肌活动以调节呼吸道的管径和支配黏液腺分泌两种功能。

迷走神经的副交感纤维使支气管平滑肌收缩，支气管的管腔缩小，刺激腺体分泌。生理实验表明，切断迷走神经可引起支气管平滑肌松弛，支气管管腔扩大。如刺激切断的迷走神经周围端则肌肉收缩，管腔缩小。任意一侧迷走神经被刺激，同侧的支气管管腔明显缩小，而对侧可出现较弱的收缩。这表明迷走神经的纤维不仅分布于同侧，而且在正常情况下，一侧的纤维可至对侧肺丛及支气管丛内。

刺激交感神经可使支气管平滑肌松弛，支气管管腔扩张，抑制腺体分泌。这种交感神经的节前纤维主要经上3个胸神经，继而在颈下神经节及胸上神经节内换元，发出节后纤维。切断颈交感干，刺激其胸端，一般可引起一侧或双侧支气管扩张。这种支气管扩张的交感神经纤维也是双侧分布，有一定量的交感神经纤维横越到对侧，进入肺丛及支气管丛。

肺血管的神经支配：支气管动脉及肺动脉都有较丰富的神经分布。在兔的肺门处，可见有相当大的神经干缠绕着较大的肺动脉分支。它们随着血管延伸，常不规则地发出分支，这种分支与动脉平行一段距离，再分成数支，有的支常伸向远侧，有的则向相反方向延伸，各支再分出较小的曲张小支，亦可进一步分支，最后到达血管中层的平滑肌细胞。在兔肺动脉外膜内也观察到感觉神经末梢装置，与有髓纤维联系。较小的肺动脉分支有较小的神经束伴行。毛细血管上也有小的神经纤维与之并行，并发小支终止于毛细血管壁，这些情况可在肺泡管及肺泡囊上的血管见到。肺静脉的神经分布较贫乏，神经纤维也分布到管壁中层内的平滑肌。肺血管是由交感神经与副交感神经双重支配，而主要是交感神经，交感纤维使肺血管收缩，但也有少数血管扩张纤维来自交感神经。此外，副交感内含有血管扩张纤维。一般说肺血管的收缩作用较扩张作用明显。

胸膜脏层的神经支配，直接来自肺门的神经及伴随支气管动脉的神经。现已发现在胸膜脏层内有游离型神经末梢、复杂无被囊型神经末梢及细小有髓纤维末梢吻合而成的终网。

【诊断要点】

1. 以咳嗽、咳痰为主要症状或伴喘息，每年发病持续3个月，连续2年或以上。

2. 一周内咳、痰、喘症状任何一项明显加剧。

3. 排除肺结核、尘肺、肺脓肿、支气管哮喘、支气管扩张、肺癌、心脏病、心力衰竭、慢性鼻咽疾患等具有咳嗽、咳痰、喘息症状的其他疾病。

【内热针治疗】

1. 第一次治疗 C_6~T_3 关节突关节

（1）体位：患者俯卧低头位。

（2）布点（图 4-27）：在脊柱后正中线上，C_6~T_3 棘突间左右各旁开 1cm 布 8 点，在每侧相邻两个点正中间再布 1 点，为第 1 排；在第 1 排外侧 1cm 处于每相邻两点之间均匀交错布 1 点，为第 2 排。

（3）消毒：施术部位常规碘伏消毒 2 遍。

（4）麻醉：0.5% 利多卡因局部浸润麻醉。

（5）针具：选用直径 0.7mm 的 3 号内热针。

（6）针法（图 4-28）：从上述布点部位垂直皮肤进针，经皮肤、皮下、斜方肌、头夹肌、大小菱形肌、上后锯肌、头半棘肌、胸半棘肌、多裂肌、回旋肌、关节突关节囊，直达关节突关节骨面。

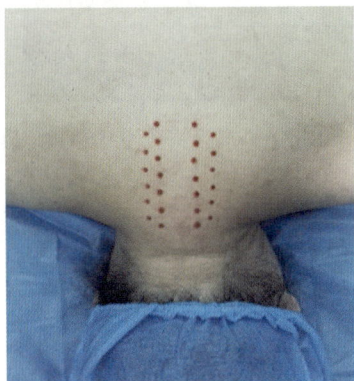

图 4-27　C_6~T_3 关节突关节布点图

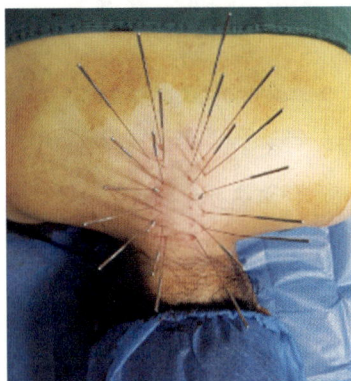

图 4-28　C_6~T_3 关节突关节内热针治疗

（7）加热：针柄连接加热端，42℃恒温加热，时间 20 分钟。

治疗结束后，拔出全部内热针，局部按压止血 3 分钟，碘伏消毒 1 遍。

2. 第二次治疗 T_3~T_7 关节突关节

（1）体位：患者俯卧位，胸部垫软枕。

（2）布点（图 4-29）：在脊柱后正中线上，T_3~T_7 棘突间左右各旁开 1cm 处布 8 点，在每侧相邻两个点正中间再布 1 点，共计 14 点，为第 1 排；在第 1 排外侧 1cm 处于每侧相邻两点之间均匀交错布 1 点，共布 12 点，为第 2 排。

（3）消毒：施术部位常规碘伏消毒 2 遍。

（4）麻醉：0.5% 利多卡因局部浸润麻醉。

（5）针具：选用直径 0.7mm 的 3 号内热针。

（6）针法（图 4-30）：从上述布点部位垂直皮肤进针，经皮肤、皮下、斜方肌、大菱形肌、上后锯肌、颈夹肌、胸脊肌、胸半棘肌、多裂肌、回旋肌、关节突关节囊，直达关节突关节骨面。第 2 排的进针深度以第 1 排为准。

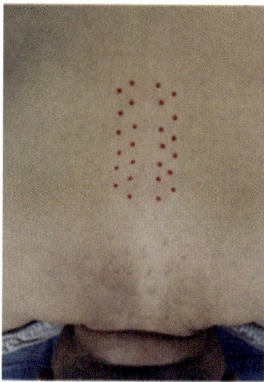

图 4-29　T₃~T₇关节突关节布点图

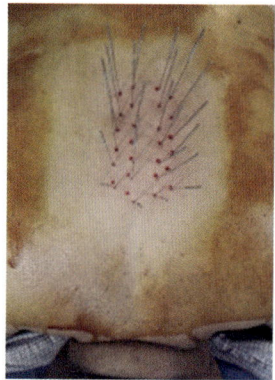

图 4-30　T₃~T₇关节突关节内热针治疗

（7）加热：针柄连接加热端，42℃恒温加热，时间 20 分钟。

治疗结束后，拔出全部内热针，局部按压止血 3 分钟，碘伏消毒 1 遍。

八、阵发性心动过速

【概述】

本病是一种阵发性、规则而快速的异位性节律，心率一般为 160~220 次 / 分，有突然发作和突然停止的特点，根据异位起搏点的部位不同可分为房性、交界性和室性 3 种，前二者有时极难区别，故统称为室上性阵发性心动过速。室上性阵发性心动过速多发生于功能性心脏病患者，预后多良好，但冠心病、风心病及甲状腺功能亢进者亦可出现。室性心动过速，大多发生于患有较严重心脏病患者，特别是急性心肌梗死或心肌炎时，亦可发生于低血钾、低血镁及原发性 Q–T 间期延长综合征，以及洋地黄、奎尼丁中毒时。

【局部解剖】

1.心的神经分布

心的神经来自心丛。心丛由迷走神经和交感神经的心支组成，分布于心的表面和实质。

（1）心浅丛：位于主动脉弓之下，肺动脉右支的前方。由左交感干颈上神经节发出的心上神经和迷走神经的心下支组成。在心浅丛内经常有一个小的心神经节，位于主动脉弓的下方，动脉韧带的右侧。心浅丛发出分支至心深丛、右冠状丛和左肺前丛。

（2）心深丛：位于气管分叉的前方，主动脉弓的后方，肺动脉分歧点的上方。由颈部和上胸部交感神经节发出的心神经以及迷走神经和喉返神经的心支组成。心深丛右半的分支，部分经右肺动脉的前方至右肺前丛和右冠状丛；另一些分支经右肺动脉后方至右心房和左冠状丛。心深丛左半的分支至左心房和左肺前丛，并参与左冠状丛的构成。

（3）左冠状丛：主要由心深丛左半的分支和部分右半分支构成。伴随左冠状动脉，发出分支至左心房和左心室。

（4）右冠状丛：由心浅丛和心深丛的部分分支构成。伴随右冠状动脉，发出分支至右心房和右心室。

迷走神经的心支和交感神经的心神经均含有传出和传入两种纤维（颈上神经节发出的心神经只含有传出纤维）。

交感神经传出纤维：一般认为，心交感神经节前纤维从脊髓的上 5 个或 6 个胸髓节段侧角起始，经上 5 或 6 个胸神经的白交通支至上胸部 5~6 个交感神经节，或经颈交感干至颈上神经节、颈中神经节和星状神经节，与这些神经节内的节后神经元形成突触。节后神经元发出节后纤维经心神经穿出，分布至升主动脉、肺动脉、心房和心室。交感神经可使心搏加速，冠状动脉舒张等。右侧的交感神经分布至心室肌和心传导系，主要与调节心率有关；左侧心交感神经主要止于心室

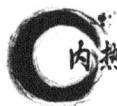

肌，刺激时常引起全身血压升高，对心率无明显影响。

交感神经传入纤维：传统的观点认为传导心绞痛的交感神经传入纤维，经行于心中神经、心下神经和心胸神经内，通过白交通支入神经后根，至T_1~T_5脊神经节。而研究表明，心交感神经传入神经元位于T_1~T_8脊神经节。

迷走神经传出、传入纤维：迷走神经节前纤维起始于延髓的疑核、迷走神经背核以及两核之间的中间带；心的迷走神经传入纤维行于迷走神经心支内，感觉神经元胞体位于结状神经节，其中枢突终止于延髓的孤束核，但在孤束核内的定位尚不清楚。心迷走神经传入纤维主要接受心肌的压力或牵张刺激，参与心血管反射活动，与伤害性刺激引起的疼痛无关。

2. 心包的神经

心包的神经来源较多，有交感神经、副交感神经和感觉神经。交感神经来自星状神经、主动脉丛、心丛和膈丛；副交感神经来自迷走神经、左喉返神经和食管丛；感觉神经由膈神经和肋间神经分支分布。心包的感觉神经极丰富，进行心包切开、肺和食管手术时，对心包需严密麻醉。由于植物性神经丛、迷走神经和膈神经等均位于心包的后面和两侧面，故行心包切开时，从心包前壁纵切为宜。

【诊断要点】

心动过速突然发作和突然中止，其诱发因素多为情绪激动、猛然用力、疲劳或饱餐，亦可无明显诱因。发作时主要症状为心悸、胸闷、头颈部发胀、头晕、乏力、出汗及恶心；心室性阵速发作尤其是持续时间较长时，大多有明显血流动力障碍，表现为休克、昏厥、阿–斯综合征发作、急性心力衰竭，甚至猝死，预后严重，应做紧急处理。

1. 室上性心动过速

心电图表现为心率多在160~220次/分，心律齐，QRS时间在0.10秒以内。如见有P波，P–R>0.12秒，则为房性心动过速；如每个搏动前或后见到逆行P波，P–R<0.10秒，则为交界性心动过速。

2. 室性心动过速

心电图表现为心率多在140~180次/分；QRS波群宽大畸形，间期>0.12秒，

T 波方向与主波方向相反；如能发现 P 波，其频率比心室率慢，且彼此无固定关系；如能发现 P 波传入心室，形成心室夺获（由窦性 P 波下传引起心室激动，QRS 波群为室上性），或室性融合波（分别由窦性 P 波下传激动心室形成 QRS 波群前半部，及由异位室性起搏点激动心室，形成 QRS 波群后半部分所组成），则诊断更为明确。

【内热针治疗】

（1）体位：患者仰卧位，胸部垫软枕。

（2）布点（图 4-31）：在脊柱后正中线上，C_6~T_4 棘突间左右各旁开 1cm 布 10 点，在每侧相邻两个点正中间再布 1 点，为第 1 排；在第 1 排外侧 1cm 处于每侧相邻两点之间均匀交错布 1 点，为第 2 排。

（3）消毒：施术部位常规碘伏消毒 2 遍。

（4）麻醉：0.5% 利多卡因局部浸润麻醉。

（5）针具：选用直径 0.7mm 的 3 号内热针。

（6）针法（图 4-32）：从上述布点部位垂直皮肤进针，经皮肤、皮下、斜方肌、菱形肌、头夹肌、上后锯肌、颈夹肌、胸棘肌、胸半棘肌、多裂肌、回旋肌、关节突关节囊，直达关节突关节骨面。

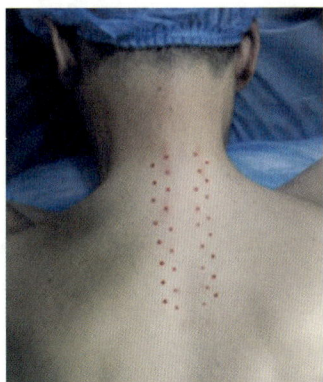

图 4-31　阵发性心动过速布点图

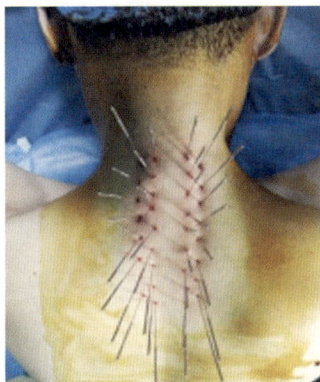

图 4-32　阵发性心动过速内热针治疗

（7）加热：针柄连接加热端，42℃ 恒温加热，时间 20 分钟。

治疗结束后，拔出全部内热针，局部按压止血 3 分钟，碘伏消毒 1 遍。

第五章

内热针治疗腰部疾病（一）

一、棘上韧带损伤

【概述】

棘上韧带的损伤比较常见。脊柱的弯曲活动，常使其劳损或损伤，腰段的棘上韧带最易受损。突然外伤也常使棘上韧带损伤。

【局部解剖】

棘上韧带（图5-1）为一狭长韧带，起于第7颈椎棘突，向下沿棘突尖部止于骶中嵴，此韧带作用是限制脊柱过度前屈，此韧带附着于除上6个颈椎以外的所有椎体的棘突。

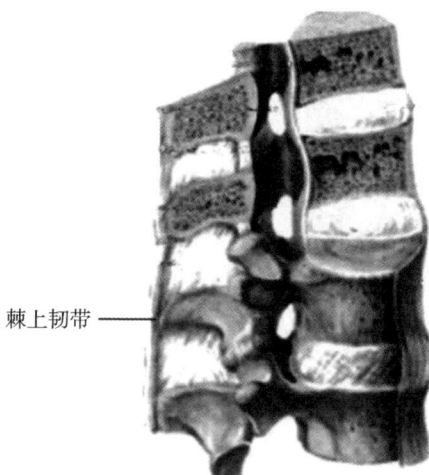

图5-1　棘上韧带

【诊断要点】

1. 腰背部有损伤和劳损史。

2. 腰椎棘突疼痛，弯腰加重。

3. 病变棘突可触及硬结，局部钝厚和压痛。

4. 拾物试验阳性。

5. X 线检查无异常。

【内热针治疗】

以 L_1~L_5 棘上韧带损伤为例。

（1）体位：俯卧位，腹部垫软枕。

（2）布点（图 5-2）：在 L_1~L_5 棘突间左右各旁开 0.5cm 布点。

（3）消毒：施术部位常规碘伏消毒 2 遍。

（4）麻醉：0.5% 利多卡因局部浸润麻醉。

（5）针具：选用直径 0.7mm 的 3 号内热针。

（6）针法（图 5-3）：从上述布点部位垂直皮肤进针，经皮肤、皮下、胸腰筋膜浅层、棘上韧带达棘突骨面，依患者胖瘦不同，进针深度在 1.5~2cm 范围内。

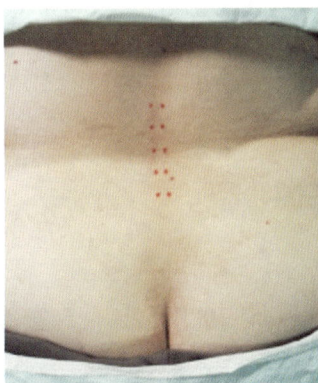

图 5-2　L_1~S_1 棘上韧带损伤布点

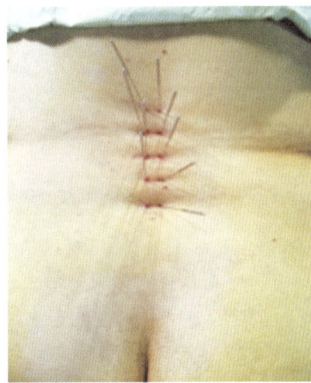

图 5-3　L_1~S_1 棘上韧带损伤内热针治疗

（7）加热：针柄连接加热端，42℃恒温加热，时间 20 分钟。

治疗结束后，拔出全部内热针，局部按压止血 3 分钟，碘伏消毒 1 遍。

二、棘间韧带损伤

【概述】

棘间韧带对脊柱扭转起保护作用，在脊柱发生突然过度扭转时容易损伤。临床表现为脊柱棘突间有深在性胀痛，患者不敢做脊柱旋转动作，卧床时多取脊柱伸直位侧卧。行走时，脊柱呈僵硬态。

【局部解剖】

棘间韧带（图5-4）位于相邻两个椎骨的棘突之间，棘上韧带的深部，前方与黄韧带延续，向后与棘上韧带移行。除腰骶部的棘间韧带较发达外，其他部位均较薄弱。

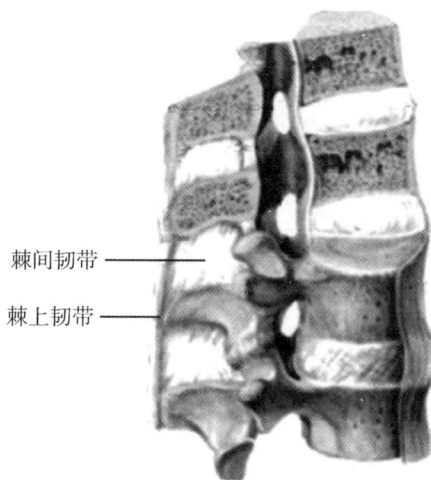

棘间韧带

棘上韧带

图5-4　棘上韧带、棘间韧带

【诊断要点】

1.有腰扭伤史或劳损史，不正确的弯腰劳作、长时间的不良体位和腰部受风寒史。

2.腰痛剧烈或明显，活动受限，翻身坐立和行走困难，常保持一定强迫姿势。

3.腰肌和臀肌紧张痉挛，可有压痛，脊柱生理弧度改变。

4. 下腰段棘突间有明显或剧烈压痛。

5. 无下肢放射痛，腰韧带张力试验（＋），直腿抬高试验（－），下肢神经系统检查无异常。

【内热针治疗】

以 L_1~L_5 棘间韧带损伤为例。

（1）体位：俯卧位，腹部垫软枕。

（2）布点（图 5-5）：L_1~L_5 棘突间左右各旁开 2cm 布点。

（3）消毒：施术部位常规碘伏消毒 2 遍。

（4）麻醉：0.5% 利多卡因局部浸润麻醉。

（5）针具：选用直径 0.7mm 的 3 号内热针。

（6）针法（图 5-6）：从上述布点部位与皮肤呈 60° 角向对侧棘间方向斜刺进针，经皮肤、皮下、胸腰筋膜浅层、竖脊肌，达棘间韧带。依患者胖瘦不同，进针深度在 3~4cm 范围内。

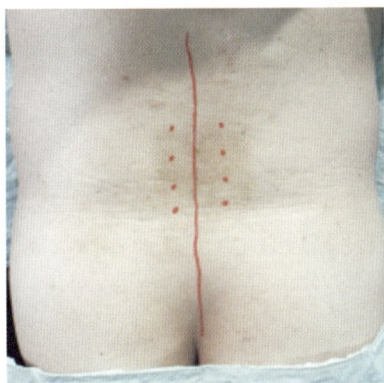

图 5-5　L_1~L_5棘间韧带损伤布点

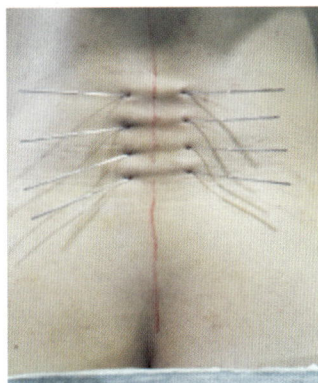

图 5-6　L_1~L_5棘间韧带损伤内热针治疗

（7）加热：针柄连接加热端，42℃恒温加热，时间 20 分钟。

治疗结束后，拔出全部内热针，局部按压止血 3 分钟，碘伏消毒 1 遍。

三、腰方肌损伤

【概述】

腰方肌损伤一般多见于长期弯腰体位下工作，或受凉及寒冷刺激所致。

【局部解剖】

腰方肌（图5-7）位于腹后壁，在脊柱两侧，其内侧有腰大肌，其后方有竖脊肌，二者之间隔有胸腰筋膜的中层，起自第12肋骨下缘内侧和第1~4腰椎横突，止于髂嵴上缘及髂腰韧带。作用：下降和固定第12肋，并使脊柱侧屈。

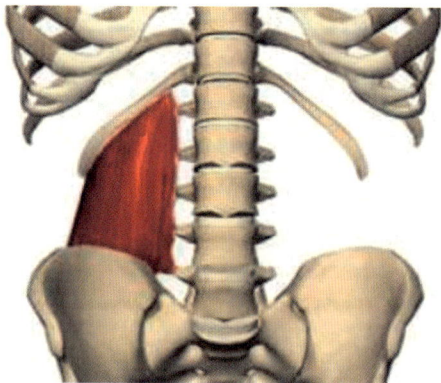

图5-7　腰方肌

【诊断要点】

1. 有腰部劳损及受风寒史，有长时间弯腰工作等不良体位史。

2. 腰部疼痛，在第3、第4腰椎旁，或髂嵴处有明显压痛点。

3. 触诊腰方肌肌腹部较紧张。

【内热针治疗】

以左侧腰方肌损伤为例加以描述。

（1）体位：俯卧位，腹部垫软枕。

（2）布点（图5-8）：在L_1~L_5棘突尖左侧旁开5.5cm、6.5cm、7.5cm处均匀交错布点，共3竖排。

（3）消毒：施术部位常规碘伏消毒2遍。

（4）麻醉：0.5% 利多卡因局部浸润麻醉。

（5）针具：选用直径 0.7mm 的 3 号内热针。

（6）针法（图 5-9）：从上述布点部位垂直皮肤进针，经皮肤、皮下、胸腰筋膜浅层、背阔肌、下后锯肌、腰髂肋肌、腹横肌，达腰方肌肌腹。依患者胖瘦不同，进针深度在 2~3cm 范围内。

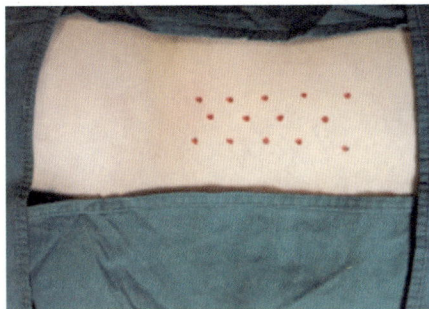

图 5-8　腰方肌损伤布点

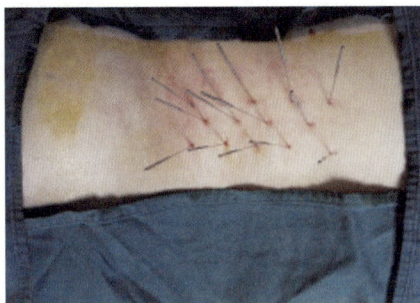

图 5-9　腰方肌损伤内热针治疗

（7）加热：针柄连接加热端，42℃恒温加热，时间 20 分钟。

治疗结束后，拔出全部内热针，局部按压止血 3 分钟，碘伏消毒 1 遍。

四、第三腰椎横突综合征

【概述】

L$_3$ 横突（图 5-10）比其他腰椎横突长，处于腰椎的中段，起到加强腰部稳定性和平衡的作用。当人体做过多或持久的弯腰屈伸活动时，L$_3$ 横突尖部就会摩擦损伤胸腰筋膜中层和竖脊肌。临床表现为腰部中段单侧或双侧疼痛。腰背强直，不能弯腰和久坐、久立，严重者行走困难，站立时，常以双手扶持腰部，休息后可缓解。

【局部解剖】

L$_3$ 横突有众多大小不等的肌肉附着，相邻横突之间有横突间肌，横突尖端与棘突之间有横突棘肌，横突前侧有腰大肌及腰方肌，横突的背侧有竖脊肌，胸腰筋膜中层附于横突尖。在腰椎所有横突中，L$_3$ 横突最长，活动幅度也大，受到的拉力也最大，因此，损伤机会也较多。

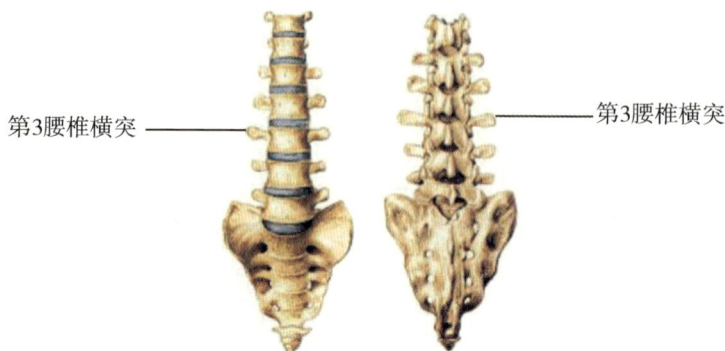

图 5-10　第3腰椎横突

【诊断要点】

1. 有突然弯腰扭伤、长期慢性劳损或腰部受凉史。

2. 多见于从事体力劳动的青壮年。

3. 一侧慢性腰痛，早起或弯腰疼痛加重，久坐直起困难，有时可向下肢放射至膝部。

4. 第3腰椎横突处压痛明显，并可触及条索状硬结。

5. X 线摄片可示有第3腰椎横突过长或左右不对称。

【内热针治疗】

（1）体位：俯卧位，腹部垫软枕。

（2）布点（图 5-11）：$L_2 \sim L_3$ 棘突间旁开 4.5cm 处布 1 点，在此点周围 0.5cm 范围内均匀布点。

（3）消毒：施术部位常规碘伏消毒 2 遍。

（4）麻醉：0.5% 利多卡因局部浸润麻醉。

（5）针具：选用直径 0.7mm 的 3 号内热针。

（6）针法（图 5-12）：从上述布点部位垂直进针，经皮肤、皮下、胸腰筋膜浅层、竖脊肌，直达 L_3 横突骨面。进针深度以旁开 4.5cm 处的进针深度为准。

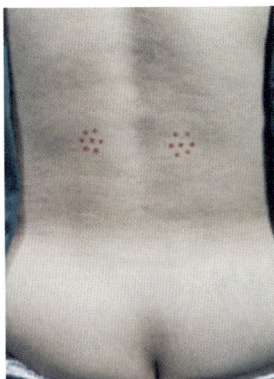

图 5-11　L$_3$横突部布点

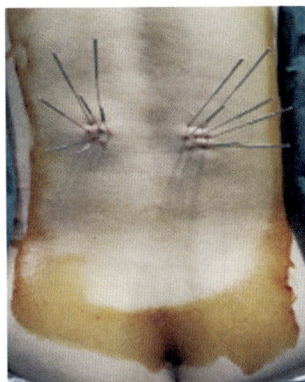

图 5-12　L$_3$横突部内热针治疗

（7）加热：针柄连接加热端，42℃恒温加热，时间 20 分钟。

治疗结束后，拔出全部内热针，局部按压止血 3 分钟，碘伏消毒 1 遍。

五、髂腰韧带损伤

【概述】

髂腰韧带因其肥厚而坚韧，即使受到强大的暴力损伤也不会完全断裂，只会发生局部损伤。它是稳定第 4、5 腰椎强有力的结构，也通过它使髂骨和第 4、5 腰椎的连结更为稳固。因 4、5 腰椎为人体躯干应力的集中点，腰部伸、屈和侧弯时，髂腰韧带都要受到相应的应力影响，因此损伤的机会较多。临床表现为第 5 腰椎两侧或一侧深在性疼痛，患者只能指出疼痛部位，而指不出明显的痛点。腰部屈伸、侧屈、旋转活动受限。搬重物时容易引起剧痛。

【局部解剖】

髂腰韧带（图 5-13）为一肥厚而坚韧的三角形韧带，起于第 4、5 腰椎横突，呈放射状止于髂嵴的内唇后半，在竖脊肌的深面。髂腰韧带覆盖于腰方肌内侧筋膜的增厚部，它的内侧与横突间韧带和骶髂后短韧带相互移行，髂腰韧带可以抵抗身体重量。因为第 5 腰椎在髂嵴的平面以下，此韧带可以限制第 5 腰椎的旋转和在骶骨上朝前滑动。

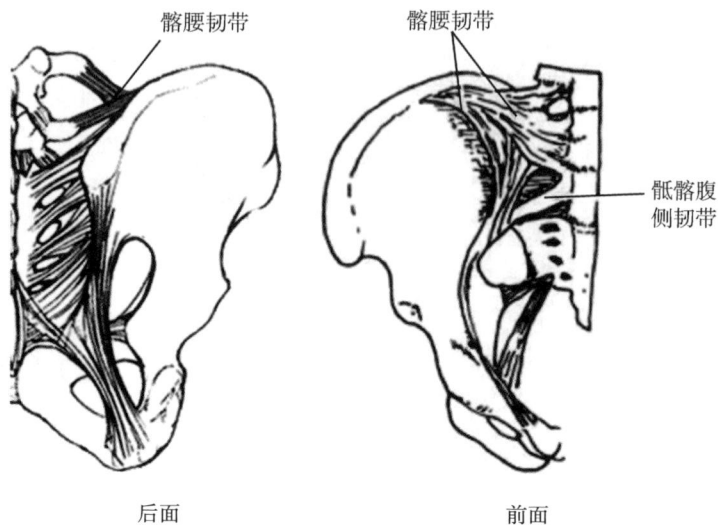

后面　　　　　　　　　前面

图 5-13 髂腰韧带

【诊断要点】

1. 腰部扭伤病史。

2. 第 5 腰椎两侧或一侧深在性疼痛，活动受限，不能翻身、坐立或行走。

3. 第 5 腰椎旁至髂嵴之间有明显的深压痛，腰部前屈、侧弯及旋转运动时疼痛加剧。

4. 直腿抬高试验及加强试验阴性。

【内热针治疗】

以右侧髂腰韧带损伤为例加以描述。

（1）体位：俯卧位，腹部垫软枕。

（2）布点（图 5-14）：髂腰韧带起点处布点：在 L_3~L_5 棘突间右侧旁开 4.5cm 布 2 点，在此 2 点正下方 0.5cm 处各布 1 点，共布 4 点；髂腰韧带止点处布点：沿右侧髂骨内侧缘骶髂韧带附着处每隔 1cm 布 1 点，共布 3 点。

（3）消毒：施术部位常规碘伏消毒 2 遍。

（4）麻醉：0.5% 利多卡因局部浸润麻醉。

（5）针具：选用直径 0.7mm 的 3 号内热针。

（6）针法（图 5-15）：髂腰韧带起点处针法：垂直皮肤进针，经皮肤、皮下、胸腰筋膜、背阔肌、竖脊肌，达横突尖部骨面；髂腰韧带止点处针法：垂直皮肤进针，经皮肤、皮下、胸腰筋膜、腰髂肋肌肌腱、髂腰韧带，达髂骨内侧缘骨面。

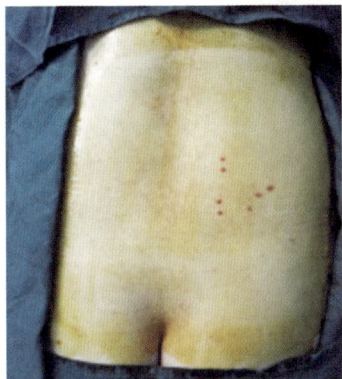

图 5-14　髂腰韧带附着处布点图

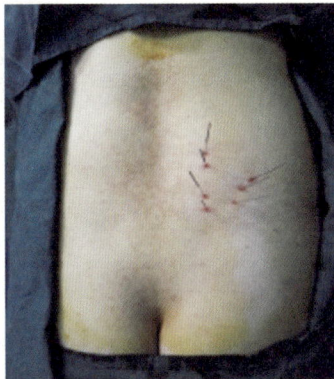

图 5-15　髂腰韧带损伤内热针治疗图

（7）加热：针柄连接加热端，42℃恒温加热，时间 20 分钟。

治疗结束后，拔出全部内热针，局部按压止血 3 分钟，碘伏消毒 1 遍。

六、腹外斜肌损伤

【概述】

腹外斜肌的损伤部位多在止点髂嵴前部，在人体屈曲并回旋脊柱时，由于突然或过度的回旋动作引起损伤。损伤在起点疼痛多诊断为肋痛，在止点多笼统诊断为腰肌劳损。

【局部解剖】

腹外斜肌（图 5-16）起始自下 8 肋外面，止于髂嵴前部。另外，借腱膜止于白线，并形成腹股沟韧带。作用是前屈，侧屈并回旋脊柱。

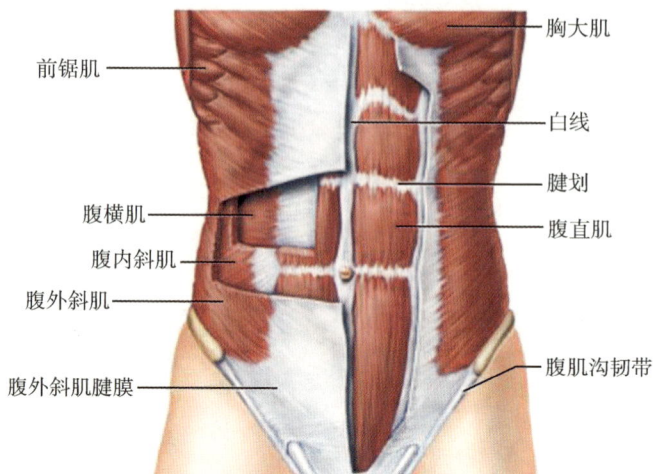

图 5-16　腹外斜肌

（图中标注）

前锯肌

胸大肌

白线

腱划

腹直肌

腹横肌

腹内斜肌

腹外斜肌

腹肌沟韧带

腹外斜肌腱膜

【诊断要点】

1. 在腰部屈曲位，有脊柱旋转性损伤史。

2. 下 8 肋腹外斜肌起点处有疼痛、压痛，或在髂嵴前部止点处有疼痛、压痛。

3. 侧屈位，嘱患者做脊柱旋转运动，疼痛加重。

【内热针治疗】

以右侧腹外斜肌损伤为例加以描述。

（1）体位：健侧卧位，患侧上肢屈曲放于胸前。

（2）布点（图 5-17）：沿髂前上棘、髂骨翼、髂嵴最高点至髂后上棘的连线每隔 1cm 均匀布 1 点，此为第 1 排；在此连线上方 1cm 处均匀交错每隔 1cm 再布 1 点，为第 2 排。

（3）消毒：施术部位常规碘伏消毒 2 遍。

（4）麻醉：0.5% 利多卡因局部浸润麻醉。

（5）针具：选用直径 0.7mm 的 3 号内热针。

（6）针法（图 5-18）：在上述布点部位垂直皮肤进针，经皮肤、皮下、胸腰筋膜浅层、竖脊肌、腹外斜肌，第 1 排达髂嵴骨面，第 2 排进针深度以第 1 排为准。

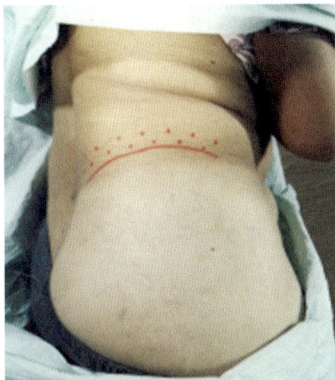

图 5-17　腹外斜肌损伤布点图

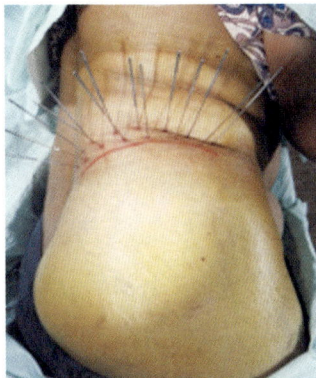

图 5-18　腹外斜肌损伤内热针治疗图

（7）加热：针柄连接加热端，42℃恒温加热，时间 20 分钟。

治疗结束后，拔出全部内热针，局部按压止血 3 分钟，碘伏消毒 1 遍。

七、竖脊肌下段损伤

【概述】

本病以积累性劳损和突然的暴力引起的牵拉伤两种情况多见。竖脊肌下段处于人体腰骶部位，是脊柱做伸屈、侧弯活动最频繁的部位，也是做这些运动时应力最集中的部位。临床表现为腰骶部疼痛，弯腰困难，不能久坐和久立，不能持续做脊柱微屈体位的工作。

【局部解剖】

背部深层肌也称背部固有肌，是从骨盆延伸到颅的一群肌肉，包括头、颈的伸肌和旋肌（即头夹肌和颈夹肌），短节段肌（棘间肌和横突间肌）以及脊柱的伸肌和旋肌（竖脊肌、横突棘肌，后者又分为半棘肌、回旋肌和多裂肌），它们共同控制脊柱的运动。

1. 竖脊肌

位于脊柱两侧的沟内，其延长部达胸、颈平面。在胸腰椎段，表面有胸腰筋膜及下方的下后锯肌覆盖，而在上胸段有菱形肌和夹肌覆盖。竖脊肌在脊柱两侧不同平面形成大小不等的肌和腱群。在骶骨，竖脊肌细小呈"U"型，起点处的

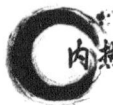

腱性成分多，且强韧，在腰部，该肌增厚形成一大的肌肉隆起。其外侧靠近腰背外侧沟。在肋角处横越肋骨上行至胸背部，先向上外，后垂直，最后向上内走行，直至被肩胛骨覆盖。

竖脊肌起于骶正中嵴，骶骨背面，向上附着于腰椎，第11~12胸椎棘突及棘上韧带，肌肉外侧部起于髂嵴背内侧和骶外侧嵴，在此与骶结节韧带和骶髂后韧带融合。肌纤维在上腰部分为3个纵柱，即外侧的髂肋肌，中间的最长肌和内侧的棘肌。髂肋肌的功能是伸直脊柱及脊柱侧屈，胸最长肌和颈最长肌可使脊柱向后及侧方弯曲，头最长肌可仰头，并使面部转向同侧。棘肌的功能是伸脊柱。髂肋肌和最长肌由下位颈神经、胸神经和腰神经的后支支配，棘肌由下位颈神经和胸神经的后支支配。每一纵柱又分为3个部分（表5–1）。

表5–1　上腰部分肌纤维3个纵柱又再分为3个部分

髂肋肌	最长肌	棘肌
腰髂肋肌	胸最长肌	胸棘肌
胸髂肋肌	颈最长肌	颈棘肌
颈髂肋肌	头最长肌	头棘肌

（1）腰髂肋肌：起于竖脊肌的起点，止于下6位肋角缘。

（2）胸髂肋肌：起于下6位肋角的上内缘，腰髂肋肌止点的内侧，上行止于上6位肋角上内缘及第7颈椎横突后结节。

（3）颈髂肋肌：起于第3~6肋角后缘，在胸髂肋肌止点的内侧，上行止于第4~6颈椎横突后结节。

（4）胸最长肌：是髂肋肌的最大的延伸部份，在腰部，它与腰髂肋肌融合，有部分肌纤维止于腰椎整个横突和副突的后面及胸腰筋膜的中层，在胸部，该肌借圆形肌腱和肌束分别止于全部胸椎的横突尖和下10位肋骨的肋角和肋结节之间。

（5）颈最长肌：位于胸最长肌的内侧，以长而薄的肌腱起于上5位胸椎横突，并以腱的形式止于第2~6颈椎横突后结节。

（6）头最长肌：位于颈最长肌和头半棘肌之间，以腱的形式起于上5位胸椎横突及下 4 位颈椎关节突。在胸锁乳突肌和头夹肌的深面止于乳突的后缘。在该肌的中上份常有一横行的腱划。

（7）胸棘肌：是竖脊肌的内侧部分，位于胸最长肌内侧并与其融合，以 3~4 条肌腱起于 T_{11}~L_2 的棘突，然后汇合成一束肌，向上以分开的腱止于上部胸椎的棘突，并与位于其前方的胸半棘肌紧密相连。

（8）颈棘肌：可以缺如，如果存在，起于项韧带的下份和颈 7 及胸 1~2 棘突，向上止于枢椎棘突，也有止于 C_3~C_4 棘突。

（9）头棘肌：多与头半棘肌融合。

2. 横突棘肌

脊柱的短节段肌，它们均起于横突斜向上内止于上一个或者几个节段的棘突，由胸半棘肌、颈半棘肌、头半棘肌、多裂肌、胸回旋肌、颈回旋肌、腰回旋肌 7 块肌肉组成。竖脊肌（图 5-19）下段损伤最常见的部位是腰椎横突、骶骨背面及髂骨后部。

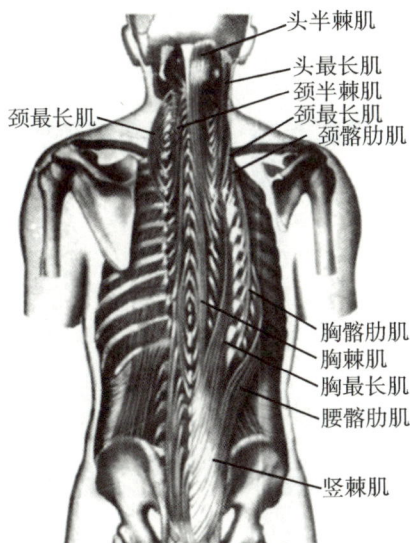

图 5-19　竖脊肌结构

【诊断要点】

1.腰骶部有劳损史或暴力损伤史。

2.骶骨或髂骨背部竖脊肌附着点处疼痛，且有压痛点。

3.腰椎横突尖部或棘突下缘有疼痛和压痛。

4.拾物试验阳性。

5.让患者主动弯腰会使上述痛点疼痛明显加剧。

【内热针治疗】

（1）体位：俯卧位，腹部垫软枕。

（2）布点（图5-20）：在骶骨背面，髂骨内侧缘、髂后上棘与第4骶后孔弧形连线上每隔1cm均匀布1点，为第1排；在第1排外侧1cm处每隔1cm均匀交错再布1点，为第2排。

（3）消毒：施术部位常规碘伏消毒2遍。

（4）麻醉：0.5%利多卡因局部浸润麻醉。

（5）针具：选用直径0.7mm的4号内热针。

（6）针法（图5-21）：第1排针法：从上述布点部位稍向外下斜刺进针，经皮肤、皮下、胸腰筋膜、竖脊肌起点，达骶骨骨面；第2排针法：从上述布点部位稍向内上斜刺进针，经皮肤、皮下、胸腰筋膜、竖脊肌起点，达骶骨骨面。

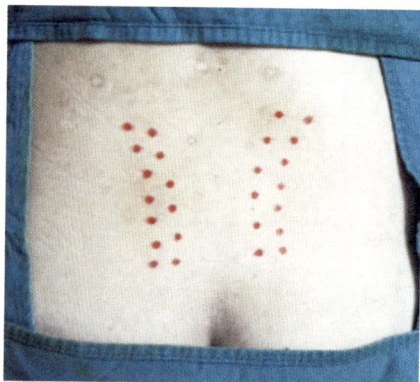

图5-20 竖脊肌下段损伤布点

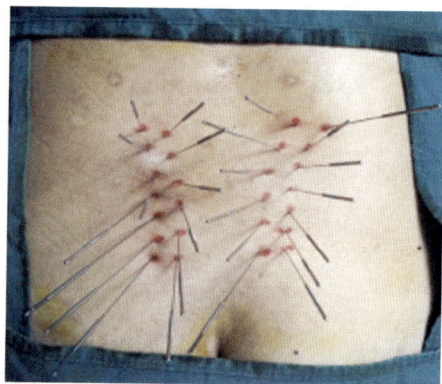

图5-21 竖脊肌下段损伤内热针治疗

（7）加热：针柄连接加热端，42℃恒温加热，时间20分钟。

治疗结束后，拔出全部内热针，局部按压止血3分钟，碘伏消毒1遍。

第六章

内热针治疗腰部疾病（二）

一、腰椎间盘突出症

【概述】

本病是腰椎间盘因外伤或腰部软组织慢性劳损所致纤维环破裂，髓核从破裂处突出或脱出，压迫脊神经或者马尾神经，而出现的以腰腿放射性疼痛、下肢及会阴区感觉障碍为主要症状的疾病，严重时可引起下肢瘫痪。

【局部解剖】

1. 腰椎（图6-1，图6-2）

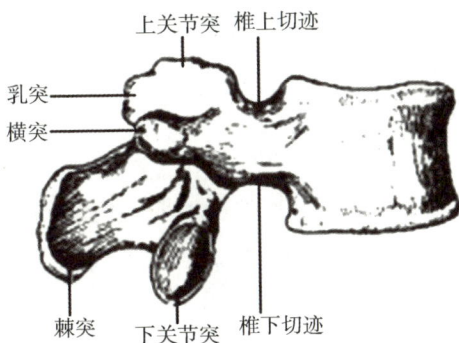

图 6-1　腰椎侧面观

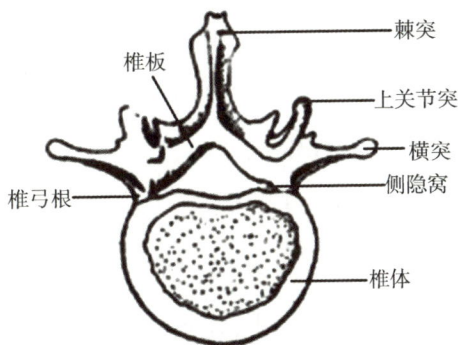

图 6-2　腰椎上面观

（1）椎体：腰椎椎体因为负重关系在所有脊椎椎骨中，体积最大，$L_1 \sim L_2$ 椎体的横断面呈肾形，L_3 椎体或 L_4 椎体过度为椭圆形，L_5 椎体则成橄榄形。

（2）椎弓板：腰椎椎弓板较厚，并略向后下倾斜，椎孔在下部比上部大；两侧椎弓板会合成椎弓板夹角，夹角变小可影响椎管的狭窄程度。

（3）椎弓根：腰椎的椎弓根伸向后外，外形呈弧形，与椎板、椎体、关节突融合在一起。其厚度自上而下逐渐递增，L_5约为L_1~L_2的一倍。其横断面呈卵圆形，上方有一较浅的椎弓根上切迹，切迹较小，自L_1向下矢径下降，构成椎间孔的下壁，下方有一较深的椎弓根下切迹，切迹较深，椎下切迹较大，上下区别不大，构成椎间孔的上壁。腰椎侧位X线片上，根据椎上切迹矢径的大小，可大致估计侧隐窝的宽窄。

（4）关节突：位于椎管的后外方，椎间孔后方，上关节突由椎弓根发出，向内与上1节腰椎的下关节突相接，下关节突由椎弓板发出，向外由此椎间关节的方向呈矢状位，以利于腰椎的屈伸动作，但向下逐渐呈斜位，至于L_5几乎呈冠状位。腰椎关节突间部又称峡部，其前外侧和后内侧皮质骨之间只有少量骨小梁，较坚固。

（5）横突：横突起源于椎弓根的后部，由椎弓根与椎弓板汇合处向外突出。前部代表肋部。腰椎横突较薄，呈带状，与腹壁外形相适应。在上关节突的后缘有一卵圆形隆起，称乳突，横突根部的后下侧有一小结节，为副突，乳突与副突之间可形成浅沟、切迹、孔或管。腰神经后内侧支则由此骨孔或管穿行，骨质增生则可压迫相应神经。

L_3横突最长，其次为L_2和L_4横突，L_5横突最短，并向后方倾斜，L_3横突弯度大，活动多，所以受到的杠杆作用最大，受到的拉应力也最大。其上附着的筋膜、韧带、肌肉承受的拉力也较大，损伤机会也相对较多。

（6）棘突：腰椎的棘突由两侧椎板在中线处汇合而成，呈长方形骨板，腰椎的棘突宽并且水平向后。其末端膨大，下方如梨状，为多裂肌肌腱附着处。腰椎的棘突有众多肌肉、韧带附着其上，更增加了脊柱的稳定性。相邻棘突间空隙较大，适于穿刺，L_3~L_5棘突间是腰椎穿刺或麻醉的常用进针部位。

2. 骶骨

骶骨（图6-3）呈扁平的三角形，其底向上，尖向下，向后下方弯曲，由5个骶椎愈合而成。两侧与髋骨相关节，可分为骶骨底、侧部、背侧面、骨盆面及尖端。骶骨背侧面向后上方，粗糙而凸隆。在正中线上，有3~4个结节连结而成的纵形隆起，称为骶正中嵴，为棘突融合的遗迹。骶正中嵴两侧的骨板略为凹陷，由椎弓板相互融合而成。其外侧，有一列不太明显的粗线，称为骶中间嵴，为关节突愈合的遗迹嵴的下端突出，称为骶角，相当于 S_5 的下关节突，与尾骨角相关节。骶骨背面上、下部，各有一缺损，名腰骶间隙和骶尾间隙，腰骶间隙高 1cm，宽 2cm。骶尾间隙成"∧"形，居两骶角之间，这个间隙亦叫骶管裂孔或骶管裂隙，为骶管的下口。骶关节嵴的外侧，有 4 个大孔称为骶后孔，与骶前孔相对，但比后者略小，亦借椎间孔与骶管相通，有骶神经的后支及血管通过，临床上常用来行骶神经的阻滞麻醉。

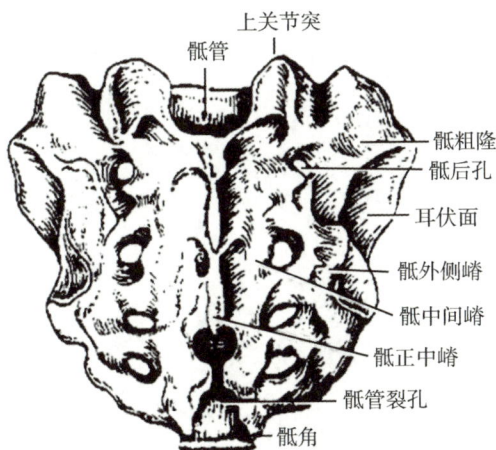

图 6-3 骶骨后面观

3. 髂骨

髂骨（图6-4，图6-5）是髋骨的组成部分，占髋骨的上部，呈扇形，上部为髂嵴，髂嵴前、后端突出分别称之为髂前上棘和髂后下棘，三者能在体表摸到，是重要的骨性标志。

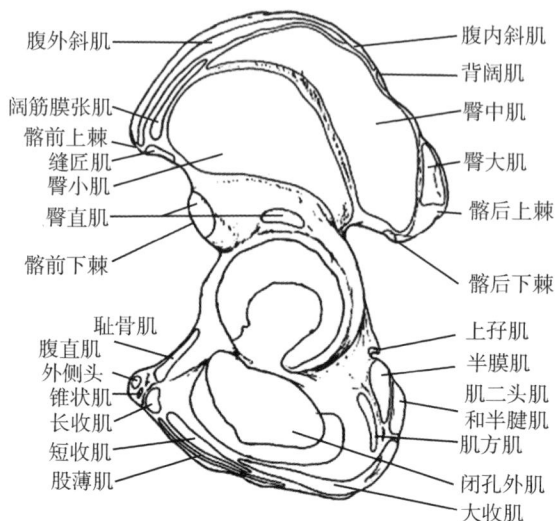

图 6-4 髂骨外面观

图中标注：腹外斜肌、腹内斜肌、背阔肌、阔筋膜张肌、臀中肌、髂前上棘、缝匠肌、臀小肌、臀大肌、臀直肌、髂后上棘、髂前下棘、髂后下棘、耻骨肌、腹直肌、外侧头、锥状肌、长收肌、短收肌、股薄肌、上孖肌、半膜肌、肌二头肌、和半腱肌、肌方肌、闭孔外肌、大收肌

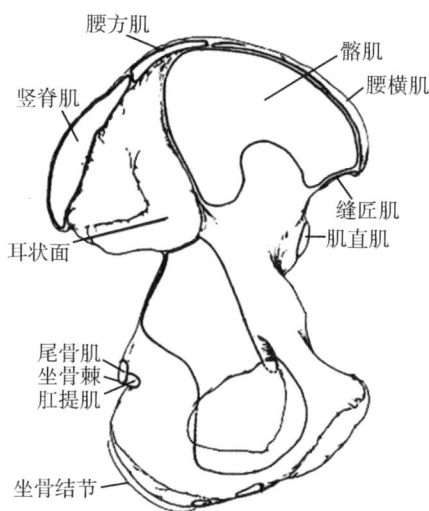

图 6-5 髂骨内面观

图中标注：腰方肌、髂肌、竖脊肌、腰横肌、缝匠肌、肌直肌、耳状面、尾骨肌、坐骨棘、肛提肌、坐骨结节

4. 腰骶部的韧带

（1）关节突关节囊：该关节的关节囊滑膜层呈光滑半透明状，贴在纤维层内面，不易分开，滑膜层约 1/3 起自关节软骨边缘，约 2/3 滑膜起点至关节软骨有一定距离，滑膜起点与关节软骨缘间由结缔组织连结，关节腔狭小密闭。滑膜

层在相邻关节面之间 2 层突入形成滑膜皱襞，伸至关节腔内，滑膜皱襞根部连滑膜层。

（2）前纵韧带：在椎体前面，位于椎体和椎间盘前方，上端起于枕骨大孔底部和第 1 颈椎前结节，向下经寰椎前结节及各椎体的前面，止于骶椎的上部。前纵韧带与椎间盘及椎体的上、下缘紧密相连，但与椎体之间则连结疏松。前纵韧带有限制脊柱过度后伸的作用，能帮助防止因体重作用而增加腰部弯曲的趋势。前纵韧带还有防止椎间盘向前突出的作用。

（3）后纵韧带：后纵韧带（图 6-6）在椎管内椎体后方，细长而坚韧，起自 C_2 向下沿各椎体的后面至骶管，与骶尾后深韧带相移行。韧带的宽窄与厚薄各部也不同，于颈椎、上部胸椎及椎间盘的部分较宽；而下部胸椎、腰椎和各椎体的部分则相反。在较宽处，韧带的中部较厚而向两侧延展部较薄，故椎间盘向两侧突出者较多。

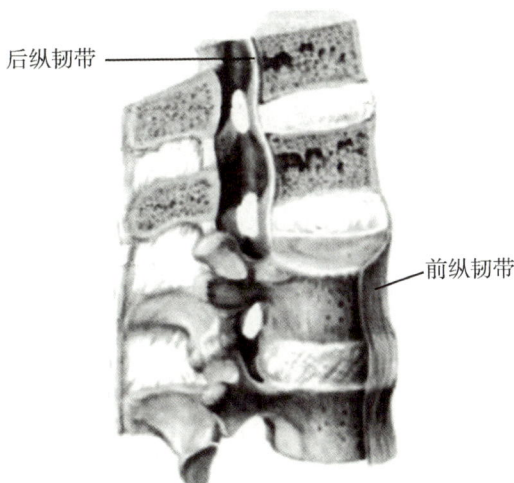

图 6-6 前纵韧带、后纵韧带

5. 腰骶部的筋膜

（1）浅筋膜：腰骶部的浅筋膜是皮下筋膜同相邻区浅筋膜层的连续，致密而厚实，通过结缔组织纤维束与深筋膜相连，其结缔组织纤维分隔形成的小房含大量脂肪。浅筋膜层中有皮神经和皮血管。

（2）深筋膜：深筋膜即固有筋膜，深筋膜分浅、深2层，浅层很薄弱，是一层薄的纤维膜，上续胸廓背面的深筋膜浅层，侧方连腹前外侧壁的深筋膜，向下附着于髂嵴，并和臀筋膜延续，内侧方于人体正中平面附至各腰椎棘突、骶中棘和连结各棘突游离端的棘上韧带。腰部深筋膜浅层薄弱，深层较厚，与背部深层筋膜相续，呈腱膜性质，合称胸腰筋膜。

胸腰筋膜在胸背部较为薄弱，覆于竖脊肌表面。向上连接于项筋膜，内侧附于胸椎棘突和棘上韧带，外侧附于肋角和肋间筋膜，向下至腰部增厚，并分为前、中、后3层。

6. 腰骶部肌肉

分布于腰骶部的肌肉主要有背阔肌、下后锯肌、竖脊肌、横突棘肌、腰方肌、腰大肌、腰小肌等。

（1）背阔肌：背阔肌起于下部胸椎和全部腰椎棘突、骶正中嵴和髂嵴后部，止于肱骨小结节，受胸背神经支配。

（2）下后锯肌：下后锯肌起于第11、12胸椎棘突，第1、2腰椎棘突，止于第9~12肋骨外面，受肋间神经支配。

（3）竖脊肌：竖脊肌见第五章中竖脊肌下段损伤的局部解剖内容。

（4）横突棘肌：横突棘肌由多数斜行的肌束组成，被竖脊肌所覆盖，其肌纤维起自下位椎骨的横突，斜向内上方止于上位椎骨棘突。

①多裂肌：在骶部，起自骶骨后面、髂后上棘及骶髂后韧带；在腰部，起自乳突；在胸部起自横突；在颈部，起自下位4个颈椎的关节突。跨过1~4个椎骨，止于上位数个棘突的下缘。多裂肌受脊神经后支支配。

②回旋肌：在多裂肌的深面，连结上、下2个椎骨之间或越过1个椎骨，分颈回旋肌、胸回旋肌和腰回旋肌。为节段性小方形肌，起自各椎骨横突上后部，止于上一椎骨椎弓板下缘及外侧面，直至棘突根部，受脊神经后支支配。

（5）腰方肌：腰方肌见第五章中腰方肌损伤的局部解剖内容。

（6）腰大肌：腰大肌位于腰椎侧面，脊柱腰段椎体与横突之间的深沟内，呈纺缍状。起自胸 12 椎体下缘至腰 5 椎体上缘和椎间盘的侧面，以及全部腰椎横突肌束向下逐渐集中，联合髂肌的内侧部，形成一个肌腱，穿过腹股沟韧带与髋关节囊之间（肌腔隙），贴于髂耻隆起的前面及髋关节囊的前内侧而下行，止于股骨小转子。受腰丛的肌支支配。

（7）腰小肌：此肌肌腹很小，呈棱形，肌腱较长，位于腰大肌的前面，上端起自胸 12 椎体及腰 1 椎体的侧面，下端止于髂耻隆起，并以腱移行于髂筋膜和耻骨梳韧带，受腰丛的肌支支配。

7. 腰部的关节

（1）关节突关节：又称椎间关节，属于滑膜关节，由上、下相邻关节突的关节面构成，从 C_2~S_1，每 2 个相邻椎骨间左、右各有 1 个关节突关节。关节突关节构成椎间孔的后界，不同平面腰椎间盘的后面与关节突的关系有差异。当直立时，在下腰部，特别是 L_5~S_1 或 L_4~L_5，椎间盘的后面与下脊柱骨的关节突前面相对，这部分椎间盘正常位于椎间管的下部。

（2）腰骶关节：由 L_5 椎体与骶骨底以及 L_5 两侧下关节突与 S_1 上关节突的关节面构成。具有关节腔和关节囊，关节面上覆盖有透明软骨，关节面的方向较其他腰椎的关节面倾斜，近似额状位，这样就可以防止 L_5 在骶骨上向前滑动，同时在运动上具有较多的灵活性。L_5~S_1 之间的椎间盘较其他腰椎间的椎间盘为厚，前侧较后侧尤厚，以加大腰椎前凸。

腰骶连结周围的韧带大致与其他腰椎间关节相同，前、后纵韧带向下分别止于骶骨的前、后，在椎弓板之间以及棘突之间也有黄韧带、棘间韧带和棘上韧带。此外，尚有髂腰韧带和腰骶韧带，在位置上相当于横突间韧带。

【诊断要点】

1. 多发生于 30~50 岁的青壮年，男女无明显区别。患者多有反复腰痛发作史。

2. 腰痛伴坐骨神经痛：疼痛沿大腿后侧向下放射至小腿外侧、足跟部或足背外侧。行走时间长、久站或咳嗽、打喷嚏、排便等腹压增高时均可使症状加重，休息后可缓解。

3. 下肢麻木：多局限于小腿后外侧、足背、足外侧缘麻木或皮肤感觉减退。

4. 多数患者有程度不同的脊柱侧弯，侧弯多突向健侧。

5. 压痛伴放射痛，用拇指深压棘突旁，患部常有压痛，并向患侧下肢放射。

6. 患侧直腿抬高试验阳性：严重者抬腿在 15°~30°。再降低患侧至疼痛消失时，将踝关节背屈，症状立即出现，此为加强试验阳性。

7. 反射和感觉改变：神经根受累后，可发生运动功能和感觉功能障碍。腓肠肌肌张力减低，趾背伸肌力减弱。腰 4 神经根受累时，膝、跟腱反射减弱；腰 5 和骶 1 神经根受累时，跟腱反射减弱。神经根受累严重或过久，相应腱反射可消失。

8. X 线检查：在正位平片上，腰椎侧弯是重要的 X 线表现，侧弯多数是由突出的间隙开始向健侧倾斜，患侧间隙较宽。侧位片可见腰椎生理前凸减小或消失，甚至向后凸，椎间盘突出的后方较宽，所谓前窄后宽表现。早期突出的椎间隙多无明显改变，晚期椎间隙可明显变窄，相邻椎体边缘有骨赘生成。

9. CT 表现：直接征象：椎间盘局限性后突，突出的椎间盘钙化，Schmorl 结节；间接征象：硬膜外脂肪变窄、移位或消失，硬膜囊前或侧方、神经根受压移位或湮没。

10. MRI 表现：直接征象：突出椎间盘在横断面与矢状面呈半球形或舌状向后或侧后方突出，信号强度与椎间盘主体部分一致。其他征象：CT 显示的征象 MRI 均能显示。MRI 优势在于可显示：①髓核游离；②脊髓受压、水肿或缺血：呈等 T1 或长 T1、长 T2 信号。

【内热针治疗】

1. 第一次治疗 L_3~S_1 关节突关节囊及 S_1~S_3 骶骨背面

（1）体位：俯卧位，腹部垫软枕。

（2）布点（图6-7）：脊柱后正中线上，L_3~S_3 棘间左右各旁开2cm布10点，为第1排；在此10点外侧1cm处每两点之间均匀定1点，共8点为第2排。

（3）消毒：施术部位，常规碘伏消毒2遍。

（4）麻醉：0.5% 利多卡因局部浸润麻醉。

（5）针具：选用直径0.7mm的3号内热针。

（6）针法（图6-8）：第1排针法：从上述布点部位垂直皮肤进针，经皮肤、皮下、胸腰筋膜、竖脊肌、多裂肌、关节突关节囊，直达关节突关节、骶骨背面骨面；第2排针法：从上述布点部位垂直皮肤进针或与皮肤呈30°角垂直脊柱后正中线进针，经皮肤、皮下、胸腰筋膜、竖脊肌、多裂肌、关节突关节囊，直达关节突关节、骶骨背面骨面，第2排的进针深度以第1排为准。

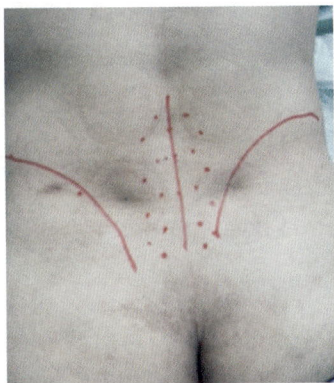

图6-8　L_3~S_1关节突关节囊及 S_1~S_3 骶骨背面内热针治疗

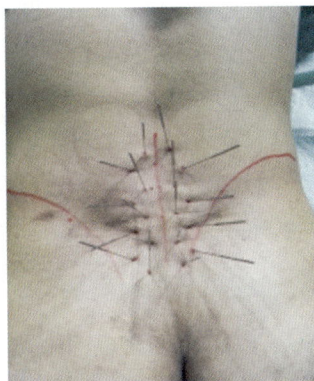

图6-7　L_3~S_1关节突关节囊及 S_1~S_3 骶骨背面布点图

（7）加热：针柄连接加热端，42℃恒温加热，时间20分钟。

治疗结束后，拔出全部内热针，局部按压止血3分钟，碘伏消毒1遍。

2. 第二次治疗骶髂关节及髂骨内侧缘

（1）体位：俯卧位，腹部垫软枕。

（2）布点（图6-9）：沿髂嵴最高点、髂骨内侧缘、髂后上棘与第4骶后孔的弧形连线内侧缘0.5cm处每隔1cm均匀布1点，为第1排；在第1排内侧1cm

处每隔1cm均匀交错再布1点，为第2排。

（3）消毒：施术部位常规碘伏消毒2遍。

（4）麻醉：0.5%利多卡因局部浸润麻醉。

（5）针具：选用直径0.7mm的3号内热针。

（6）针法（图6-10）：从上述布点部位与皮肤呈30°角垂直弧形连线向外下方进针，经皮肤、皮下、胸腰筋膜、竖脊肌、骶髂后韧带，直达髂骨骨面。第2排进针深度以第1排为准。

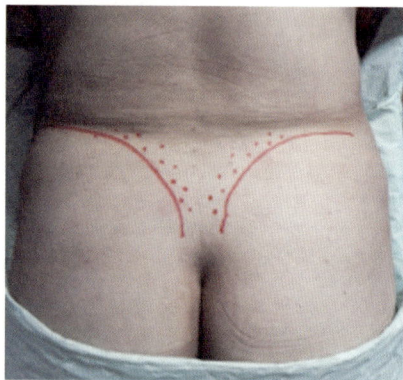

图6-9　骶髂关节及髂骨内侧缘布点图

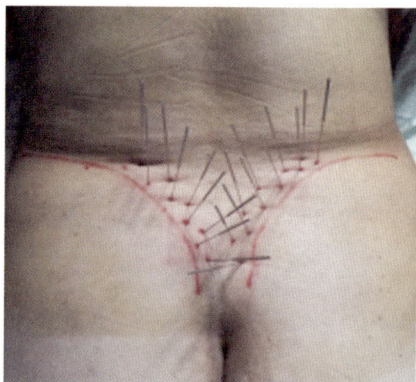

图6-10　骶髂关节及髂骨内侧缘内热针治疗

（7）加热：针柄连接加热端，42℃恒温加热，时间20分钟。

治疗结束后，拔出全部内热针，局部按压止血3分钟，碘伏消毒1遍。

3. 第三次治疗 L_3~L_5 横突部

（1）体位：俯卧位，腹部垫软枕。

（2）布点（图6-11）：脊柱后正中线上，L_3~L_5 棘突下缘左右各旁开3.5cm、4.5cm布12点，而后在任一横突部两点正中上下各0.5cm处再布12点。

（3）消毒：施术部位常规碘伏消毒2遍。

（4）麻醉：0.5%利多卡因局部浸润麻醉。

（5）针具：选用直径0.7mm的3号内热针。

（6）针法（图6-12）：从上述布点部位垂直进针，经皮肤、皮下、胸腰筋膜、竖脊肌、多裂肌，达横突骨面。进针深度以第一支到达骨面的内热针进针深度为准。

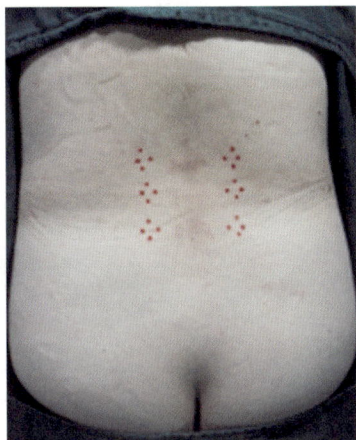

图6-11　L$_3$~L$_5$横突部布点

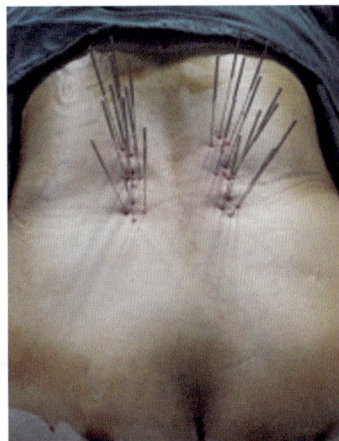

图6-12　L$_3$~L$_5$横突部内热针治疗

（7）加热：针柄连接加热端，42℃恒温加热，时间20分钟。

治疗结束后，拔出全部内热针，局部按压止血3分钟，碘伏消毒1遍。

二、腰椎骨性关节炎

【概述】

腰椎骨性关节炎是一种临床常见病和多发病，老年人居多，也叫肥大性脊柱炎、增生性脊柱炎。一般认为由腰椎退行性变引起骨质增生，挤压周围的软组织结构，刺激神经所致。

【局部解剖】

脊柱的活动有6个自由度，作用于腰椎的负荷不但使腰椎骨的内部产生应力性改变，同时也会导致各腰椎骨之间的活动，即产生3个方向的平衡与旋转（图6-13）。一是在纵轴（Y轴）上产生轴向压缩、轴向牵拉和顺、逆时针方向旋转；二是在矢状轴（Z轴）上产生左右侧屈及前、后平移；三是在冠状轴（X轴）上产生前屈、后伸和左右侧向平移。当腰部软组织粘连、挛缩后，必然导致局部的应力集中，从而引起腰椎的多方向移位。

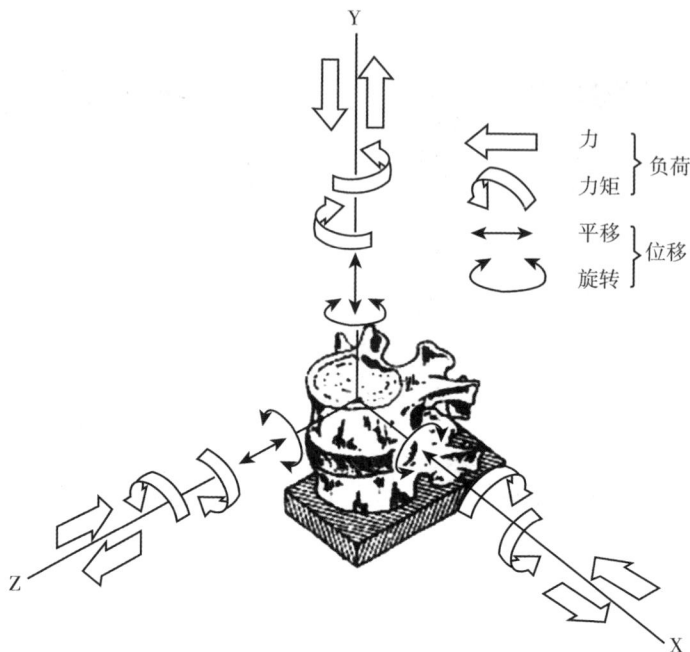

图 6-13　脊柱运动的三维坐标示意图

【诊断要点】

1.腰痛时轻时重，劳累后，或新的闪挫伤常引起急性发作，疼痛剧烈，通过卧床休息和简单治疗又可缓解。

2.检查可发现患椎旁压痛，但无放射痛，且该处肌肉紧张，弹性下降。

3.X线片示，腰椎均有轻、重不同的骨质增生。正位片示，患椎椎间隙轻度不等宽，患椎棘突偏歪，或后关节间隙模糊或消失。侧位常无异常发现。

【内热针治疗】

1.第一次治疗 L_3~S_1 关节突关节囊

（1）体位：俯卧位，腹部垫软枕。

（2）布点（图 6-14）：脊柱后正中线上，L_3~L_5 棘突下缘左右各旁开 2cm 处布 6 点，在此 6 点正下缘 1cm 处各布 1 点；共 6 对 12 点。而后在每对两点正中外侧 1cm 处再布 1 点，共布 6 点。

（3）消毒：施术部位，常规碘伏消毒 2 遍。

（4）麻醉：0.5% 利多卡因局部浸润麻醉。

（5）针具：选用直径 0.7mm 的 3 号内热针。

（6）针法（图 6-15）：从上述布点部位垂直进针，经皮肤、皮下、胸腰筋膜、竖脊肌、多裂肌、关节突关节囊，直达关节突关节骨面。

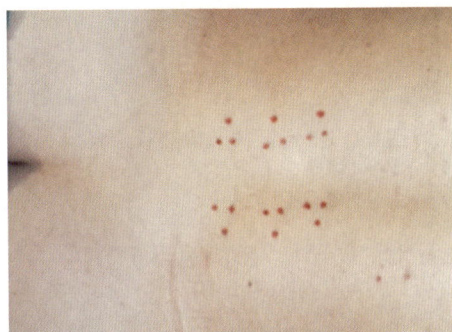

图 6-14 关节突关节囊布点

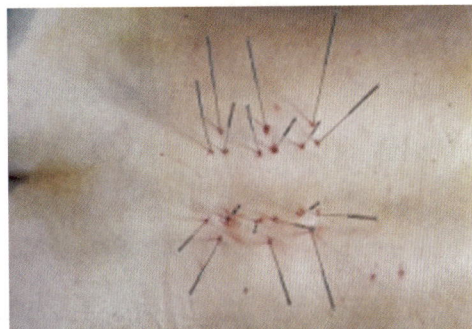

图 6-15 关节突关节囊内热针治疗

（7）加热：针柄连接加热端，42℃恒温加热，时间 20 分钟。

治疗结束后，拔出全部内热针，局部按压止血 3 分钟，碘伏消毒 1 遍。

2. 第二次治疗骶髂关节

（1）体位：俯卧位，腹部垫软枕。

（2）布点（图 6-16）：沿髂后上棘至髂后下棘的连线内侧缘 0.5cm 处每隔 1cm 均匀布 1 点，为第 1 排；在第 1 排内侧 1cm 处每隔 1cm 均匀交错再布 1 点，为第 2 排。

（3）消毒：施术部位，常规碘伏消毒 2 遍。

（4）麻醉：0.5% 利多卡因局部浸润麻醉。

（5）针具：选用直径 0.7mm 的 3 号内热针。

（6）针法（图 6-17）：从上述布点部位垂直皮肤进针，经皮肤、皮下、臀大肌起点、骶结节韧带、骶髂后韧带、竖脊肌起点，达骶骨骨面。外下方的内热针进针深度以髂后上棘周围内热针的进针深度为准。

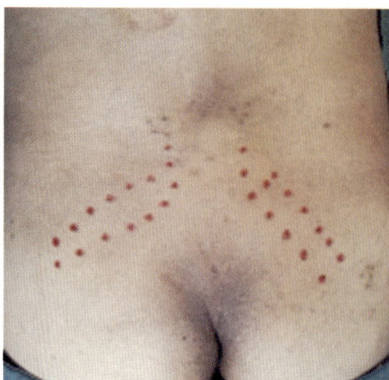

图 6-16　骶髂关节布点

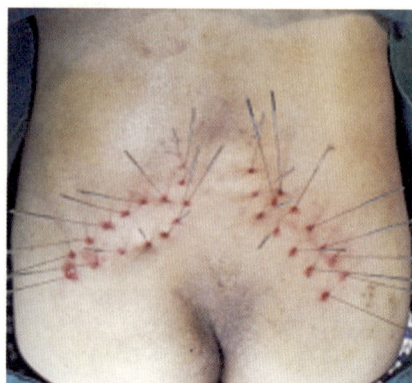

图 6-17　骶髂关节内热针治疗

（7）加热：针柄连接加热端，42℃恒温加热，时间 20 分钟。

治疗结束后，拔出全部内热针，局部按压止血 3 分钟，碘伏消毒 1 遍。

3. 第三次治疗 T_{10}~L_3 关节突关节囊

（1）体位：俯卧位，腹部垫软枕。

（2）布点（图 6-18）：脊柱后正中线上，T_{10}~L_3 棘突间左右各旁开 1cm 处布 10 点；在每侧相邻两点正中再布 1 点，为第 1 排；而后在第 1 排外侧 1cm 处相邻两点正中均匀交错再布 1 点，为第 2 排。

（3）消毒：施术部位，常规碘伏消毒 2 遍。

（4）麻醉：0.5% 利多卡因局部浸润麻醉。

（5）针具：选用直径 0.7mm 的 3 号内热针。

（6）针法（图 6-19）：从上述布点部位垂直皮肤进针，经皮肤、皮下、胸腰筋膜、背阔肌、竖脊肌、多裂肌、关节突关节囊，直达关节突关节骨面。此时应先进第一排内热针，为确保安全，可先进相隔较远的 3~4 支内热针，首先均进 1cm，而后在依次每支针 0.5cm 的幅度垂直深入，探查骨面，当第一支内热针到达骨面后，其余全部内热针的进针深度均以第一支到达骨面的内热针的进针深度为准。根据患者病情，可依据上述布针规律，适当加减针数。

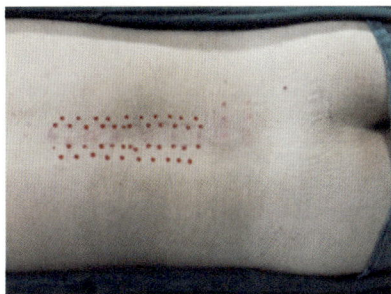

图6-18 关节突关节囊布点

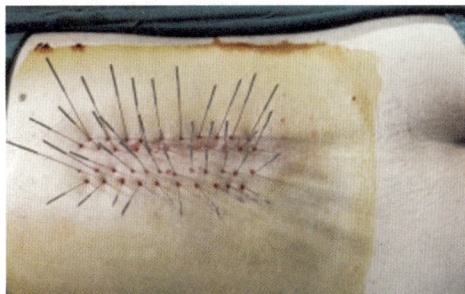

图6-19 关节突关节囊内热针治疗

（7）加热：针柄连接加热端，42℃恒温加热，时间20分钟。

治疗结束后，拔出全部内热针，局部按压止血3分钟，碘伏消毒1遍。

三、强直性脊柱炎

【概述】

强直性脊柱炎（AS）以往曾被认为是类风湿性关节炎的中枢型，因它有不同程度的韧带、肌肉、骨骼的病变，也有自身免疫功能的紊乱，所以又将其归为自身免疫功能障碍性疾病。还有一部分患者有家族史，与遗传有关。直到1966年世界风湿病会议才将该病从类风湿关节炎中分出，作为一个单独的疾病。病变主要累及骶髂关节、脊柱及其附属组织，引起脊柱强直和纤维化，造成脊柱僵硬、驼背，髋关节、膝关节屈曲型强直，并可有不同程度的眼、肺、心血管、肾等多个器官的损害。强直性脊柱炎以青年男性多发，20岁左右是发病的高峰年龄。疾病的形成多种多样，早期往往缺乏特征性临床表现。因此，对该病要做到早诊断、早治疗，以最大限度降低致残率，提高生活质量。

【局部解剖】

参见颈椎病和腰椎间盘突出症的局部解剖。

【诊断要点】

1.临床标准

（1）腰痛、晨僵3个月以上，活动改善，休息无改善。

（2）腰椎额状面和矢状面活动受限。

（3）胸廓活动度低于相应年龄、性别的正常人。

2. 放射学标准

双侧骶髂关节炎≥2级或单侧骶髂关节炎3~4级。

3. 分级

（1）肯定强直性脊柱炎：符合放射学标准和1项以上临床标准。

（2）可能强直性脊柱炎

①符合3项临床标准。

②符合放射学标准而不具备任何临床标准（应除外其他原因所引起的骶髂关节炎）。

【内热针治疗】

1. 第一次治疗骶髂关节及髂骨内侧缘

（1）体位：俯卧位，腹部垫软枕。

（2）布点（图6-20）：沿髂嵴最高点、髂骨内侧缘、髂后上棘与第4骶后孔的弧形连线内侧缘0.5cm处每隔1cm均匀布1点，为第1排；在第1排内侧1cm处每隔1cm均匀交错再布1点，为第2排。

（3）消毒：施术部位常规碘伏消毒2遍。

（4）麻醉：0.5%利多卡因局部浸润麻醉。

（5）针具：选用直径0.7mm的3号内热针。

（6）针法（图6-21）：从上述布点部位与皮肤呈30°角垂直弧形连线向外下方斜刺进针，经皮肤、皮下、胸腰筋膜、竖脊肌、骶髂后韧带，直达髂骨骨面。第2排进针深度以第1排为准。若第1排布点贴髂骨内侧缘骨面较近，也可与皮肤呈30°角垂直弧形连线向内上方斜刺进针，此时进针深度应以针尖滑过髂骨内侧缘骨面不超过1cm为度。

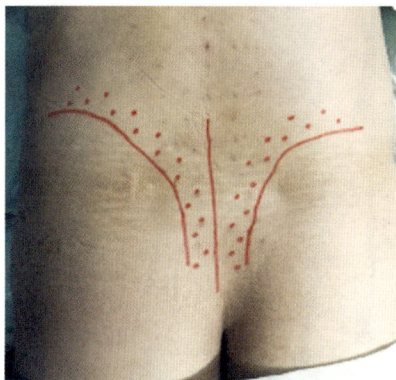

图 6-20　骶髂关节关节囊布点图

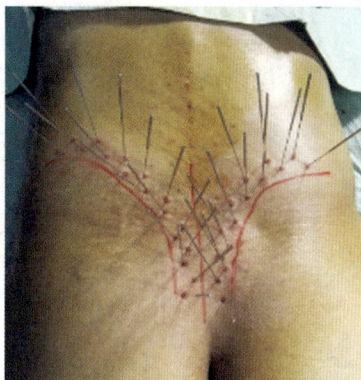

图 6-21　骶髂关节关节囊内热针治疗

（7）加热：针柄连接加热端，42℃恒温加热，时间 20 分钟。

治疗结束后，拔出全部内热针，局部按压止血 3 分钟，碘伏消毒 1 遍。

2. 第二次治疗 L_1~S_1 关节突关节囊及 S_1~S_4 骶骨背面

（1）体位：俯卧位，腹部垫软枕。

（2）布点（图 6-22）：脊柱后正中线上，L_1~S_4 棘间左右各旁开 1.5cm 布 16 点，为第 1 排；而后在此 16 点外侧 1cm 处每两点之间均匀交错再布 1 点，共 14 点，为第 2 排。

（3）消毒：施术部位，常规碘伏消毒 2 遍。

（4）麻醉：0.5% 利多卡因局部浸润麻醉。

（5）针具：选用直径 0.7mm 的 3 号内热针。

（6）针法（图 6-23）：第 1 排针法：从上述布点部位与皮肤呈 15° 角垂直后正中线向外斜刺进针，经皮肤、皮下、胸腰筋膜、竖脊肌、多裂肌、关节突关节囊，直达关节突关节、骶骨背面骨面；第 2 排针法：从上述布点部位与皮肤呈 15° 角垂直后正中线向内斜刺进针，经皮肤、皮下、胸腰筋膜、竖脊肌、多裂肌、关节突关节囊，直达关节突关节、骶骨背面骨面，第 2 排的进针深度以第 1 排为准。

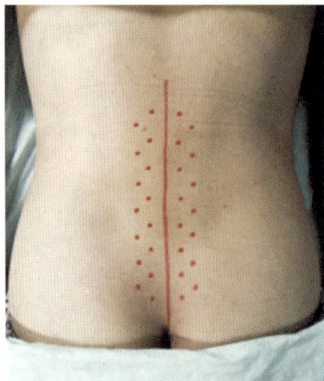

图 6-22　L_1~S_1关节突关节囊及 S_1~S_4
骶骨背面布点

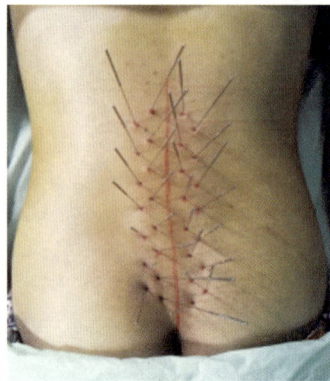

图 6-23　L_1~S_1关节突关节囊及 S_1~S_4
骶骨背面内热针治疗

（7）加热：针柄连接加热端，42℃恒温加热，时间 20 分钟。

治疗结束后，拔出全部内热针，局部按压止血 3 分钟，碘伏消毒 1 遍。

3. 第三次治疗下胸段关节突关节囊

（1）体位：俯卧位，胸部垫软枕。

（2）布点（图 6-24）：脊柱后正中线上，T_7~L_1 棘间左右各旁开 1cm 布 12 点，为第 1 排；而后在此 12 点外侧 1cm 处每两点之间均匀交错再布 1 点，共 10 点为第 2 排。

（3）消毒：施术部位常规碘伏消毒 2 遍。

（4）麻醉：0.5% 利多卡因局部浸润麻醉。

（5）针具：选用直径 0.7mm 的 3 号内热针。

（6）针法（图 6-25）：从上述布点部位垂直皮肤进针，经皮肤、皮下、胸腰筋膜、背阔肌、竖脊肌、多裂肌、关节突关节囊，直达关节突关节骨面。其中第 2 排进针时也可与皮肤呈 30°角垂直后正中线向内斜刺进针，但进针深度仍以第 1 排为参考。根据患者病情，可依据上述布针规律，适当加减针数。

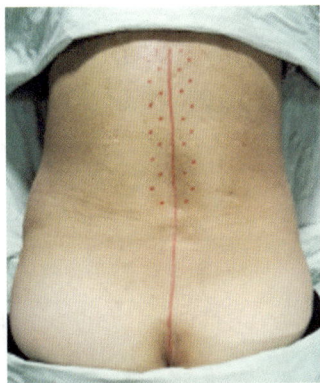

图 6-24　下胸段关节突关节囊布点

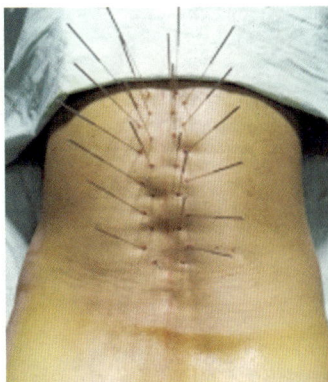

图 6-25　下胸段关节突关节囊内热针治疗

（7）加热：针柄连接加热端，42℃恒温加热，时间 20 分钟。

治疗结束后，拔出全部内热针，局部按压止血 3 分钟，碘伏消毒 1 遍。

4. 第四次治疗上胸段关节突关节囊

（1）体位：俯卧位，胸部垫软枕。

（2）布点（图 6-26）：脊柱后正中线上，T_1~T_7 棘间左右各旁开 1cm 布 12 点，为第 1 排；而后在此 12 点外侧 1cm 处每两点之间均匀交错再布 1 点，共 10 点为第 2 排。

（3）消毒：施术部位常规碘伏消毒 2 遍。

（4）麻醉：0.5% 利多卡因局部浸润麻醉。

（5）针具：选用直径 0.7mm 的 3 号内热针。

（6）针法（图 6-27）：从上述布点部位垂直皮肤进针，经皮肤、皮下、斜方肌、菱形肌、下后锯肌、颈夹肌、胸半棘肌、竖脊肌、多裂肌、关节突关节囊，直达关节突关节骨面。其中第 2 排进针时也可与皮肤呈 30° 角垂直后正中线向内斜刺进针，但进针深度仍以第 1 排为参考。根据患者病情，可依据上述布针规律，适当加减针数。

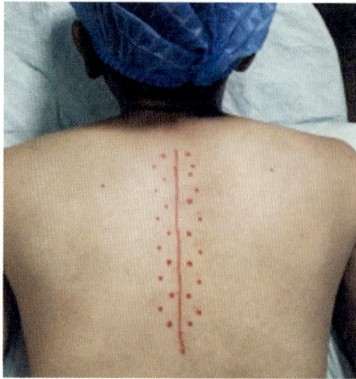

图 6-26　上胸段关节突关节囊布点

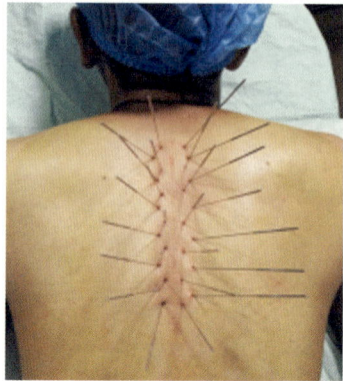

图 6-27　上胸段关节突关节囊内热针治疗

（7）加热：针柄连接加热端，42℃恒温加热，时间 20 分钟。

治疗结束后，拔出全部内热针，局部按压止血 3 分钟，碘伏消毒 1 遍。

5. 第五次治疗 $C_2\sim T_1$ 关节突关节囊

（1）体位：俯卧低头位。

（2）布点（图 6-28）：脊柱后正中线上，C2~T1 棘间左右各旁开 1.5cm 布 12 点，为第 1 排；而后在此 12 点外侧 1cm 处每两点之间均匀交错再布 1 点，共 10 点为第 2 排。

（3）消毒：常规碘伏消毒 2 遍。

（4）麻醉：0.5% 利多卡因局部浸润麻醉。

（5）针具：选用直径 0.7mm 的 3 号内热针。

（6）针法（图 6-29）：从上述布点部位，垂直颈部皮肤进针，经皮肤、皮下、斜方肌、头夹肌、颈夹肌、横突棘肌、关节突关节囊，直达关节突关节骨面。其中第 2 排进针时也可与皮肤呈 30° 角垂直后正中线向内斜刺进针，但进针深度仍以第 1 排为参考。根据患者病情，可依据上述布针规律，适当加减针数。

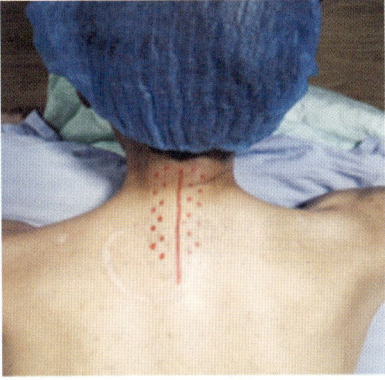

图 6-28　颈段关节突关节囊布点图

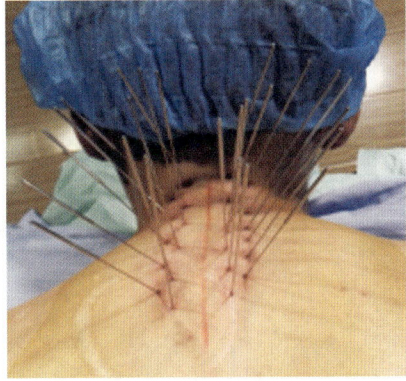

图 6-29　颈段关节突关节囊内热针治疗

（7）加热：针柄连接加热端，42℃恒温加热，时间 20 分钟。

治疗结束后，拔出全部内热针，局部按压止血 3 分钟，碘伏消毒 1 遍。

第七章
内热针治疗腹部与盆部疾病

一、慢性胃炎

【概述】

本病系指不同病因引起的胃黏膜的慢性炎症或萎缩性病变，其实质是胃黏膜上皮遭受反复损害后，由于黏膜特异的再生能力，以致黏膜发生改建，且最终导致不可逆的固有胃腺体的萎缩，甚至消失。本病十分常见，约占接受胃镜检查患者的80%~90%，男性多于女性，随年龄增长发病率逐渐增高。

【局部解剖】

胃的神经按纤维性质主要包括内脏运动（传出）纤维和内脏感觉（传入）纤维两种。其中前者主要来自交感神经和迷走神经的副交感性纤维，后者则是随着这两种神经向中枢传入的内脏感觉纤维。通常胃的痛觉传入纤维，随交感神经传入，而饥饿、恶心和内脏反射的感受，则通过迷走神经传入纤维传导。交感神经和副交感神经进入胃壁后，在壁内形成两组神经丛，在纵环肌层之间形成细密的肌间神经丛，主要支配胃壁的平滑肌活动；在黏膜下层内形成黏膜下神经丛，主要分布于腺体，支配腺体活动。它们由近及远端分别移行于食管和肠管的相应神经丛。在该丛内分布有许多神经节细胞。

交感神经节前纤维起自脊髓T_6~T_8节段的中间外侧核，随着相应的脊神经的前根，穿过交感干，参与组成内脏大神经、达腹腔神经处；其节后纤维与右迷走神经腹腔支纤维共同组成若干次级神经丛，伴随腹腔干的分支形成肝丛、脾丛、胃上丛和胃下丛分布至胃的各部。如肝丛，袢附肝总动脉及其分支胃十二指肠动脉和胃网膜右动脉，组成胃下丛（胃网膜右丛）分布至胃大弯；脾丛祥附脾动脉，随其分支胃短动脉和胃网膜左动脉分布至胃大弯及胃底部；胃上丛或称胃左丛，祥附胃左动脉分布至胃小弯。

副交感神经来自迷走神经，其节前纤维始于延髓迷走神经背核。出颅后，经颈及胸部，伴随食管组成迷走神经前干和后干，经食管裂孔入腹腔，在贲门附近，前干发出肝支和胃支（包括贲门支、前胃大神经和幽门支），后干发出腹腔支和胃支（包括贲门支、后胃大神经和幽门支）。上述诸支均为迷走神经节前纤维，进入胃壁后，与壁内神经节广泛形成突触，再发出节后纤维分布至胃壁平滑肌和腺体。

【诊断要点】

1.本病的诊断主要依赖于胃镜检查和直视下胃黏膜活组织检查。

（1）浅表性胃炎：黏膜充血、水肿，呈花斑状红白相间的改变，且以红为主，或呈麻疹样表现，有灰白或黄白色分泌物附着，可有局限性糜烂和出血点。

（2）萎缩性胃炎：黏膜失去正常的橘红色，可呈淡红色、灰色、灰黄色或灰绿色，重度萎缩呈灰白色，色泽深浅不一，皱襞变细、平坦，黏膜下血管透视如树枝状或网状。有时在萎缩黏膜上见到上皮细胞增生而成的颗粒。萎缩的黏膜脆性增加，易出血，可有糜烂灶。

（3）慢性糜烂性胃炎：胃黏膜出现多个疣状、膨大皱襞状或丘疹样隆起，直径5~10mm，顶端可见黏膜缺损或脐样凹陷，中心有糜烂，隆起周围多无红晕，但常伴有大小相仿的红斑，以胃窦部多见，可分为持续型及消失型。在慢性胃炎悉尼系统分类中它属于特殊类型胃炎，内镜分型为隆起糜烂型胃炎和扁平糜烂型胃炎。

2.实验室检查：

（1）胃酸测定：浅表性胃炎胃酸正常或偏低，萎缩性胃炎则明显降低，甚至缺乏。

（2）幽门螺杆菌检查：可通过培养、涂片、尿素酶测定等方法检查。

（3）其他检查：萎缩性胃炎血清中可出现壁细胞抗体、内因子抗体或胃泌素抗体。

3.对慢性胃炎的诊断,除了依据西医学检查所提供的胃脏本身的病理变化情况以外,主要在进一步寻求慢性胃炎的根本病因。

(1)要拍摄上胸段的 X 线正侧位片,看相应节段的胸椎有无位移。

(2)触压相应胸椎上、下、左、右的软组织有无压痛和结节,其范围在相应棘突的两侧各旁开 3~4cm。

【内热针治疗】

(1)体位:患者俯卧位,胸部垫软枕。

(2)布点(图 7-1):在脊柱后正中线上,T_5~T_9 棘突间左右各旁开 1cm 处布 8 点,在每侧相邻两点正中间再布 1 点,为第 1 排;在第 1 排外侧 1cm 处于每侧相邻两点之间均匀交错布 1 点,为第 2 排。

(3)消毒:施术部位常规碘伏消毒 2 遍。

(4)麻醉:0.5% 利多卡因局部浸润麻醉。

(5)针具:选用直径 0.7mm 的 3 号内热针。

(6)针法(图 7-2):从上述布点部位垂直皮肤进针,经皮肤、皮下、斜方肌、背阔肌、颈夹肌下部起点、胸最长肌、胸脊肌、胸半棘肌、多裂肌、回旋肌、关节突关节囊,直达关节突关节骨面。第 2 排的进针深度以第 1 排为准。

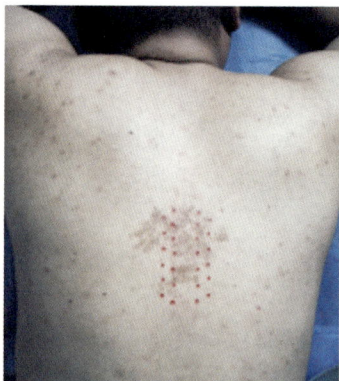

图 7-1 慢性胃炎布点图

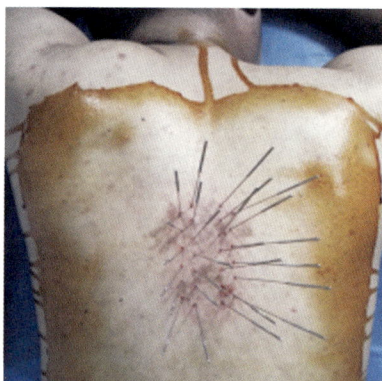

图 7-2 慢性胃炎内热针治疗

(7)加热:针柄连接加热端,42℃恒温加热,时间 20 分钟。

治疗结束后，拔出全部内热针，局部按压止血 3 分钟，碘伏消毒 1 遍。

二、食管 - 贲门失弛缓症

【概述】

食管 - 贲门失弛缓症又称贲门痉挛、是由食管神经肌肉功能障碍所致的疾病，其主要特征是食管缺乏蠕动，食管下端括约肌高压和对吞咽动作的松弛反应减弱。在食管运动功能紊乱的疾病中最为常见。临床表现为咽下困难、食物反流和下端胸骨后不适或疼痛。最常见于 20~39 岁的年龄组。男女发病大致相等，较多见于欧洲和北美。该病治疗不及时有潜在发生食管癌的危险。

【局部解剖】

参照慢性胃炎局部解剖的相关内容。

【诊断要点】

1. 咽下困难、食物反流和胸骨后疼痛为本病的典型临床表现，常因情绪波动、发怒、忧虑、惊骇或进食过冷和辛辣等刺激性食物而诱发。

2. 上消化道钡餐检查：食管扩大并有液平面，下端呈鸟嘴状，出现逆蠕动。如食管高度扩大，可屈曲呈"S"形。

3. 以第 6~8 胸椎为中心的 X 线正侧位片：可见到胸椎骨关节不同程度位移。

【内热针治疗】

1. 第一次治疗 T_5~T_{10} 关节突关节

（1）体位：患者俯卧位，胸部垫软枕。

（2）布点（图 7-3）：在脊柱后正中线上，T_5~T_{10} 棘突间左右各旁开 1cm 处布 10 点，在每侧相邻两点正中间再布 1 点，为第 1 排；在第 1 排外侧 1cm 处于每侧相邻两点之间均匀交错布 1 点，为第 2 排。

（3）消毒：施术部位常规碘伏消毒 2 遍。

（4）麻醉：0.5% 利多卡因局部浸润麻醉。

（5）针具：选用直径 0.7mm 的 3 号内热针。

（6）针法（图7-4）：从上述布点部位垂直皮肤进针，经皮肤、皮下、斜方肌、背阔肌、颈夹肌下部起点、胸最长肌、胸脊肌、胸半棘肌、多裂肌、回旋肌、关节突关节囊，直达关节突关节骨面。第2排的进针深度以第1排为准。

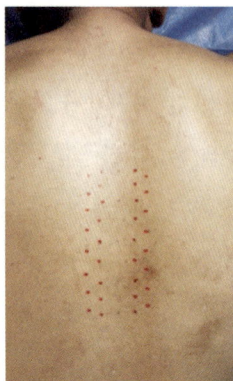

图7-3　T_5~T_{10}关节突关节布点图

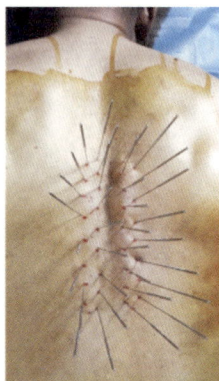

图7-4　T_5~T_{10}关节突关节内热针治疗

（7）加热：针柄连接加热端，42℃恒温加热，时间20分钟。

治疗结束后，拔出全部内热针，局部按压止血3分钟，碘伏消毒1遍。

2. 第二次调节上腹部任脉与足阳明胃经

（1）体位：患者仰卧位。

（2）布点（图7-5）：任脉布点：中脘、建里、下脘、水分。具体定点方法：先标记出两乳突连线中点与肚脐连线中点的位置，将此点与肚脐的连线均分成4等分，在上4点处布点。足阳明胃经布点：双侧梁门、关门、太乙、滑肉门。具体定点方法：在过两侧乳头连线1/4点与人体前正中线平行的线上，平任脉上的4点左右各布4点。

（3）消毒：施术部位常规碘伏消毒2遍。

（4）麻醉：0.5%利多卡因局部浸润麻醉。

（5）针具：选用直径0.7mm的3号内热针。

（6）针法（图7-6）：从上述布点部位垂直皮肤进针，任脉穴经皮肤、皮下，达腹白线，足阳明胃经穴经皮肤、皮下组织、腹外斜肌、腹直肌，达腹横肌。依患者胖瘦不同，进针深度在2~4cm范围内。

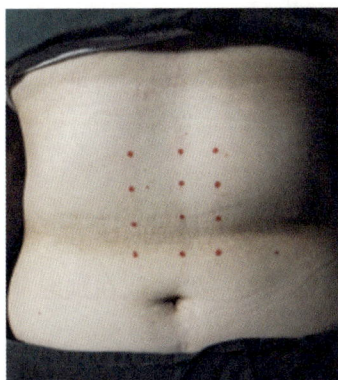

图7-5　上腹部任脉与足阳明胃经布点图

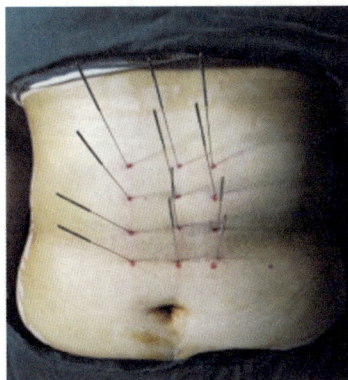

图7-6　上腹部任脉与足阳明胃经内热针治疗

（7）加热：针柄连接加热端，42℃恒温加热，时间20分钟。

治疗结束后，拔出全部内热针，局部按压止血3分钟，碘伏消毒1遍。

三、消化性溃疡

【概述】

消化性溃疡主要指胃溃疡和十二指肠溃疡，是一种多发病、常见病。溃疡的形成有各种因素，其中酸性胃液对黏膜的消化作用是溃疡形成的基本因素，此病也因此得名。

在大多数国家和地区，十二指肠溃疡比胃溃疡多见。男性多见，男女之比为（5.23~6.5）：1。本病可见于任何年龄，但以青壮年发病者居多。胃溃疡的发病年龄一般较十二指肠溃疡约迟10年，但60~70岁以上初次发病者也不在少数，女性患者的平均年龄比男性患者为高。

【局部解剖】

参照"慢性胃炎"局部解剖的相关内容。

【诊断要点】

1.周期性上腹部疼痛，呈反复周期性发作，尤以十二指肠溃疡更为突出。中上腹部疼痛发作可持续数日、数周或更长，继以较长时间的缓解。全年都可发作，但以春、秋季节发作者多见。

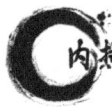

2.节律性溃疡疼痛与饮食之间的关系具有明显的相关性。十二指肠溃疡的疼痛好发在两餐之间，持续不减直至下餐进食或服制酸药物后缓解。一部分十二指肠溃疡病人可发生半夜疼痛。胃溃疡疼痛的发生较不规则，常在餐后1小时内发生，经1~2小时后逐渐缓解，直至下餐进食后再复出现上述节律。

3.疼痛部位：十二指肠溃疡的疼痛多出现于中上腹部，或在脐上方，或在脐上方偏右处；胃溃疡疼痛的位置也多在中上腹部，但稍偏高处，或在剑突下和剑突下偏左处。

4.疼痛性质多呈钝痛、灼痛或饥饿样痛，一般较轻而能耐受，持续性剧痛提示溃疡穿孔。

5.内镜检查：不论选用纤维胃镜或电子胃镜，均为确诊消化性溃疡的主要方法。在内镜直视下，消化性溃疡通常呈圆形、椭圆形或线形，边缘锐利，基本光滑，为灰白色或灰黄色苔膜所覆盖，周围黏膜充血、水肿，略隆起。

6.X线钡餐检查：消化性溃疡的主要X线征象是壁龛或龛影，是钡悬液填充溃疡的凹陷部分所造成。在正面观，龛影呈圆形或椭圆形，边缘整齐。因溃疡周围的炎性水肿而形成环形透亮区。胃溃疡的龛影多见于胃小弯，且常在溃疡对侧见到痉挛性胃切迹。十二指肠溃疡的龛影常见于球部。

7.HP感染的检测：细菌培养是诊断HP感染最可靠的方法，革兰染色检查HP是一种快速简便的方法。组织尿素酶检测也是一种简便、快速的诊断方法。血清学检测采用酶联免疫吸附测定法，测定血清中抗HP抗体。

【内热针治疗】

1.第一次治疗 T_5~T_{10} 关节突关节

（1）体位：患者俯卧位，胸部垫软枕。

（2）布点（图7-7）：在脊柱后正中线上，T_5~T_{10} 棘突间左右各旁开1cm处布10点，在每侧相邻两点正中间再布1点，为第1排；在第1排外侧1cm处于每侧相邻两点之间均匀交错布1点，为第2排。

（3）消毒：施术部位常规碘伏消毒2遍。

（4）麻醉：0.5%利多卡因局部浸润麻醉。

（5）针具：选用直径 0.7mm 的 3 号内热针。

（6）针法（图 7-8）：从上述布点部位垂直皮肤进针，经皮肤、皮下、斜方肌、背阔肌、颈夹肌下部起点、胸最长肌、胸脊肌、胸半棘肌、多裂肌、回旋肌、关节突关节囊，直达关节突关节骨面。第 2 排的进针深度以第 1 排为准。

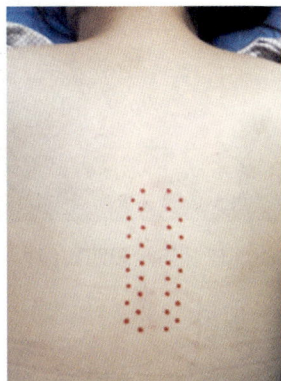

图 7-7　T$_5$~T$_{10}$关节突关节布点图　　　　图 7-8　T$_5$~T$_{10}$关节突关节内热针治疗

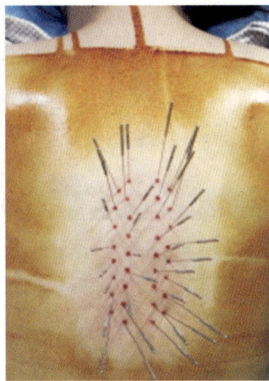

（7）加热：针柄连接加热端，42℃恒温加热，时间 20 分钟。

治疗结束后，拔出全部内热针，局部按压止血 3 分钟，碘伏消毒 1 遍。

2. 第二次调节上腹部任脉与足阳明胃经

（1）体位：患者仰卧位。

（2）布点（图 7-9）：任脉布点：中脘、建里、下脘、水分。具体定点方法：先标记出两乳突连线的中点与肚脐连线的中点的位置，将此点与肚脐的连线均分成 4 等分，在上 4 点处布点。足阳明胃经布点：双侧梁门、关门、太乙、滑肉门。具体定点方法：在过两侧乳头连线 1/4 点与人体前正中线平线的线上，平任脉上的 4 点左右布 4 点。

（3）消毒：施术部位常规碘伏消毒 2 遍。

（4）麻醉：0.5% 利多卡因局部浸润麻醉。

（5）针具：选用直径 0.7mm 的 3 号内热针。

（6）针法（图 7-10）：从上述布点部位垂直皮肤进针，任脉穴经皮肤、皮下，达腹白线，足阳明胃经穴经皮肤、皮下组织、腹外斜肌、腹直肌，达腹横肌。依患者胖瘦不同，进针深度在 2~4cm 范围内。

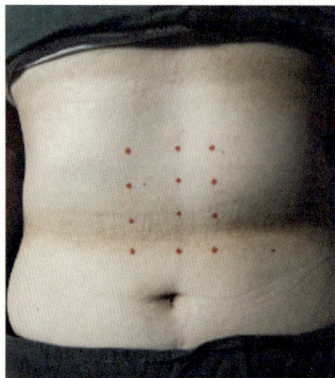
图 7-9　上腹部任脉与足阳明胃经布点图

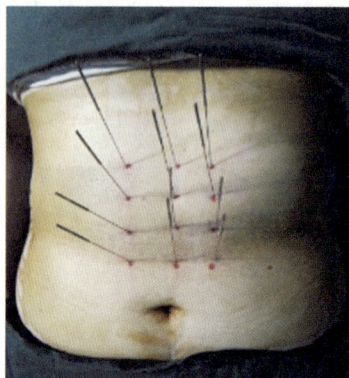
图 7-10　上腹部任脉与足阳明胃经内热针治疗

（7）加热：针柄连接加热端，42℃恒温加热，时间 20 分钟。

治疗结束后，拔出全部内热针，局部按压止血 3 分钟，碘伏消毒 1 遍。

四、慢性腹泻

【概述】

凡病程在 2 个月以上的腹泻或间歇期在 2~4 周内的复发性腹泻均称为慢性腹泻。

【局部解剖】

小肠是消化管中最长的一段，成人全长 5~7m。上端从幽门起始，下端在右髂窝与大肠相接，可分为十二指肠、空肠和回肠三部分。十二指肠固定在腹后壁，空肠和回肠形成很多肠襻，盘曲于腹膜腔下部，被小肠系膜系于腹后壁，故合称为系膜小肠。空肠上端起于十二指肠空肠曲，回肠下端与盲肠相连。空肠与回肠盘绕于腹腔的中、下部，两者间无明显的界限，空肠约占空回肠的上，主要位于左外侧区和脐区，其特点是血管丰富，较红润，管壁厚，管腔大，黏膜面有高而密的环形皱襞，并可见许多散在的孤立淋巴滤泡。小肠是食物消化、吸收的主要部位。

大肠消化管最后的一段，长约 1.5m，起自右髂窝，终于肛门，可分为盲肠、结肠和直肠三段。大肠的主要功能是吸收水分，将不消化的残渣以粪便的形式排出体外。盲肠是大肠的开始部，位于右髂窝内，左接回肠，上通升结肠。在盲肠的后内壁伸出一条细长的阑尾，其末端游离，内腔与盲肠相通，它是盲肠末端在进化过程中退化形成的。结肠围绕在空、回肠的周围，可分为升结肠、横结肠、降结肠和乙状结肠四部分。升结肠是盲肠向上延续的部分，至肝右叶下方弯向左形成横结肠。横结肠左端到脾的下部，折向下至左髂嵴的一段叫降结肠。左髂嵴平面以下的一段结肠位于腹下部和小骨盆腔内，肠管弯曲，叫乙状结肠，在第 3 骶椎平面续于直肠。

直肠位于盆腔内，全长 15~16cm，从第 3 骶椎平面贴骶尾骨前面下行，穿盆膈终于肛门，盆以下的一段直肠又叫肛管，长约 3~4mm。直肠的肌层和其他部分一样，也是由外纵、内环两层平滑肌构成。环形肌在肛管处特别增厚，形成肛门内括约肌。围绕肛门内括约肌的周围有横纹肌构成的肛门外括约肌，括约肌收缩可阻止粪便的排出。

【诊断要点】

1. 大便稀薄或如水样，次数增多，每日 3~5 次，多达 10 次以上，可伴腹胀腹痛等症。

2. 病程在 2 个月以上，反复发作，时轻时重。

3. 饮食不当、受寒凉或情绪变化可诱发。

4. 大便常规可见少许红细胞、白细胞，大便培养致病菌阳性或阴性。

5. 必要时作 X 线钡剂灌肠或纤维肠镜检查。

【内热针治疗】

1. 第一次治疗 T_{10}~L_1 关节突关节

（1）体位：患者俯卧位，胸部垫软枕。

（2）布点（图 7-11）：在脊柱后正中线上，T_{10}~L_1 棘突间左右各旁开 1cm 处布 3 点，在每侧相邻两个点正中间再布 1 点，为第 1 排；在第 1 排外侧 1cm 处于每侧相邻两点之间均匀交错布 1 点，为第 2 排。

（3）消毒：施术部位常规碘伏消毒 2 遍。

（4）麻醉：0.5% 利多卡因局部浸润麻醉。

（5）针具：选用直径 0.7mm 的 3 号内热针。

（6）针法（图 7–12）：在上述布点部位垂直皮肤进针，经过皮肤、皮下组织、胸腰筋膜、斜方肌下部起点、背阔肌、下后锯肌上部起点、胸最长肌、胸脊肌、多裂肌、回旋肌、关节突关节囊，直达关节突关节骨面。第 2 排的进针深度以第 1 排为准。

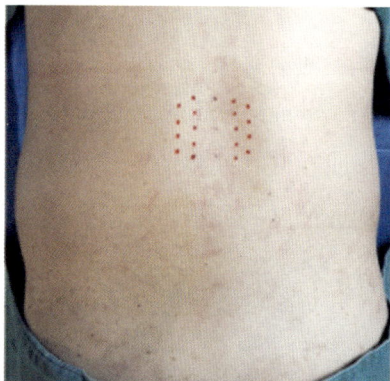

图 7–11 慢性腹泻 T_{10}~L_1 布点图

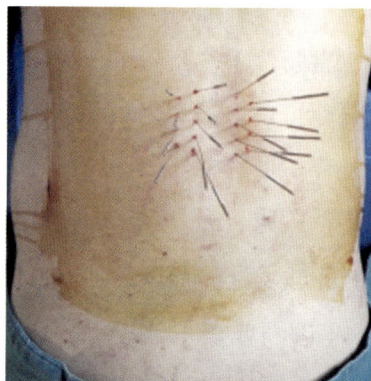

图 7–12 慢性腹泻 T_{10}~L_1 内热针治疗

（7）加热：针柄连接加热端，42℃恒温加热，时间 20 分钟。

治疗结束后，拔出全部内热针，局部按压止血 3 分钟，碘伏消毒 1 遍。

2. 第二次调节腹部任脉与足阳明胃经

（1）体位：患者仰卧位。

（2）布点（图 7–13）：任脉布点：中脘、建里、下脘、水分、阴交、石门、关元。足阳明胃经布点：双侧梁门、关门、太乙、滑肉门、天枢、外陵、大巨、水道。布点方法参照消化性溃疡第二次治疗方法布点。

（3）消毒：施术部位常规碘伏消毒 2 遍。

（4）麻醉：0.5% 利多卡因局部浸润麻醉。

（5）针具：选用直径 0.7mm 的 3 号内热针。

（6）针法（图 7–14）：从上述布点部位垂直皮肤进针，任脉穴经皮肤、皮下，达腹白线，足阳明胃经部经皮肤、皮下组织、腹外斜肌、腹直肌，达腹横肌。依患者胖瘦不同，进针深度在 2~4cm 范围内。

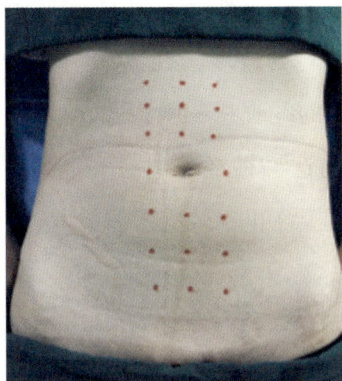

图 7-13　腹部任脉与足阳明胃经布点图

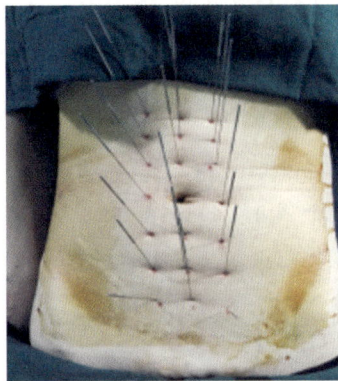

图 7-14　腹部任脉与足阳明胃经内热针治疗

（7）加热：针柄连接加热端，42℃恒温加热，时间 20 分钟。

治疗结束后，拔出全部内热针，局部按压止血 3 分钟，碘伏消毒 1 遍。

五、慢性溃疡性结肠炎

【概述】

本病又称慢性非特异性溃疡性结肠炎，是一种原因不明的慢性结肠炎，病变主要位于结肠的黏膜层，可累及直肠和结肠远端，甚至遍布整个结肠。主要症状有腹痛、腹泻、脓血便和里急后重，病程漫长，反复发作。

【局部解剖】

结肠神经支配

1. 各部分的神经支配

升结肠和横结肠的神经支配是来自肠系膜上丛，也包括交感及迷走神经两种纤维。人体降结肠、乙状结肠及直肠近侧部的交感神经来自肠系膜下丛；而副交感神经是由骶部脊髓第 2~4 骶节发出的纤维，经两侧盆内脏神经、左下腹下丛，再上升至这些部分。直肠远侧部的交感神经由下腹下丛发出的纤维，伴直肠上、下动脉而来。骶节的副交感纤维，也经盆内脏神经、盆丛分布至这部分。阴部神

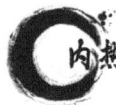

经的肛神经运动神经纤维支配肛门外括约肌。其感觉纤维分布至肛管远侧部。

2.消化管壁内的神经支配

消化管壁内的神经构成丛状结构，有肠肌丛，位于纵行肌和环行肌之间；及黏膜下丛，位于黏膜下层。肠肌丛及黏膜下丛中包含许多神经节；这些神经节与外来进入管壁的神经纤维及其他壁内神经节发出的纤维相互联系着。迷走神经或骶副交感神经的传出性节前纤维，进入管壁，与这种神经节细胞发生突触联系。而交感神经进入管壁的纤维，已是节后纤维，直接终止于效应组织。

（1）消化管壁内的神经丛

①壁内的神经丛：在消化管的不同部分存在某些差异。在咽壁，除咽丛外，一般没有壁内神经丛。

②肠肌丛：是由丰富的神经纤维组成的丛状结构，可包括三种丛网：初级、次级及三级丛。初级丛是比较粗大的结构，它的网眼大小与形式有较大的变化，成纵行排布。次级丛与初级丛紧密相连，它是由较细的神经纤维束形成。三级丛是非常精细的纤维束网，与次级丛相联系，位置与环形肌密切邻接。肠肌丛发纤维终止于肌层内的细胞。丛内的神经节位于节点内。在肠系膜附着区域制作的切片上，外来神经的支，可追踪到肠肌丛神经节；某些纤维终止于进入的第一个神经节；而其他的纤维，可能穿经此节与丛内另外的神经节接触，或进入至黏膜下丛的纤维束，到达黏膜下丛。自肠肌丛伸展入黏膜下丛的支是由节点发出，或直接自肠肌丛内的神经节发出，包括外来的神经纤维及壁内神经节的纤维。神经纤维行于环行肌纤维之间，到达黏膜下丛。

③黏膜下丛：是由相当细小的纤维束组成的网状结构，丛内有细小的神经节，也位于节点。丛的神经纤维在黏膜下层内，有的接近环行肌，有的接近黏膜肌层。自肠肌丛来的小支入黏膜下丛，可以追踪到终止在此丛内的神经节，或穿经此节在黏膜下丛内延续到更远处。也有单支或呈小束的纤维自黏膜下丛到黏膜肌层，这种纤维穿过黏膜肌层，并在黏液腺之间分支，或延续进入小肠绒毛，终止于小肠绒毛内的肌纤维。

在肠肌丛及黏膜下丛内有许多神经节，大多数神经节位于节点处。节的形状呈扁平或晶体状，这与它们相联系的纤维排列有关。

（2）壁内神经节细胞：肠管壁内神经节细胞是多极细胞，但也有报道双极及假单极的神经细胞。

（3）细胞间神经丛：在肠肌丛及黏膜下丛的神经节内，存在着神经节内纤维的缠绕，一部分是该神经节细胞的突起，另一部分是外来纤维参与形成的。这种细胞间神经丛的纤维，在肠肌丛神经节内比黏膜下丛神经节内更为丰富。在肠肌丛神经节内细胞周围丛中大多数细小的纤维，为迷走神经节前纤维的末梢支，这种节前纤维在细胞间丛内与神经节细胞发生突触联系。而交感神经的节后纤维经肠肌丛不参加构成细胞间丛，直接终止于平滑肌和血管。

3. 消化管的传入神经

消化管的传入纤维，混合在交感（内脏大、小神经，最小神经，腰内脏神经等）及副交感神经（迷走神经，盆内脏神经）中到达脏器。其神经元胞体存在于脊神经节和脑神经节内。现认为，经交感神经传入的纤维传递痛刺激信号，特别是内脏的不适感和痛觉，而经副交感神经传入的纤维则传递非感觉信号（与胃肠反射有关的传入信号）。但也有例外，如盆腔脏器的痛刺激可通过盆内脏神经向中枢传递。结肠的传入纤维经行于腰及胸内脏神经。有人发现，切除右侧交感神经以后，横结肠系膜或横结肠系膜的邻近部，其痛觉丧失，向尾侧可达横结肠中部；阑尾及阑尾系膜也失去痛觉，但在横结肠、结肠左曲及降结肠上部，其疼痛觉仍可存在。切除左侧交感神经则反应相反，髂嵴以上腹腔左侧结肠及其系膜的疼痛消失；而牵拉或电刺激盲肠、阑尾、结肠右曲和横结肠右半仍可引起疼痛，并在右下腹引起牵涉痛。这种传导疼痛纤维的配布，也是和胃的痛觉传入纤维相似，不是按原始肠管的左右，而是按肠管转位以后的解剖定位分的左右侧。在交感神经切除后，由降结肠向下的一段肠管丧失痛觉，至肛门以上16cm处（相当于直肠与乙状结肠连接处的水平高度），在此高度以下痛觉仍存在。直肠的痛觉传入纤维及反射性质的感觉纤维都经行于盆内脏神经，而不是交感神经。

【诊断要点】

1. 一般起病缓慢，病情轻重不一，易反复发作。发作的诱因有精神刺激、过度疲劳、饮食失调、继发感染因素等。大便量少而黏滞带脓血，大便次数增多或便秘，里急后重，有些患者出现便前左下腹痉挛性疼痛、便后疼痛缓解的规律。

2. 左下腹或全腹有压痛，伴有肠鸣音亢进，常可触及硬管状的乙状结肠和降结肠，提示肠壁增厚。

3. 肛门指检：可有压痛或带出黏液、脓血。

4. 粪便检查：有黏液及不同量的红细胞与白细胞，在急性发作期涂片可见大量的多核巨噬细胞，粪便培养阴性。

5. X 线检查：钡灌肠检查肠管边缘模糊，黏膜皱襞失去正常形态；结肠袋消失；铅管状结肠；结肠局部痉挛性狭窄和息肉；还可以见到溃疡引起的锯齿样影像。

6. 纤维内镜检查：对本病的诊断价值最大，除可对病变的范围、分布情况、炎症情况和溃疡等进行直接观察，还可取活体组织进行病理鉴别诊断，并可做细胞化学培养、生化测定和免疫学研究等项目。

【内热针治疗】

1. 第一次治疗 T_9~T_{12} 关节突关节

（1）体位：患者俯卧位，胸部垫软枕。

（2）布点（图 7-15）：在脊柱后正中线上，T_9~T_{12} 棘突间左右各旁开 1cm 处布 6 点，在每侧相邻两个点正中间再布 1 点，为第 1 排；在第 1 排外侧 1cm 处于每侧相邻两点之间均匀交错布 1 点，为第 2 排。

（3）消毒：施术部位常规碘伏消毒 2 遍。

（4）麻醉：0.5% 利多卡因局部浸润麻醉。

（5）针具：选用直径 0.7mm 的 3 号内热针。

（6）针法（图 7-16）：在上述布点部位垂直皮肤进针，经过皮肤、皮下组织、胸腰筋膜、斜方肌、背阔肌、下后锯肌上部、胸最长肌、胸脊肌、多裂肌、回旋肌、关节突关节囊，直达关节突关节骨面。第 2 排的进针深度以第 1 排为准。

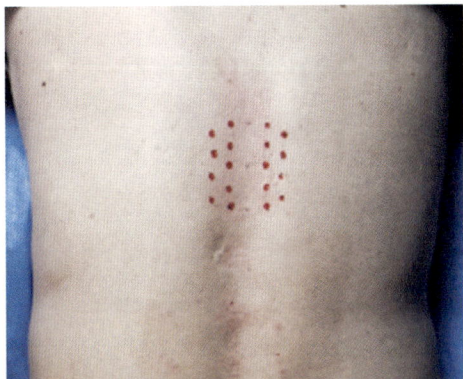

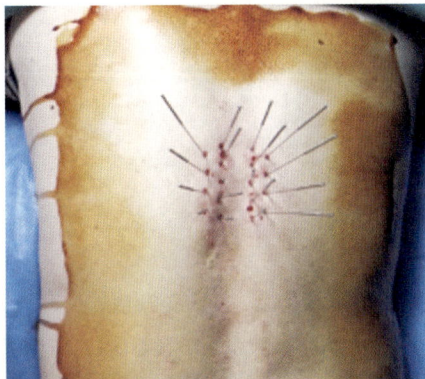

图 7-15　慢性溃疡性结肠炎 T_9~T_{12} 布点图　　图 7-16　慢性溃疡性结肠炎 T_9~T_{12} 内热针治疗

（7）加热：针柄连接加热端，42℃ 恒温加热，时间 20 分钟。

治疗结束后，拔出全部内热针，局部按压止血 3 分钟，碘伏消毒 1 遍。

2. 第二次治疗 L_1~L_3 关节突关节

（1）体位：患者俯卧位，腹部垫软枕。

（2）布点（图 7-17）：在脊柱后正中线上，L_1~L_3 棘突间左右各旁开 1.5cm 处布 2 点，在此 2 点正下缘 1cm 处各布 1 点，为第 1 排；在第 1 排外侧 1cm 处相邻两点正中均匀交错再布 1 点，为第 2 排。根据患者情况，依此布点规律可适度加减布点数。

（3）消毒：施术部位常规碘伏消毒 2 遍。

（4）麻醉：0.5% 利多卡因局部浸润麻醉。

（5）针具：选用直径 0.7mm 的 3 号内热针。

（6）针法（图 7-18）：从上述布点部位垂直皮肤进针，经皮肤、皮下、胸腰筋膜、背阔肌、下后锯肌、胸最长肌、多裂肌、关节突关节囊，直达关节突关节骨面。第 2 排的进针深度以第 1 排为准。

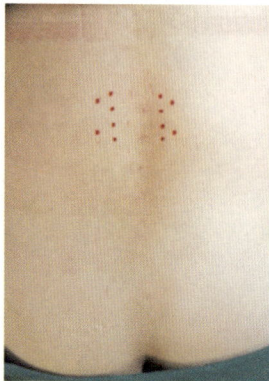

图 7-17　慢性溃疡性结肠炎 L_1~L_3布点图　　图 7-18　慢性溃疡性结肠炎 L_1~L_3内热针治疗

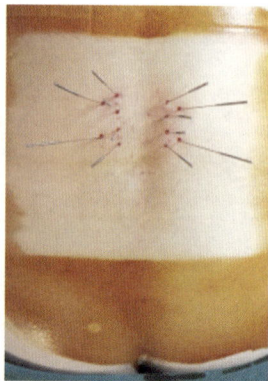

（7）加热：针柄连接加热端，42℃恒温加热，时间 20 分钟。

治疗结束后，拔出全部内热针，局部按压止血 3 分钟，碘伏消毒 1 遍。

六、慢性前列腺炎

【概述】

慢性前列腺炎是男性泌尿生殖系的常见病，发病率高，占泌尿科男性患者的 35%~40%，多发于 20~40 岁的青壮年。本病发病缓慢，经久难愈。分为细菌性慢性前列腺炎和非菌性慢性前列腺炎两种，且以后者较多见。

【局部解剖】

前列腺是位于膀胱与尿生殖膈之间的不成对的实质性器官，由腺组织和肌组织构成。表面包有筋膜鞘，称为前列腺囊。囊与前列腺之间有前列腺静脉丛。前列腺的分泌物是精液的主要组成部分。前列腺呈前后稍扁的栗子形，上端宽大称为前列腺底，邻接膀胱颈。下端尖细，位于尿生殖膈上，称为前列腺尖。底与尖之间的部分称为前列腺体。体的后面较平坦，在正中线上有一纵行浅沟，称为前列腺沟。男性尿道在腺底近前缘处穿入前列腺，经腺实质前部，由前列腺尖穿出。近底的后缘处，有一对射精管穿入前列腺，开口于尿道前列腺部后壁的精阜上。前列腺的排泄管开口于尿道前列腺部的后壁。前列腺有阴部内动脉、膀胱下动脉、直肠下（中）动脉的分支分布；前列腺底及两侧分布有前列腺静脉丛，此丛经膀胱下静脉入髂内静脉；前列腺淋巴管较发达，主要入髂内淋巴和骶淋巴结；前列腺有下腹下神经丛下部（盆丛）的分支分布，并构成前列腺神经丛。

前列腺（图7-19）一般分为5个叶，即前叶、中叶、后叶和两侧叶。中叶呈楔形，位于尿道与射精管之间。40岁以后，中叶可变肥大，向上凸顶膀胱，使膀胱垂明显隆起，并压迫尿道引起排尿困难。两侧叶的肥大可从两侧压迫尿道，而致尿潴留。

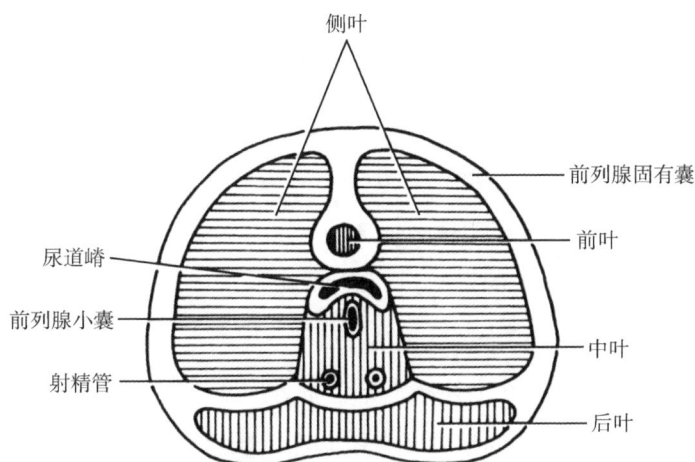

图7-19　前列腺（横断面）

前列腺为复管泡状腺，腺周围有结缔组织和平滑肌组成的被膜，并伸入腺内构成隔，其内含有大量平滑肌，收缩时可促进腺体分泌。腺腔较大多皱襞，上皮高低不一，有呈立方、扁平、柱状或假复层柱状，这表示各种不同阶段的分泌活动。前列腺分泌物系黏稠蛋白液，呈碱性，具有特殊臭味。男性激素睾酮可促进前列腺的生长发育，摘除睾丸后，前列腺有相应的改变，分泌物消失。

【诊断要点】

1.小腹、会阴、睾丸部有胀痛不适感，轻度尿频，排尿或大便时尿道可有白色分泌物溢出。

2.可伴有神疲乏力、头晕、腰酸痛、性欲减退、遗精、早泄、阳痿、不育等症。

3.以男性中青年为多见，常呈慢性经过，多反复发作。

4.肛门指诊：可扪及前列腺表面大小不同的结节。可有一定弹性和活动度，或完全硬固，腺体周围粘连固定，大多数有轻度压痛。

5.前列腺液镜检，每高倍镜视野白细胞 10 个以上或成堆，卵磷脂小体显著减少或消失。

【内热针治疗】

1.第一次治疗骶骨背面

（1）体位：患者俯卧位，腹部垫软枕。

（2）布点（图 7-20）：在骶骨后正中线上，S_1~S_4 棘突间左右各旁开 2cm 处布 3 点，在每侧相邻两点正中间内、外侧 1cm 处再布 1 点。

（3）消毒：施术部位常规碘伏消毒 2 遍。

（4）麻醉：0.5% 利多卡因局部浸润麻醉。

（5）针具：选用直径 0.7mm 的 3 号内热针。

（6）针法（图 7-21）：在上述布点部位垂直皮肤进针，经过皮肤、皮下组织、胸腰筋膜、背阔肌、骶结节韧带、竖脊肌起点、骶髂后韧带，达骶骨骨面。

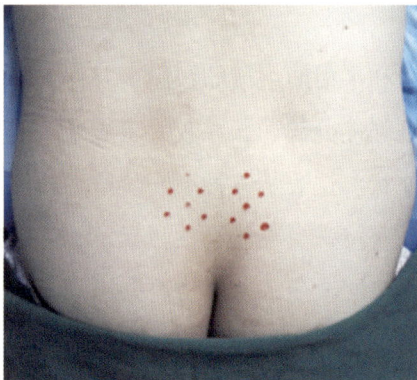

图 7-20　骶骨背面布点图　　　　7-21　骶骨背面内热针治疗

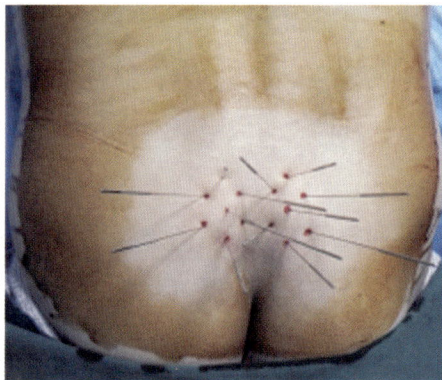

（7）加热：针柄连接加热端，42℃恒温加热，时间 20 分钟。

治疗结束后，拔出全部内热针，局部按压止血 3 分钟，碘伏消毒 1 遍。

2. 第二次治疗 L₁~L₃ 关节突关节

（1）体位：患者俯卧位，腹部垫软枕。

（2）布点（图7-22）：在脊柱后正中线上，L₁~L₃棘突间左右各旁开1.5cm处布2点，在此2点正下缘1cm处各布1点，为第1排；在第1排外侧1cm处相邻两点正中均匀交错再布1点，为第2排。根据患者情况，依此布点规律可适度加减布点数。

（3）消毒：施术部位常规碘伏消毒2遍。

（4）麻醉：0.5%利多卡因局部浸润麻醉。

（5）针具：选用直径0.7mm的3号内热针。

（6）针法（图7-23）：从上述布点部位垂直皮肤进针，经皮肤、皮下、胸腰筋膜、背阔肌、下后锯肌、胸最长肌、多裂肌、关节突关节囊，直达关节突关节骨面。第2排的进针深度以第1排为准。

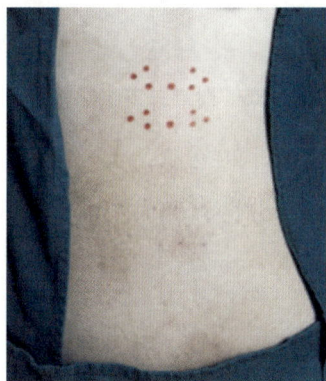

图7-22 L₁~L₃关节突关节布点图

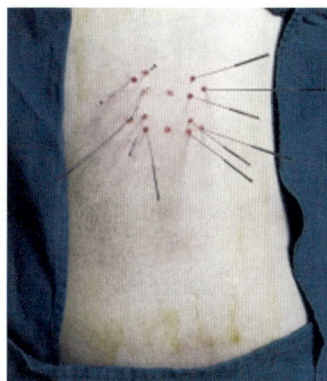

图7-23 L₁~L₃关节突关节内热针治疗

（7）加热：针柄连接加热端，42℃恒温加热，时间20分钟。

治疗结束后，拔出全部内热针，局部按压止血3分钟，碘伏消毒1遍。

3. 第三次治疗骶髂关节

（1）体位：俯卧位，腹部垫软枕。

（2）布点（图7-24）：先在髂后上棘内侧布1点，沿髂骨内侧骨面上下每隔1cm各布2点，共布10点，为第1排；在第1排内侧1cm处于每侧相邻两点之间均匀交错布 1 点，为第 2 排。

（3）消毒：施术部位，常规碘伏消毒 2 遍。

（4）麻醉：0.5% 利多卡因局部浸润麻醉。

（5）针具：选用直径 0.7mm 的 3 号内热针。

（6）针法（图 7-25）：从上述布点部位垂直皮肤或稍向外下斜刺进针，经皮肤、皮下、胸腰筋膜、竖脊肌、骶髂后韧带，直达髂骶关节骨面。

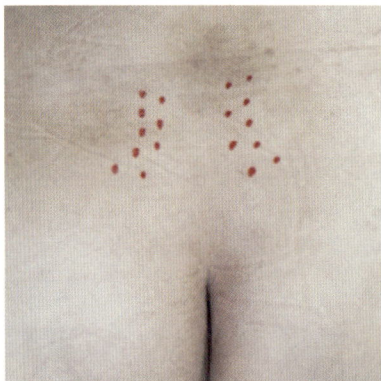

图 7-24　骶髂关节布点图

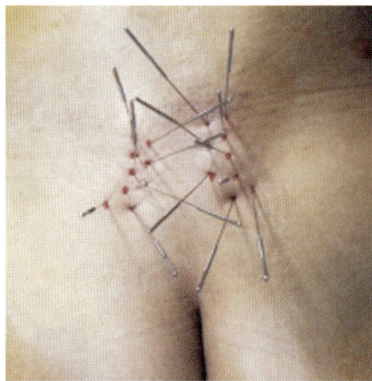

图 7-25　骶髂关节内热针治疗

（7）加热：针柄连接加热端，42℃恒温加热，时间 20 分钟。

治疗结束后，拔出全部内热针，局部按压止血 3 分钟，碘伏消毒 1 遍。

七、慢性盆腔炎

【概述】

本病指内生殖器（包括子宫、输卵管和卵巢）及其周围结缔组织、盆腔腹膜的炎症，可局限于某部位，也可涉及整个内生殖器，常因急性期未经彻底治疗而转为慢性。

【局部解剖】

女性盆腔内（图 7-26，图 7-27），前为膀胱，后为直肠，二者之间是子宫、卵巢、输卵管和阴道。

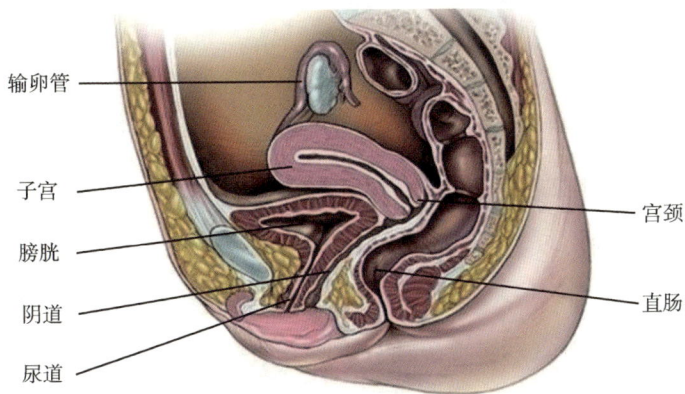

图 7-26　女性盆腔

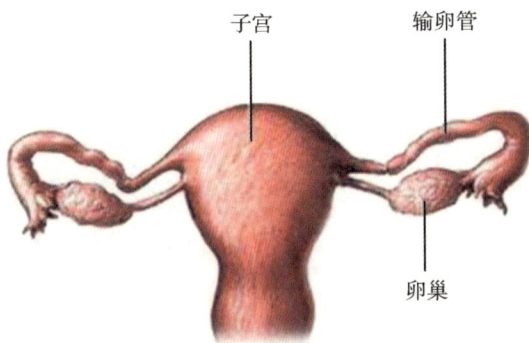

图 7-27　子宫、卵巢、输卵管解剖图

1. 子宫

子宫为空腔器官，呈倒置梨形，成年妇女子宫长 7~8cm，宽 4~5cm，厚 2~3cm，重约 50g，宫腔容量约 5ml。位于宫腔中央，依靠圆韧带、阔韧带、主韧带、宫骶韧带 4 对韧带的作用固定。子宫上部较宽称子宫体，上端隆突部分称子宫底，宫底两侧为子宫角，与输卵管相通，子宫下部较窄呈圆柱状称子宫颈。子宫体与子宫颈之间子宫狭部，非孕期长约 1cm，分娩时可伸展拉长 7~10cm，成为产道的一部分。子宫壁很厚，由外层浆膜层、中层肌层、内层黏膜层即子宫内膜组成，子宫内膜从青春期到更年期，受卵巢激素的影响，有周期性改变并产生月经。

2. 卵巢

卵巢位于子宫底的后外侧，与盆腔侧壁相接，为女性生殖腺、左右各一，灰红色，呈扁平的椭圆形。卵巢属于腹膜内位器官，完全被子宫阔韧带后叶包裹形成卵巢囊。卵巢与子宫阔韧带间的腹膜皱襞，名卵巢系膜，很短，内有至卵巢的血管、淋巴管和神经通过。

卵巢是由卵巢动脉和子宫动脉的卵巢支供血。子宫动脉和卵巢动脉的卵巢支，从卵巢门进入髓质，形成螺旋状分支，并呈辐射状伸入皮质，在卵泡膜和黄体内形成毛细血管网，再由毛细血管网集合成微静脉，然后在髓质内汇成小静脉，经卵巢门离开。小静脉在卵巢系膜内构成卵巢静脉丛，最后汇集成卵巢静脉，与同名动脉伴行。左侧卵巢静脉注入左肾静脉，右侧直接注入下腔静脉。卵巢的神经来自卵巢神经丛和子宫神经丛。

3. 输卵管

为一对细长的管状器官，全长 7.4~13.2cm，直径（外径）约 0.5cm。输卵管位于子宫底的两侧，子宫阔韧带的上缘内，外端达卵巢的上方，游离于腹腔内。每侧输卵管有两个开口，一个开口于子宫腔，另一个开口于腹膜腔。输卵管常因阴道、子宫的上行感染或腹膜腔的炎症而受累。

输卵管环绕卵巢的上下端和前缘，在卵巢系膜、卵巢固有韧带与输卵管之间，有由子宫阔韧带形成的输卵管系膜，其内含有至输卵管的血管、淋巴管和神经等。左输卵管与小肠和乙状结肠相邻；右侧者与小肠和阑尾（蚓突）接触。因此，临床上，右侧输卵管炎与阑尾炎的鉴别诊断比较困难，其原因是二者的解剖位置很接近。

腹腔内的腹膜经骨盆上口向下移行于盆腔内的腹膜，并被覆于盆腔各壁和盆腔脏器，形成许多皱襞和凹陷。由于女性盆腔内子宫和阴道的存在，直肠前面的腹膜向前返折到阴道后壁的上部（阴道后穹），并向上盖于子宫颈和体的后面，继而绕过子宫底，沿子宫前面下降至子宫峡部转至膀胱。在直肠与子宫之间腹膜移行形成的凹陷称直肠子宫陷凹，陷凹的底距肛门约 5.5cm，为站立和坐位时女性腹腔的最底部位，腹膜腔内的炎性渗出液、脓液和血液，常因重力作用聚集于此。在子宫前面与膀胱上面之间，腹膜返折形成的浅凹，称膀胱子宫陷凹。子宫前、后面的腹膜在子宫旁侧愈合成子宫阔韧带，并延至盆侧壁。

【诊断要点】

1. 多有急性盆腔炎病史。

2. 下腹及腰痛，下腹坠胀，腰骶部酸痛，常在劳累、性交后、排便时及月经前后加重。可伴有低热、月经过多和白带增多。

3. 子宫常呈后位，活动受限或粘连固定；输卵管炎时在子宫一侧或两侧可触及条索状物，并有轻度压痛；盆腔结缔组织发炎时，子宫一侧或两侧有片状增厚、压痛，或在子宫一侧或两侧摸到包块。

4. 血常规：若有炎性肿块形成，可有白细胞或中性粒细胞轻度增高。

5. B 超检查：可探及附件炎性肿块、输卵管增粗或积液。

【内热针治疗】

1. 第一次治疗 L_3~S_4 关节突关节

（1）体位：患者俯卧位。

（2）布点（图 7-28）：在脊柱后正中线上，L_3~S_4 棘突间左右各旁开 2cm 布 12 点，在此 12 点正下缘 1cm 处各布 1 点。

（3）消毒：施术部位常规碘伏消毒 2 遍。

（4）麻醉：0.5% 利多卡因局部浸润麻醉。

（5）针具：选用直径 0.7mm 的 3 号内热针。

（6）针法（图 7-29）：在上述布点部位垂直于皮肤进针，经皮肤、皮下组织、胸腰筋膜、背阔肌、竖脊肌、多裂肌、关节突关节囊、骶结节韧带、骶髂后韧带，直达关节突关节骨面、骶骨背面。

（7）加热：针柄连接加热端，42℃恒温加热，时间 20 分钟。

治疗结束后，拔出全部内热针，局部按压止血 3 分钟，碘伏消毒 1 遍。

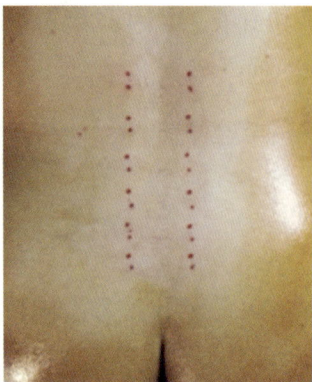

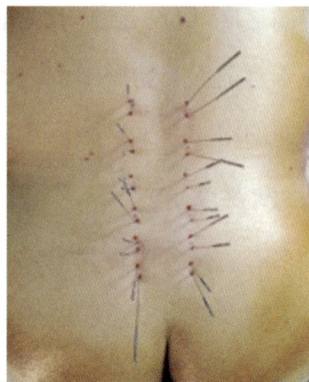

图 7-28　慢性盆腔炎 L_3~S_4 布点图　　　　图 7-29　慢性盆腔炎 L_3~S_4 内热针治疗

2. 第二次治疗 S_1~S_4 骶后孔

（1）体位：患者俯卧位。

（2）布点（图 7-30）：在 S_1~S_4 骶后孔各布 1 点。

（3）消毒：施术部位常规碘伏消毒 2 遍。

（4）麻醉：0.5% 利多卡因局部浸润麻醉。

（5）针具：选用直径 0.7mm 的 3 号内热针。

（6）针法（图 7-31）：在上述布点部位垂直皮肤进针，针刺方法同八髎穴。

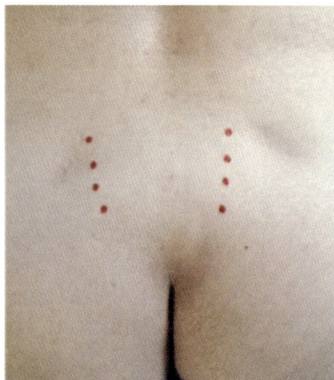

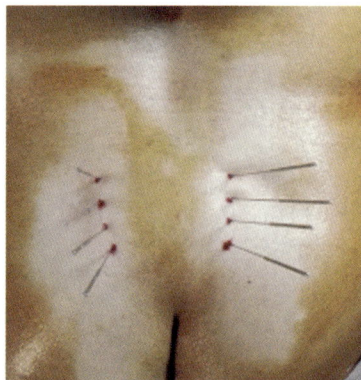

图 7-30　慢性盆腔炎 S_1~S_4 布点图　　　　图 7-31　慢性盆腔炎 S_1~S_4 内热针治疗

（7）加热：针柄连接加热端，42℃恒温加热，时间 20 分钟。

治疗结束后，拔出全部内热针，局部按压止血 3 分钟，碘伏消毒 1 遍。

第八章

内热针治疗肩部疾病

一、冈上肌损伤

【概述】

冈上肌位于肩关节囊中，是肩部应力集中的交叉点，故此肌常发生损伤。摔跤、抬重物，或其他体力劳动均可成为病因。损伤的部位大多在此肌的起止点，也有肌腹部损伤。外伤后，冈上肌发生肌腱断裂，有剧烈疼痛，肩关节外展受限。慢性期，有持续性疼痛，受凉加重。

【局部解剖】

冈上肌（图8-1）起自冈上窝内2/3及冈上筋膜，止于肱骨大结节上面，是肩袖的组成部分。冈上肌受肩胛上神经支配。肩胛上神经来自臂丛颈5、6神经的锁骨上支。冈上肌的作用是使上臂外展。

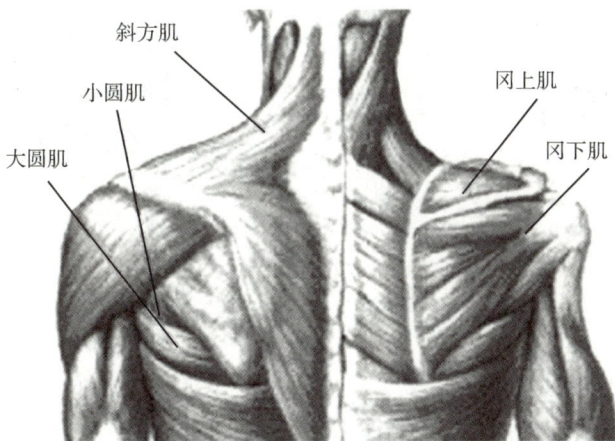

图8-1 冈上肌、冈下肌

【诊断要点】

1.起病较慢，主诉有肩胛骨不适或酸痛，以冈上窝部较为明显，有肩背部沉重感，部分患者肩外侧渐进性疼痛，多为钝痛，疼痛可放射至三角肌止点、前臂，甚至手指。

2.肩外展60°~120°时疼痛较明显，出现"疼痛弧"现象。

3.肱骨大结节处或肩峰下压痛明显。

【内热针治疗】

以左侧冈上肌损伤为例加以描述。

（1）体位：患者俯卧位，双上肢自然放于身体两侧。

（2）布点（图8-2）：在肩胛冈上缘，冈上窝内冈上肌体表投影处每隔1cm均匀交错布点。

（3）消毒：施术部位常规碘伏消毒2遍。

（4）麻醉：0.5%利多卡因局部浸润麻醉。

（5）针具：选用直径0.7mm的3号内热针。

（6）针法（图8-3）：在上述布点部位进针，均垂直于皮肤进针，经过皮肤、皮下、斜方肌、冈上肌，直达肩胛骨骨面。

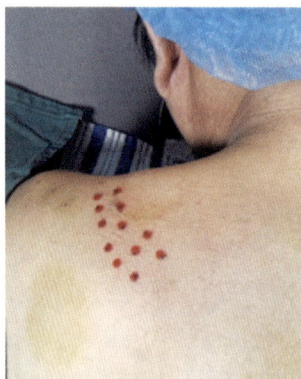

图8-2　冈上肌损伤布点图

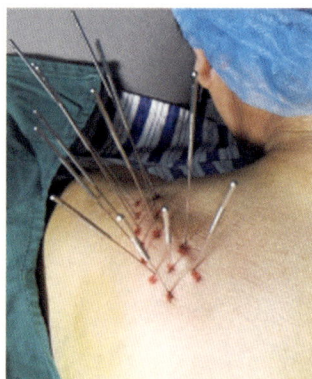

图8-3　冈上肌损伤内热针治疗

（7）加热：针柄连接加热端，42℃恒温加热，时间20分钟。

治疗结束后，拔出全部内热针，局部按压止血3分钟，碘伏消毒1遍。

二、冈下肌损伤

【概述】

冈下肌损伤在临床较为常见，且损伤多位于该肌起点。慢性期疼痛非常剧烈，患者常诉在肩胛冈下有钻心样疼痛。

【局部解剖】

冈下肌（图8-4）起自冈下窝内2/3及冈下筋膜，止于肱骨大结节后面，是肩袖的组成部分。冈下肌受肩胛上神经支配。肩胛上神经来自臂丛颈5、6神经的锁骨上支。冈下肌的作用是使上臂外旋。

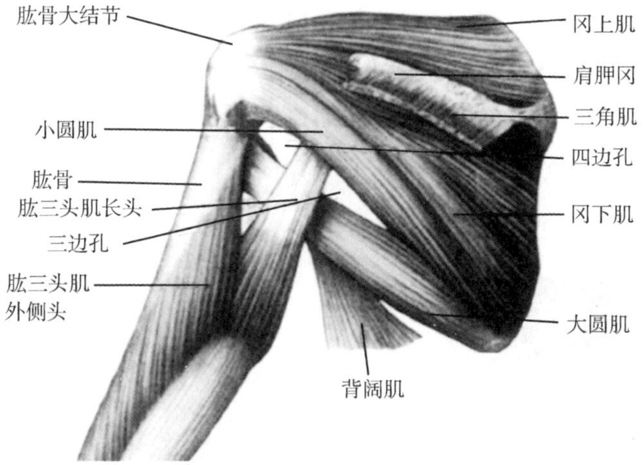

图8-4　肩关节后面观

【诊断要点】

1. 多有劳损或受凉史。

2. 肩背部和上臂酸胀不适，逐渐发展为疼痛、剧痛。

3. 肩关节收展与旋转活动受限，逐渐加重。

4. 有肩背部沉重或背部、上臂凉麻及蚁行感。

5. 冈下窝触及块状或条索状物，压痛明显。

6. 肩外展，内旋牵拉冈下肌而疼痛加重，内收、外旋阻抗力试验阳性，冈下窝处有压痛点，相当于肩胛冈中点下 3~4cm 处，即天宗穴处。

【内热针治疗】

以左侧冈下肌损伤为例加以描述。

（1）体位：患者俯卧位，双上肢上举、肘关节屈曲放于头部两侧，以患者舒适为度。

（2）布点（图 8-5）：在肩胛冈下缘、肩胛骨脊柱缘内侧及肩胛骨下角与肩峰连线的三角形区域内每隔 1~2cm 均匀交错布点。

（3）消毒：施术部位常规碘伏消毒 2 遍。

（4）麻醉：0.5% 利多卡因局部浸润麻醉。

（5）针具：选用直径 0.7mm 的 3 号内热针。

（6）针法（图 8-6）：冈下窝冈下肌起点及肌腹部针法：在上述布点部位垂直皮肤进针，经皮肤、皮下、部分下斜方肌、冈下肌，直达冈下窝骨面。冈下肌止点处针法：在上述布点部位与皮肤呈 45° 角向肩峰方向斜刺，经皮肤、皮下、三角肌、冈下肌，达肩胛骨骨面。

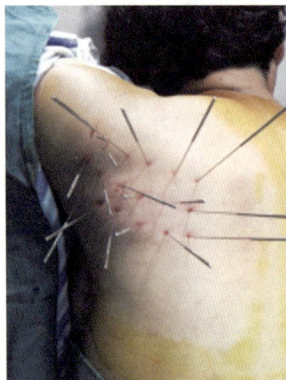

图 8-5　冈下肌损伤布点图　　　　图 8-6　冈下肌损伤内热针治疗

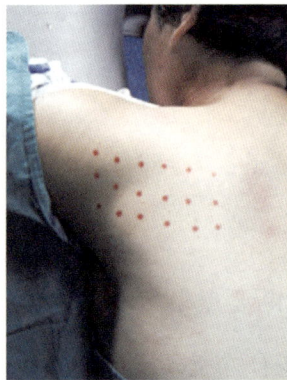

（7）加热：针柄连接加热端，42℃恒温加热，时间 20 分钟。

治疗结束后，拔出全部内热针，局部按压止血 3 分钟，碘伏消毒 1 遍。

三、小圆肌损伤

【概述】

小圆肌的损伤多在运动员进行训练或比赛时发生，容易误诊，理疗、按摩有效，但不能治愈。针刀精确松解，1~2 次即可治愈。

【局部解剖】

小圆肌位于冈下肌下方，起始于肩胛骨的腋窝缘上 2/3 背面，经肩关节后部，止于肱骨大结节后方（图 8-7）。该肌受腋神经支配，其作用是与冈下肌协同使上臂外旋。

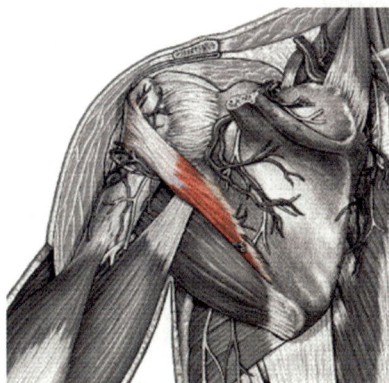

图 8-7 小圆肌

【诊断要点】

1. 患者有明确的小圆肌损伤病史。

2. 肩胛骨外缘该肌肌腹变硬，肱骨大结节后方小圆肌止点处压痛明显。

3. 将肩关节过度外展时，可于该肌触及条索状异物，按之可有疼痛。

【内热针治疗】

以左侧小圆肌损伤为例加以描述。

（1）体位：患者俯卧位，双上肢上举、肘关节屈曲放于头部两侧，以患者舒适为度。

（2）布点（图 8-8）：在小圆肌的体表投影范围内每隔 1cm 均匀交错布点。

（3）消毒：施术部位常规碘伏消毒 2 遍。

（4）麻醉：0.5% 利多卡因局部浸润麻醉。

（5）针具：选用直径 0.7mm 的 3 号内热针。

（6）针法（图 8-9）：在上述布点部位与皮肤呈 45° 角向肱骨大结节方向斜刺，经皮肤、皮下、部分三角肌、达小圆肌肌腹。依患者胖瘦不同，进针深度在 1~2cm 范围内。

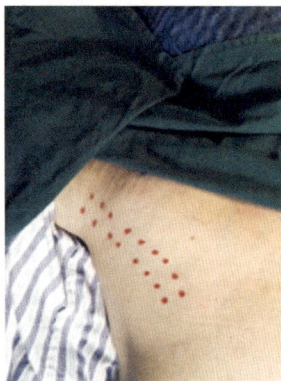

图 8-8　小圆肌损伤布点图

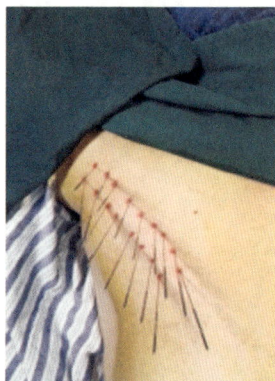

图 8-9　小圆肌损伤内热针治疗

（7）加热：针柄连接加热端，42℃恒温加热，时间 20 分钟。

治疗结束后，拔出全部内热针，局部按压止血 3 分钟，碘伏消毒 1 遍。

四、肩峰下滑囊炎

【概述】

肩峰下滑囊炎，又名三角肌下滑囊炎，系因肩部的急、慢性损伤，炎症刺激肩峰下滑囊，从而引起肩部疼痛和活动受限为主要临床表现的一种病症。

【局部解剖】

肩峰下滑囊（图 8-10）位于肩胛骨肩峰、喙肩韧带和三角肌中部的下方，此囊由肩峰下囊和三角肌下囊两部分组成，前者位于肩胛骨肩峰和喙肩韧带下方，后者位于三角肌下方。肩峰下囊与三角肌下囊之间不完全分隔，实际上两囊是相通的，因此，临床上常把肩峰下囊和三角肌下囊合称肩峰下滑囊，或肩峰下滑膜囊。

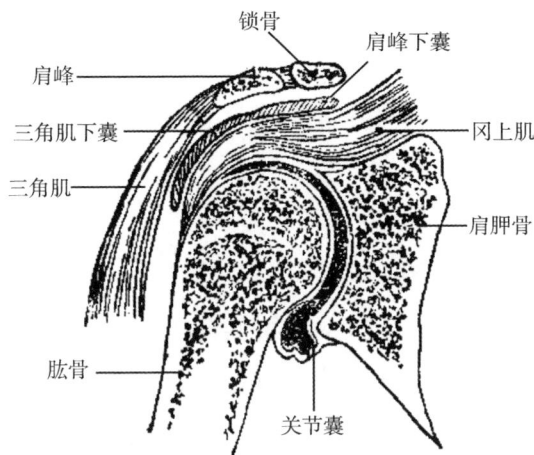

图 8-10　肩峰下滑囊

　　肩峰下囊的底壁与肩袖和肩关节囊融合，顶壁附着于肩峰和喙肩韧带的下方。当上臂外展至90°时，滑囊几乎完全藏于肩峰下面不可见。滑囊将肱骨大结节与三角肌、肩峰突隔开，其主要功能是减少肱骨大结节与肩峰及三角肌之间的磨损。因为滑囊内含有滑液，类似一盛水的囊袋，位于相邻结构之间，起到避免相邻结构接触，并起润滑作用。肩峰下滑囊的血供主要有旋肱前、后动脉和肩胛上动脉等的分支供应。肩峰下滑囊的神经支配主要有腋神经、肩胛上神经和肩胛下神经等分支支配。

【诊断要点】

　　1.常有肩部急、慢性损伤和劳损史。

　　2.肩外侧深部疼痛，并向三角肌止点放射。疼痛一般为昼轻夜重。

　　3.肩关节外侧肩峰下和大结节处有明显的局限性压痛。

　　4.急性期由于滑囊的充血、水肿，在肩关节前方可触及肿胀的滑囊。

　　5.急性期的功能障碍多因疼痛所致；慢性期的功能障碍则因滑囊壁逐渐炎变、增厚，且与肩袖粘连所致。

【内热针治疗】

以左侧肩峰下滑囊炎为例加以描述。

（1）体位：患者侧卧位。

（2）布点（图8-11）：在肩胛骨肩峰端体表投影周围每隔1cm均匀交错布点，共2排。

（3）消毒：施术部位常规碘伏消毒2遍。

（4）麻醉：0.5%利多卡因局部浸润麻醉。

（5）针具：选用直径0.7mm的3号内热针。

（6）针法（图8-12）：在上述布点部位垂直皮肤进针，经皮肤、皮下、三角肌、肩峰下滑囊、三角肌滑囊、肩关节囊，达肱骨骨面。

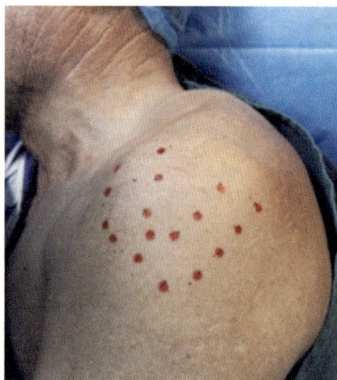

图8-11　肩峰下滑囊炎布点图

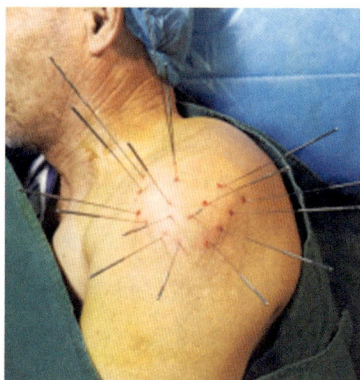

图8-12　肩峰下滑囊炎内热针治疗

（7）加热：针柄连接加热端，42℃恒温加热，时间20分钟。

治疗结束后，拔出全部内热针，局部按压止血3分钟，碘伏消毒1遍。

五、肱二头肌长头肌腱炎

【概述】

肱二头肌长头在肱骨结节间沟处，由于肩部外伤或者长期反复活动，使该处的肌腱与腱鞘摩擦增加，造成腱鞘粘连、瘢痕和挛缩，腱鞘管壁增厚、腱鞘间隙变窄，从而导致肌腱在腱鞘内的活动受限。临床表现为患病初期患肢活动时，在肩前内下方，约肩峰下 3cm 处，相当于肱骨结节间沟处疼痛不适。随病程的延长，症状逐渐加剧，疼痛明显，上肢活动受限，患肢携物、外展、内旋时，症状加剧，有时局部尚有轻度肿胀。

【局部解剖】

肱二头肌长头（图 8-13）起于肩关节盂上粗隆，肌腱通过关节囊内，关节囊滑膜在肌腱的表面包绕，形成结节间沟滑液鞘，经结节间沟穿出后，滑膜附着于囊外。在肱骨结节间沟部，由肱二头肌长头滑液鞘、肱横韧带和肱骨结节间沟共同形成一个骨纤维管道。由于肱横韧带损伤，粘连、瘢痕形成后，可引起肱二头肌长头在骨纤维管道内通过困难，导致肩关节功能障碍。

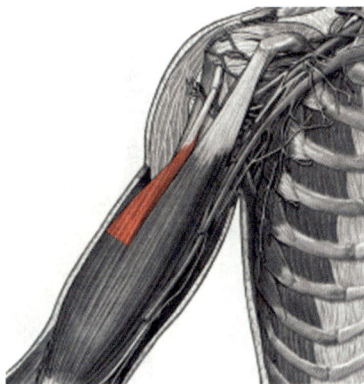

图 8-13　肱二头肌长头

【诊断要点】

1. 患肢活动时，在肩前内下方，约肩峰下 3cm 处，相当于肱骨结节间沟处疼痛不适，且肩关节活动受限。

2. 结节间沟及其上方的肱二头肌长头肌腱处有明显压痛。

3. 叶加森征阳性（抗阻力屈肘及前臂旋后时在肱二头肌长头肌腱处出现剧烈疼痛）。

4. X 线肩部前后位片无异常。

【内热针治疗】

以左侧肱二头肌长头肌腱炎为例加以描述。

（1）体位：患者仰卧位，患侧掌心向上、上肢 45° 外展。

（2）布点（图 8-14）：在结节间沟处的压痛点区域每隔 1cm 均匀布点，共2 排。

（3）消毒：施术部位常规碘伏消毒 2 遍。

（4）麻醉：0.5% 利多卡因局部浸润麻醉。

（5）针具：选用直径 0.7mm 的 3 号内热针。

（6）针法（图 8-15）：在上述布点部位垂直于皮肤进针，经皮肤、皮下、三角肌，直达结节间沟骨面。

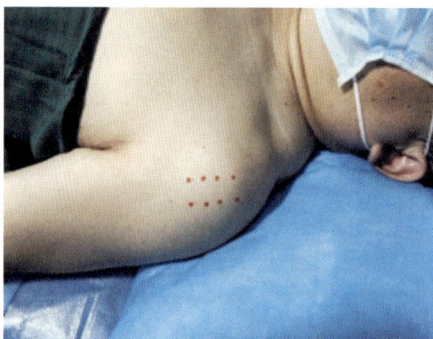

图 8-14　肱二头肌长头肌腱炎布点图　　图 8-15　肱二头肌长头肌腱炎内热针治疗

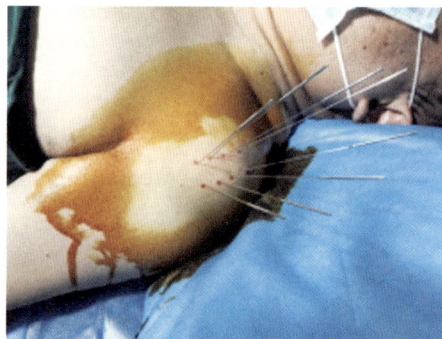

（7）加热：针柄连接加热端，42℃恒温加热，时间 20 分钟。

治疗结束后，拔出全部内热针，局部按压止血 3 分钟，碘伏消毒 1 遍。

六、肱二头肌短头肌腱炎

【概述】

肱二头肌是上肢屈肌，由于上肢频繁的屈伸、后旋、易发生劳损。如果病变局限于肱二头肌短头，压痛点只局限在喙突一处，即可命名为肱二头肌短头肌腱炎。

【局部解剖】

肱二头肌呈梭形，起端有两个头，长头以长腱起自肩胛骨盂上结节，通过肩关节囊，经结节间沟下降；肱二头肌短头（图 8-16）起自肩胛骨喙突尖部，喙肱肌外上方，在肱骨下 1/3 处与肱二头肌长头肌腹融合，并以一腱止于桡骨粗隆。肱二头肌的主要功能是屈肘，当前臂处于旋前位时，能使其旋后。此外，还能协助屈上臂。

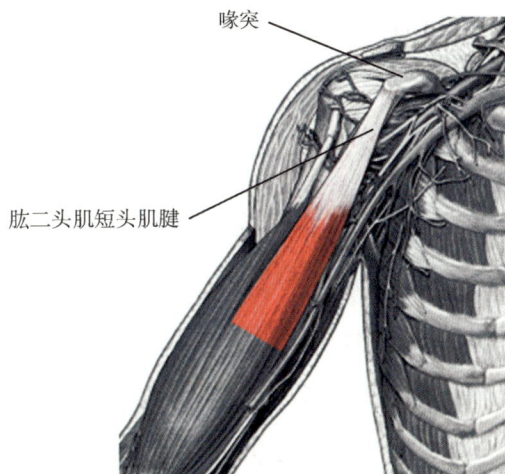

喙突

肱二头肌短头肌腱

图 8-16　肱二头肌短头

喙突部的解剖结构（图 8-17）：肩胛骨喙突顶点范围只有 0.8cm² 左右，却有 5 个解剖结构，喙突外 1/3 为肱二头肌短头起点，中 1/3 为喙肱肌起点，内 1/3 为胸小肌止点，外上缘为喙肩韧带，内上缘为喙锁韧带（即锥状韧带和斜方韧带）。

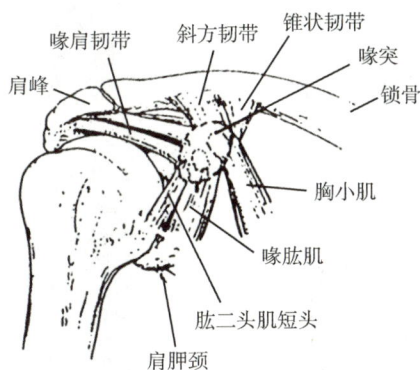

喙肩韧带　斜方韧带　锥状韧带

肩峰　　　　　　　　　　喙突

锁骨

胸小肌

喙肱肌

肱二头肌短头

肩胛颈

图 8-17　喙突

【诊断要点】

1.肩部有急慢性损伤史。

2.在喙突处有明显疼痛和压痛。

3.上肢后伸、摸背和上举受限。

4.注意和肩周炎及肩部其他软组织损伤疾患相鉴别。

5.X线检查排除肩部其他病变。

【内热针治疗】

以左侧肱二头肌短头肌腱炎为例加以描述。

（1）体位：患者仰卧位，头偏向健侧。

（2）布点（图8-18）：在喙突的外1/3处布3点。

（3）消毒：施术部位常规碘伏消毒2遍。

（4）麻醉：0.5%利多卡因局部浸润麻醉。

（5）针具：选用直径0.7mm的3号内热针。

（6）针法（图8-19）：在上述布点部位与皮肤呈45°角向喙突外1/3骨面方向斜刺进针，经皮肤、皮下组织直达喙突骨面。

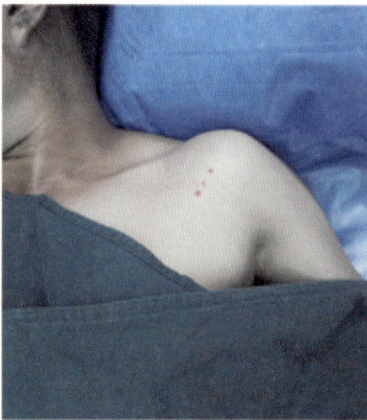

图8-18 肱二头肌短头肌腱炎布点图

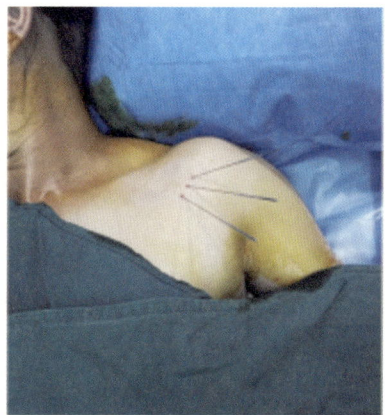

图8-19 肱二头肌短头肌腱炎内热针治疗

（7）加热：针柄连接加热端，42℃恒温加热，时间 20 分钟。

治疗结束后，拔出全部内热针，局部按压止血 3 分钟，碘伏消毒 1 遍。

七、肩胛上神经卡压综合征

【概述】

本病是由于肩胛上神经在肩胛切迹处受到压迫而产生的一系列临床症状。间接和直接暴力都可以造成肩胛上神经不同程度的损伤，而牵拉伤可能作用最大，损伤单独累及肩胛上神经也是可能的。临床表现为颈肩部不适，呈酸胀钝痛，患者常不能明确指出疼痛部位。有夜间痛醒史，疼痛和肩部主动活动有关，可沿肩肱后放射至手部，亦可向肩胛下部放射。

【局部解剖】

肩胛上神经（图 8-20）起源于臂丛神经上干，其纤维来自 C_4、C_5、C_6，是运动和感觉的混和神经。从上干发出后沿斜方肌和肩胛舌骨肌深面外侧走行，通过肩胛横韧带下方的肩胛切迹进入冈上窝，而与其伴行的肩胛上动、静脉则从该韧带的浅层跨过，再进入冈上窝。该神经在经过肩胛切迹和肩胛上横韧带所组成的骨-纤维孔较为固定。肩胛上神经在冈上窝发出两根肌支支配冈上肌，两支或更多的细感觉支支配肩关节和肩锁关节的感觉。肩胛上切迹在解剖上可分为以下 6 种类型：①肩胛上界较宽的窝；②切迹为钝 V 字形；③对称的 U 形与侧界平行；④非常小的 V 形沟；⑤与三型相似，但由于韧带骨化使切迹内直径减小；⑥完全性韧带骨化。这些变化可能与神经卡压相关。然后，该神经与肩胛上动脉和静脉伴行，穿过肩胛下横韧带。肩胛上神经的感觉神经纤维和肱骨后的皮肤感觉在相间的神经节段，且均是支配深部感觉的纤维，故有人常诉的肩周疼痛是钝痛，经常不能说清准确部位。Sunderland 认为，由于上肢的不断活动，肩胛骨的不断移位，而使切迹处神经反复受到牵拉和摩擦，导致神经损伤、炎性肿胀和卡压，这是肩胛上神经的解剖学基础。

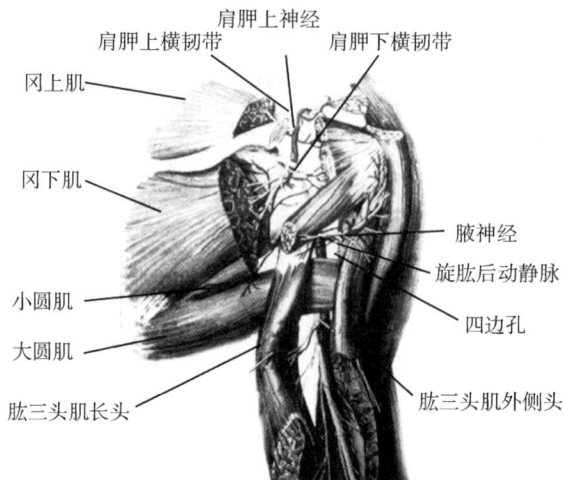

图 8-20　肩胛上神经解剖

【诊断要点】

1.肩部相当于肩胛切迹处有明显压痛。

2.肩外展无力，特别是开始 30° 左右的肩外展肌力明显较健侧减弱。

3.冈上肌、冈下肌萎缩。

4.上臂交叉试验：即双臂前屈 90°，在胸前交叉，肩部疼痛加重。

5.肩胛骨牵拉试验：令患者将患侧手放置于对侧肩部，并使肘部处于水平位，患侧肘部向健侧牵拉，可刺激卡压的肩胛上神经，诱发肩部疼痛。

6.肌电图检查：肩胛上神经运动传导速度明显减慢，冈上肌、冈下肌均有纤颤电位，腋神经及三角肌正常。

【内热针治疗】

（1）体位：患者俯卧位。

（2）布点（图 8-21）：肩胛冈内外侧缘连线的中点上方 1cm 处为肩胛切迹体表投影区域，在此区域内每隔 1cm 均匀交错布点。

（3）消毒：施术部位常规碘伏消毒 2 遍。

（4）麻醉：0.5% 利多卡因局部浸润麻醉。

（5）针具：选用直径 0.7mm 的 3 号内热针。

（6）针法（图8-22）：在上述布点位置垂直皮肤进针，经皮肤、皮下、斜方肌、冈上肌、直达肩胛切迹周围骨面。

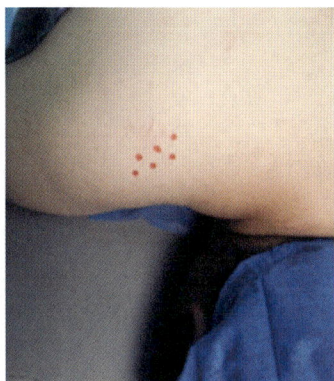

图8-21　肩胛上神经卡压综合征布点图　　图8-22　肩胛上神经卡压综合征内热针治疗

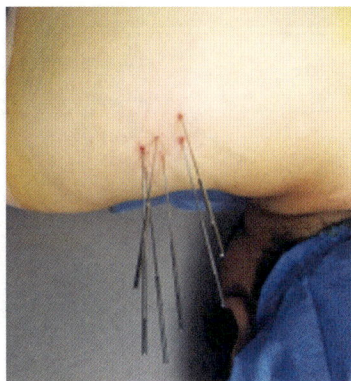

（7）加热：针柄连接加热端，42℃恒温加热，时间20分钟。

治疗结束后，拔出全部内热针，局部按压止血3分钟，碘伏消毒1遍。

八、肩关节周围炎

【概述】

本病简称肩周炎，俗称肩凝症、五十肩、漏肩风。好发于50岁左右的人群，女性多于男性，多见于体力劳动者。其基本病因是肩关节周围软组织的广泛粘连和瘢痕所致。临床表现为患侧肩部疼痛，活动时疼痛加剧，严重者肩关节的任何活动都受限制。疼痛在夜间会加重，且影响睡眠。查体：肩关节肱二头肌短头的附着点喙突处、肩胛下肌在小结节止点处、肱二头肌长头经过结节间沟处、小圆肌的止点有明显压痛。

【局部解剖】

1. 肩关节前外面（图8-23）

肩关节前外面主要为肱二头肌。肱二头肌长头起于肩胛骨的盂上结节，通过肩关节囊，经肱骨结节间沟内穿过下降，肱二头肌短头起于肩胛骨喙突，两头在下部合成一个肌腹，共同止于桡骨粗隆。作用：屈肘关节，当前臂处于旋前位，能使其旋后。

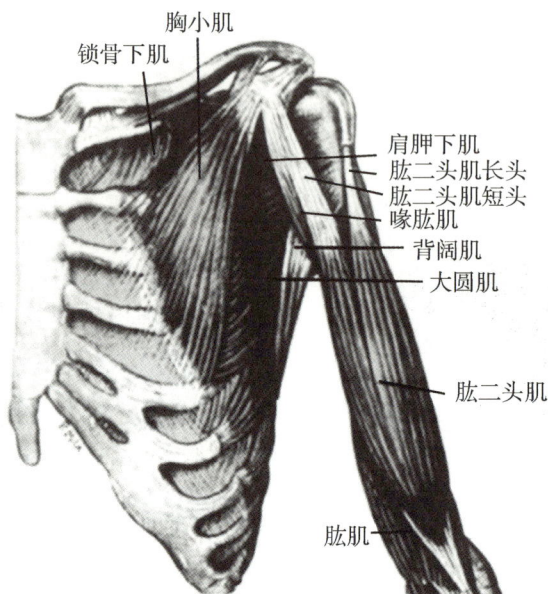

图8-23　肩关节解剖结构（前面观）

2. 肩关节后面（前文图8-1，图8-4）

（1）肩胛下肌：肩胛下肌起于肩胛下窝，止于肱骨小结节。作用：上臂内收和旋内。

（2）冈上肌：冈上肌起于冈上窝，止于肱骨大结节最上面。神经支配：肩胛上神经。作用：外展肩关节。

（3）冈下肌：冈下肌起于冈下窝，止于肱骨大结节中部。神经支配：肩胛上神经。作用：肩关节外展，外旋。

（4）小圆肌：小圆肌起于冈下窝的下部，止于肱骨大结节最下面。神经支配：腋神经。作用：上臂后伸。

3. 肩关节滑液囊（图8-24）

冈上肌腱和肩峰之间有肩峰下滑液囊。在关节囊与三角肌之间有三角肌下滑液囊。外层是三角肌，起自锁骨外1/3前缘、肩峰尖与其外侧缘及肩胛冈嵴，包绕肩关节的上、前、后和外面。向下收缩变窄成肌腱，止于肱骨三角肌粗隆。

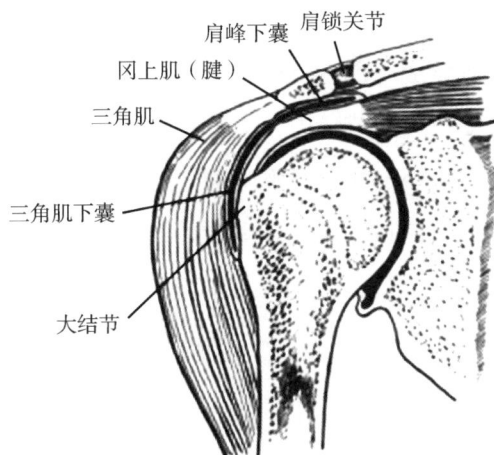

图 8-24 肩峰下滑液囊和三角肌下滑液囊

4. 肩袖（图 8-25）

冈上肌、冈下肌、小圆肌与肩胛下肌在经过肩关节前方、上方、后方时，与关节囊紧贴，并有许多腱纤维与关节囊相交织形成肩袖。

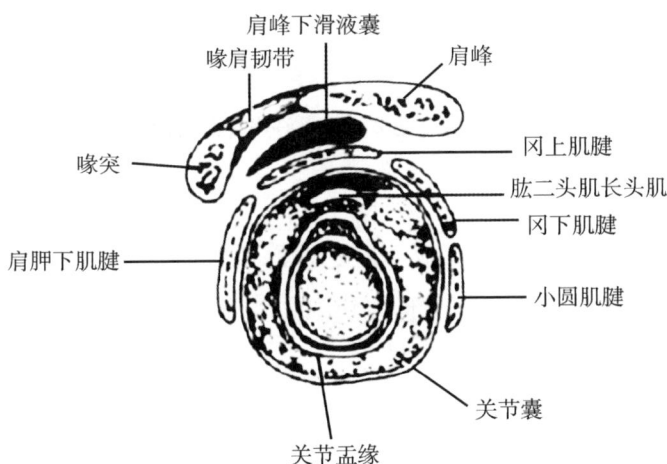

图 8-25 肩袖结构

5. 喙突（前文图 8-17）

喙突上有 5 个解剖结构，喙突外 1/3 为肱二头肌短头起点，喙突中 1/3 为喙肱肌，喙突内 1/3 为胸小肌止点。喙突外上缘为喙肩韧带，喙突内上缘为喙锁韧

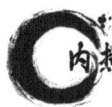

带（锥状韧带和斜方韧带）。

6. 结节间沟骨纤维管道（图 8-26）

肱二头肌长头肌腱通过关节囊内，关节囊滑膜在肌腱的表面包绕，形成结节间沟滑液鞘，经结节间沟穿出后，滑膜附着于囊外。在肱骨结节间沟部，由肱二头肌长头滑液鞘、肱横韧带和肱骨结节间沟共同形成一个骨纤维管道。由于肱横韧带损伤、粘连、瘢痕形成后，可引起肱二头肌长头在骨纤维管道内通过困难，导致肩关节功能障碍。

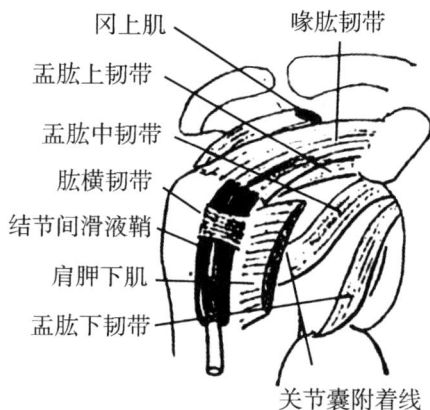

图 8-26　结节间沟骨纤维管道结构

【诊断要点】

1. 慢性劳损，外伤筋骨，气血不足复感受风寒湿邪所致。

2. 好发年龄在 50 岁左右，女性发病率高于男性，多见于体力劳动者，多为慢性发病。

3. 肩周疼痛，以夜间为甚，常因天气变化及劳累而诱发，肩关节活动功能障碍。

4. 肩部肌肉萎缩，肩前、后、外侧均有压痛，外展功能明显受限，出现典型的"扛肩"现象。

5. 查体：肩关节肱二头肌短头的附着点喙突处、肩胛下肌在小结节止点处、肱二头肌长头经过结节间沟处、小圆肌的止点有明显压痛。

6. X 线检查多为阴性，病程久者可见骨质疏松。

【内热针治疗】

1. 第一次治疗肩关节囊

（1）体位：健侧卧位，患侧上肢自然伸直。

（2）布点（图 8-27）：在肩峰下缘肩关节囊的体表投影区域内每隔 1cm 均匀交错布点，共 2 排。

（3）消毒：施术部位常规碘伏消毒 2 遍。

（4）麻醉：0.5% 利多卡因局部浸润麻醉。

（5）针具：选用直径 0.7mm 的 3 号内热针。

（6）针法（图 8-28）：在上述布点部位垂直皮肤进针，经皮肤、皮下、三角肌、肩关节囊，直达肱骨骨面。

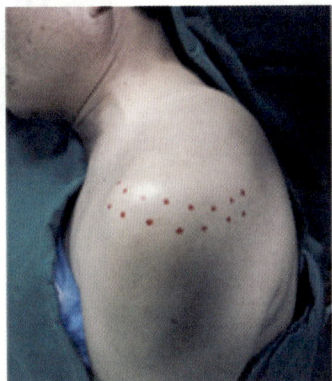

图 8-27　肩关节囊布点图

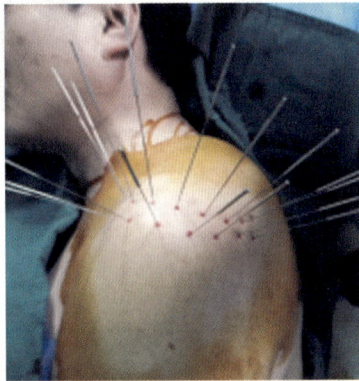

图 8-28　肩关节囊内热针治疗

（7）加热：针柄连接加热端，42℃恒温加热，时间 20 分钟。

治疗结束后，拔出全部内热针，局部按压止血 3 分钟，碘伏消毒 1 遍。

2. 第二次治疗肩关节前部

（1）体位：仰卧位，患侧掌心向上、上肢 45° 外展。

（2）布点（图 8-29）：在肩前部肱骨大结节、结节间沟、肱骨小结节、大圆肌止点、背阔肌止点、胸大肌止点区域内，每隔 1cm 均匀交错布点。

（3）消毒：施术部位常规碘伏消毒 2 遍。

（4）麻醉：0.5% 利多卡因局部浸润麻醉。

（5）针具：选用直径 0.7mm 的 3 号内热针。

（6）针法（图 8-30）：从上述布点部位垂直皮肤进针，经皮肤、皮下、三角肌、胸大肌、肱二头肌长头、肱二头肌短头、喙肱肌、肩胛下肌、大圆肌、背阔肌肌腱，达肱骨骨面。

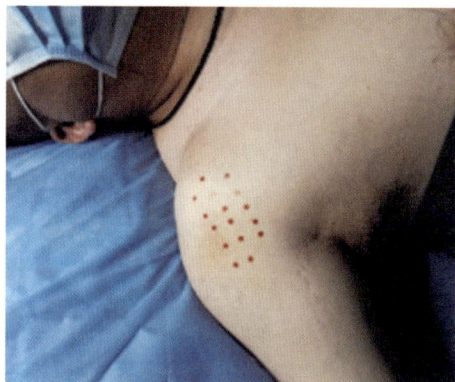

图 8-29　肩前部布点

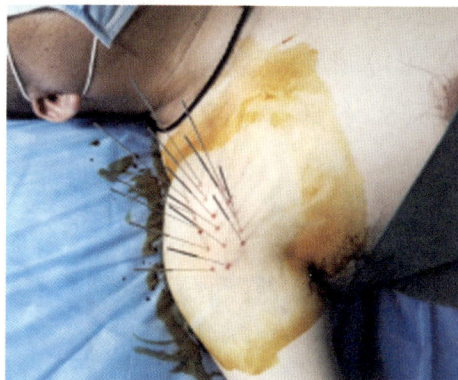

图 8-30　肩前部内热针治疗

（7）加热：针柄连接加热端，42℃恒温加热，时间 20 分钟。

治疗结束后，拔出全部内热针，局部按压止血 3 分钟，碘伏消毒 1 遍。

3. 第三次治疗冈上肌、冈下肌、小圆肌起点及肌腹部

（1）体位：俯卧位，患侧上肢外展 90° 垂于床边，具体以患者舒适为主。

（2）布点（图 8-31）：在肩胛骨的体表投影区域，冈上窝、冈下窝内每隔 1cm 均匀交错布点，肩胛冈上缘 2 排，下缘 4 排，共 6 排。

（3）消毒：施术部位常规碘伏消毒 2 遍。

（4）麻醉：0.5% 利多卡因局部浸润麻醉。

（5）针具：选用直径 0.7mm 的 3 号内热针。

（6）针法（图 8-32）：从上述布点部位垂直皮肤进针，经皮肤、皮下、斜方肌、部分三角肌、冈上肌、冈下肌、小圆肌，达肩胛骨骨面。

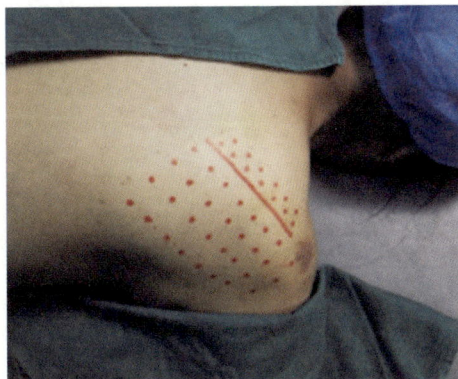

图 8-31　肩胛骨表面布点图

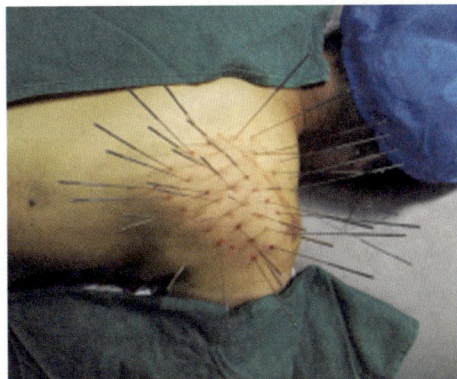

图 8-32　冈上肌、冈下肌、小圆肌内热针治疗

（7）加热：针柄连接加热端，42℃恒温加热，时间 20 分钟。

治疗结束后，拔出全部内热针，局部按压止血 3 分钟，碘伏消毒 1 遍。

第九章 内热针治疗肘部与腕手部疾病

一、肱骨外上髁炎

【概述】

本病的主要原因是伸肌总腱起始部（即肱骨外上髁部）的损伤或撕裂所产生的无菌性炎症。也有学者认为，该病是肱骨外上髁部伸肌总腱起始处的慢性肌筋膜炎，还有学者通过开放性手术观察到穿出伸肌总腱处的血管、神经束受到卡压是本病的病因。发病后肱骨外上髁疼痛涉及肩前部和前臂，局部有时会出现轻度的肿胀，活动前臂后疼痛加重，不能做握拳、旋转前臂动作，握物无力。

【局部解剖】

肱骨外上髁（图9-1）形态扁平，位于肱骨下端的外侧、肱骨小头的外上方，与内上髁不在一条水平线上，而略高于内上髁。外上髁未包于关节囊内，其前外侧有一浅压迹，为前臂伸肌总腱的起始部。其前方上部为桡侧腕长伸肌腱的起始部，下部为桡侧腕短伸肌腱与指伸肌、小指伸肌腱的起始部；在其后面，由上向下依次为桡侧腕短伸肌、指伸肌、小指伸肌及旋后肌腱的起始部，其最内侧为肘肌的起点。肱骨外上髁的下部还有桡侧副韧带的起始部，并与桡侧腕短伸肌起始腱的纤维交织在一起。

肱骨外上髁的血供较恒定，其来源有二：一支为肱骨滋养动脉的降支；另一支为肱深动脉所发出的分支。

肱骨外上髁处的神经支配，主要有桡神经的前臂背侧皮神经及由桡神经分出的肘肌支分支。

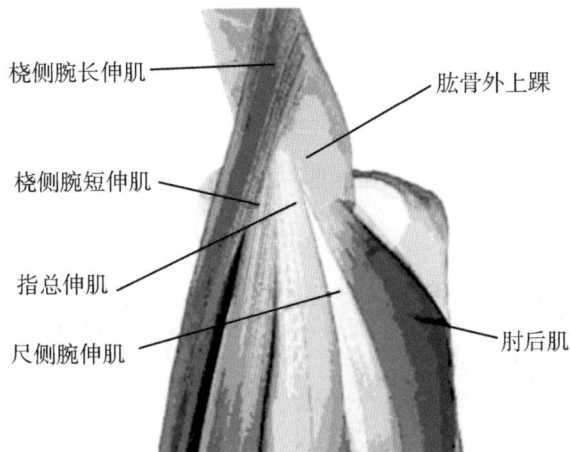

桡侧腕长伸肌

桡侧腕短伸肌

指总伸肌

尺侧腕伸肌

肱骨外上髁

肘后肌

图 9-1　肱骨外上髁结构图

【诊断要点】

1. 肱骨外上髁处疼痛。局部有时会出现轻度的肿胀，活动前臂后疼痛加重，不能做握拳、旋转前臂动作，握物无力。

2. 肱骨外上髁处压痛。

3. 密耳（Mill）征阳性。

4. 前臂伸肌紧张试验阳性。

5. X 线片检查阴性。

【内热针治疗】

以右侧肱骨外上髁炎为例加以描述。

（1）体位：患者坐位，患侧肘关节稍屈曲放于治疗床上，掌心向下。

（2）布点（图 9-2）：肱骨外上髁处布点：先在肱骨外上髁顶点布 1 点，然后在此点上下左右旁开 1cm 处各布 1 点，共 5 点；伸肌肌腹部布点：在伸肌肌腹部压痛点处布点。

（3）消毒：施术部位常规碘伏消毒 2 遍。

（4）麻醉：0.5% 利多卡因局部浸润麻醉。

（5）针具：选用直径 0.7mm 的 3 号内热针。

（6）针法（图9-3）：肱骨外上髁处针法：在上述布点部位与皮肤呈45°角向肱骨外上髁顶点方向斜刺进针，经皮肤、皮下组织、直达肱骨外上髁骨面；伸肌肌腹部压痛点处针法：在上述布点部位与皮肤呈30°角向肱骨外上髁顶点方向斜刺进针，经皮肤、皮下组织、达伸肌肌腹部。此部位根据患者胖瘦不同，进针深度在2~4cm范围内。

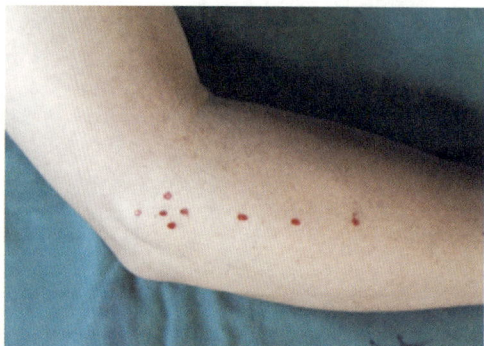

图9-2　肱骨外上髁炎布点图

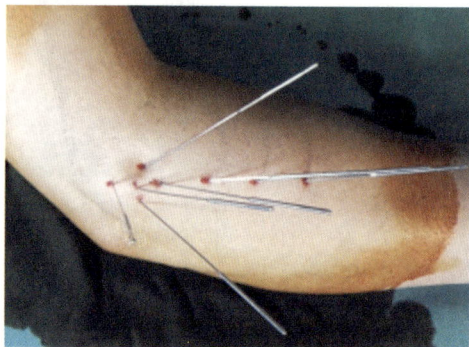

图9-3　肱骨外上髁炎内热针治疗

（7）加热：针柄连接加热端，42℃恒温加热，时间20分钟。

治疗结束后，拔出全部内热针，局部按压止血3分钟，碘伏消毒1遍。

二、肱桡关节滑囊炎

【概述】

肱桡关节滑囊炎大多由肱桡关节滑液囊闭锁而成，临床表现为肘关节酸胀不适，夜间或休息时加重，变动体位也不能缓解，常影响睡眠。

【局部解剖】

桡肱关节滑囊（图9-4）即肱二头肌桡骨囊，位于肱二头肌止腱和桡骨粗隆前面之间，在肱桡肌深面的内侧，旋前圆肌的外侧面下缘，桡侧腕长伸肌的内侧面。

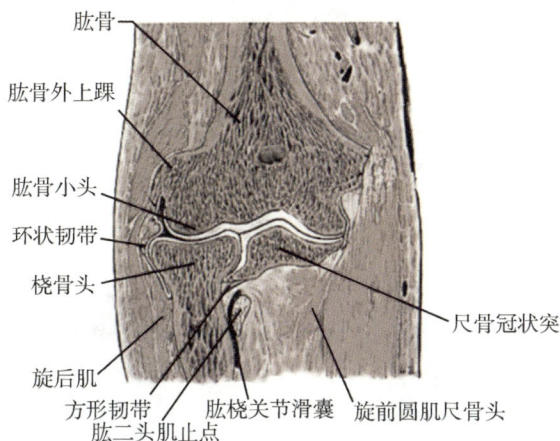

图 9-4　肱桡关节滑囊解剖图（冠状面）

图中标注：肱骨、肱骨外上踝、肱骨小头、环状韧带、桡骨头、旋后肌、方形韧带、肱二头肌止点、肱桡关节滑囊、旋前圆肌尺骨头、尺骨冠状突

【诊断要点】

1. 在肘关节横纹，肱二头肌腱与肱桡肌之间、肱骨外上踝前内侧和桡骨小头的内侧有压痛点。

2. 将上肢伸直，在肘关节的掌侧，桡骨粗隆处有明显压痛。

3. 肘关节运动功能正常。

4. X 线检查，以排除肘关节骨质方面的病变。

【内热针治疗】

以右侧肱桡关节滑囊炎为例加以描述。

（1）体位：患者坐位，患侧肘关节稍屈曲放于治疗床上，掌心向下。

（2）布点（图9-5）：在肱桡关节关节面体表投影区每隔0.5cm均匀布5点，而后在肱桡关节关节面体表投影区上下每隔1cm均匀布2~3点。

（3）消毒：施术部位常规碘伏消毒2遍。

（4）麻醉：0.5% 利多卡因局部浸润麻醉。

（5）针具：选用直径0.7mm 的3号内热针。

（6）针法（图9-6）：肱桡关节关节面体表投影区针法：在上述布点部位垂直皮肤进针，经皮肤、皮下、肘肌、桡侧腕伸肌腱、小指伸肌、指伸肌、桡侧腕短伸肌、桡侧腕长伸肌、旋后肌、桡骨环状韧带、桡侧副韧带、肘关节囊、达肱桡关节骨面；肱桡关节关节面体表投影区上下处针法：在上述布点部位与皮肤呈45°角向肱桡关节方向斜刺进针，上缘经皮肤、皮下、肘肌、桡侧腕长伸肌、桡侧副韧带、肘关节囊，达肱桡关节骨面，下缘经皮肤、皮下、桡侧腕伸肌腱、小指伸肌、指伸肌、桡侧腕短伸肌、肘关节囊，达肱桡关节骨面。

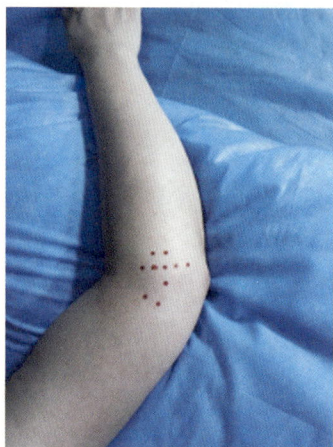

图 9-5　肱桡关节滑囊炎布点图

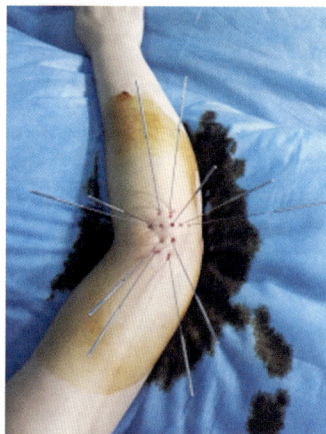

图 9-6　肱桡关节滑囊炎内热针治疗

（7）加热：针柄连接加热端，42℃恒温加热，时间 20 分钟。

治疗结束后，拔出全部内热针，局部按压止血 3 分钟，碘伏消毒 1 遍。

三、尺骨鹰嘴滑囊炎

【概述】

尺骨鹰嘴滑囊炎又称肘后滑囊炎，过去本病多发于矿工，故其又称为"矿工肘"。临床表现为患侧肘关节背面胀痛，局部肿胀。肘关节呈半曲状态，伸肘时疼痛加剧。

【局部解剖】

尺骨鹰嘴滑囊由 3 个滑液囊组成：①鹰嘴皮下囊，在尺骨鹰嘴和皮肤之间，最为表浅；②鹰嘴腱内囊，在肱三头肌腱内；③肱三头肌腱下囊，在肱三头肌和尺骨鹰嘴之间，鹰嘴腱内囊的深部。

【诊断要点】

1.有外伤史或劳损史。

2.患侧肘关节背面胀痛,局部肿胀。肘关节呈半曲状态,伸肘时疼痛加剧。

3.可在肘关节背面扪及囊样肿物,质软,有轻度移动感、波动感,压痛轻微。

【内热针治疗】

以右侧尺骨鹰嘴滑囊炎为例加以描述。

(1)体位:患者俯卧位,患侧肘关节屈曲90°,前壁垂于治疗床旁。

(2)布点(图9-7):在尺骨鹰嘴下缘1cm处骨面中间及两侧缘各布1点,共3点。

(3)消毒:施术部位常规碘伏消毒2遍。

(4)麻醉:0.5%利多卡因局部浸润麻醉。

(5)针具:选用直径0.7mm的3号内热针。

(6)针法(图9-8):在上述布点部位与皮肤呈15°角向尺骨鹰嘴方向平刺进针,经皮肤、皮下组织、肱三头肌,达肘关节囊。

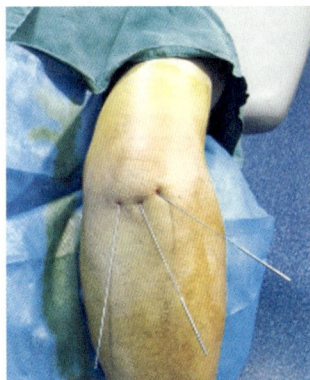

图9-7 尺骨鹰嘴滑囊炎布点图

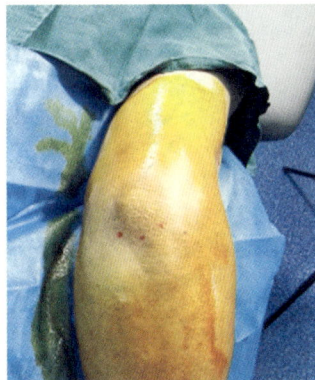

图9-8 尺骨鹰嘴滑囊炎内热针治疗

(7)加热:针柄连接加热端,42℃恒温加热,时间20分钟。

治疗结束后,拔出全部内热针,局部按压止血3分钟,碘伏消毒1遍。

四、肘管综合征

【概述】

肘管综合征又称创伤性尺神经炎、迟发性尺神经炎、肘部尺神经卡压等。常见于中年男性，以体力劳动者多见。临床表现为环指和小指的麻木和刺痛感。患者还可有手部乏力、握力减退、肌肉萎缩、手部活动笨拙、不灵活、抓不紧东西等。

【局部解剖】

肘管（图9-9）是由尺侧腕屈肌肱骨头、尺骨鹰嘴头之间的纤维性筋膜组织（弓状韧带）和肱骨内上髁髁后沟（尺神经沟）围成的骨性纤维性管鞘。其前壁为内上髁，外壁为肘关节内侧的尺肱韧带，内侧壁是肘管支持带。尺神经经肘管自上臂内侧下行至前臂屈侧，在尺神经沟内位置表浅，可触及其在沟内的活动。正常情况下，鹰嘴和内上髁的距离变宽，肘管后内侧筋膜组织被拉紧，同时外侧的尺肱韧带向内侧凸出，肘管容积变小。伸肘时，肘管的容积最大。

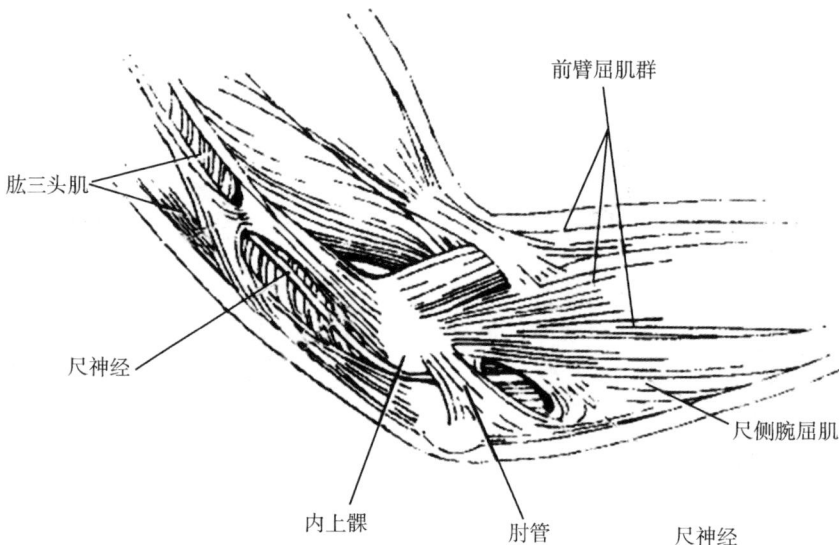

图9-9 肘管解剖结构图

【诊断要点】

1.尺神经支配区的感觉障碍。环指和小指的麻木和刺痛感。除尺侧一个半手指出现感觉障碍外，手背尺侧也出现感觉障碍。

2.肌肉萎缩、肌力减退。病程不同，手部肌萎缩程度也不同。早期可出现手部肌无力现象，晚期可出现爪型手畸形。肌力减退最突出的表现是小指处于外展位。内收不能，握力减弱。

3.肘部尺神经滑脱、增粗。尺神经随着肘关节的屈伸运动，在肱骨内上髁上方会出现异常滑动。有时可摸到肘部一端尺神经增粗或有梭形肿大，并有压痛。

4.肘外翻畸形。肘部有骨折史者可出现肘外翻畸形。

5.屈肘试验阳性。屈肘时可加剧尺侧一个半手指的麻木或异常感。

6.肘部 Tinels 征阳性。

【内热针治疗】

以左侧尺骨鹰嘴滑囊炎为例加以描述。

（1）体位：患者仰卧位，患侧上肢外展90°，肘关节屈曲90°左右，掌心向上。

（2）布点（图 9-10）：沿肱骨内上髁内侧骨面及尺骨鹰嘴内侧骨面每隔1cm均匀布1点，共布6点。

（3）消毒：施术部位常规碘伏消毒2遍。

（4）麻醉：0.5% 利多卡因局部浸润麻醉。

（5）针具：选用直径 0.7mm 的 3 号内热针。

（6）针法（图 9-11）：在上述布点部位垂直皮肤进针，经皮肤、皮下组织、沿肱骨内上髁内侧骨面及尺骨鹰嘴内侧骨面继续进针，穿过尺侧副韧带、肘关节囊，达肱骨内侧髁骨面。

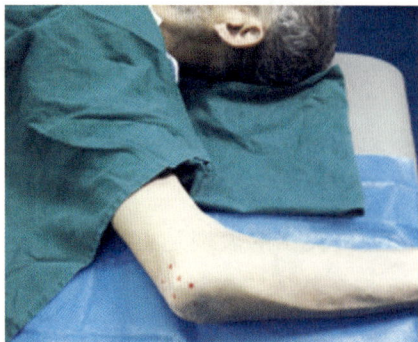

图 9-10　肘管综合征布点图

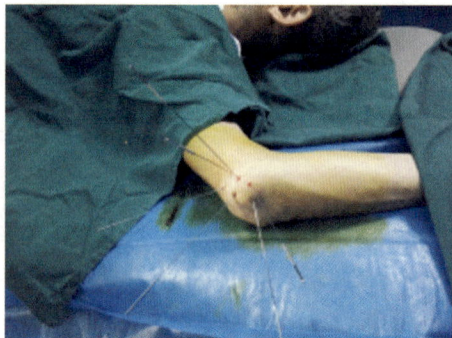

图 9-11　肘管综合征内热针治疗

（7）加热：针柄连接加热端，42℃恒温加热，时间 20 分钟。

治疗结束后，拔出全部内热针，局部按压止血 3 分钟，碘伏消毒 1 遍。

五、腕管综合征

【概述】

本病是周围神经卡压中最常见的一种，多以重复性手部运动特别是抓握性手部运动者多见，如用充气钻的工人、木工、铁匠等。中年人多发，占患者总数的 82%，女性多于男性。临床表现为：①桡侧 3 个半指麻木、疼痛和感觉异常。②常有夜间痛及反复屈伸腕关节后症状加重。患者常以腕痛、指无力、捏握物品障碍及物品不自主从手中掉下为主诉。③病变严重者可发生大鱼际肌萎缩，拇对掌功能受限。腕部的不适可向前臂、肘部甚至肩部放射；当症状进一步加重时，出现精细动作受限，如拿硬币、系纽扣困难。

【局部解剖】

腕管是由腕横韧带（图 9-12）及腕骨形成的一个管道。腕管的桡侧界由舟骨结节、大多角骨和覆盖于桡侧腕屈肌的筋膜隔组成，尺侧界由豌豆骨、三角骨和钩骨钩组成。腕管的顶部、屈肌支持带由桡骨远端扩展至掌骨的基部。腕管有 3 个重要的组成结构：前臂深筋膜、腕横韧带和大小鱼际肌间腱膜。腕横韧带起自舟状骨结节和多角骨桡侧突起，止于腕豆骨和钩骨钩尺侧。在其浅面由近端前臂筋膜、掌长肌和掌部远端筋膜组成。腕骨内容物包括屈指浅肌（4 根肌腱）、屈指深肌（4 根肌腱）、拇长屈肌（1 根肌腱），共 9 根肌腱及其滑膜和正中神经。

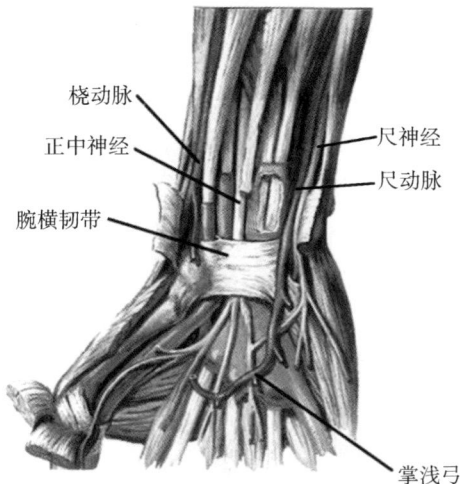

图 9-12　腕横韧带处的解剖结构示意图

正中神经在前臂位于指浅、深屈肌肌腹间，常位于指浅屈肌深部的肌膜内。在前臂远端，神经浅出部位位于指浅屈肌和桡侧腕屈肌间，恰位于掌长肌后侧或桡后侧。当穿过腕管的桡掌部屈肌支持带后，在屈肌支持带的远端分为 6 支：正中神经运动返支、3 支指固有神经（分别位于拇指桡侧、拇指尺侧、食指桡侧）和 2 支指神经（1 支在食指尺侧和中指桡侧，1 支在中指尺侧和环指桡侧）。78%的运动神经束位于神经的桡掌位，其余位于神经的掌中位。56% 的运动支穿过分隔的筋膜后首先进入大鱼际肌。第 1 蚓状肌由到食指桡侧指固有神经支配，第 2 蚓状肌由支配食指和中指的指神经支配。正中神经掌皮支源于正中神经桡掌侧距腕横纹约 5cm 处近端，于掌长肌与桡侧腕屈肌间的前臂筋膜下发出分支，在腕横纹 0.8cm 处由掌部穿出，分为桡、尺支。

正中神经的高位分支可起源于前臂近侧或前臂中 1/3 部，与正中神经主干并行，通常被正中动脉或异常肌肉分隔。正中神经返支可通过韧带外、韧带下和韧带内穿过腕横韧带。

【诊断要点】

1.分型：根据网眼理论，将腕管综合征分为腕管入口卡压和腕管出口卡压（图 9-13）。正中神经进入腕管时受到的卡压为入口卡压，正中神经出腕管时受到的卡压为出口卡压。

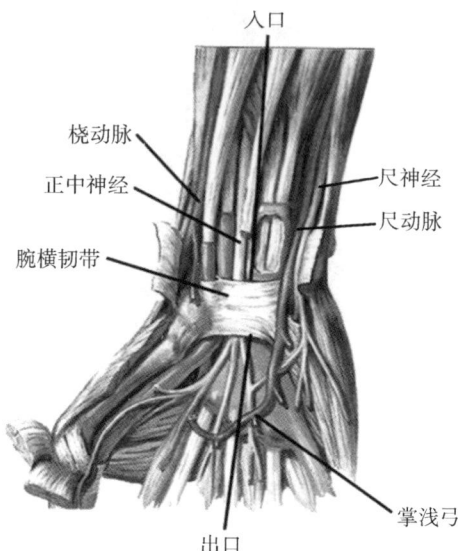

图 9-13 腕管综合征分型

2. 患者出现桡侧：3 个半指疼痛、麻木，感觉减退和鱼际肌萎缩三大症状中的 1 个或 2 个症状时要考虑该病，尤其伴有夜间因麻木而醒者。

3. Phalen 试验：双前臂垂直，双手尽量屈曲，持续 60 秒手部正中神经支配区出现麻木和感觉障碍为阳性。30 秒出现阳性表明病变较重。该检查灵敏度为 75%~88%。

4. 止血带试验：将血压表置于腕部，充气使气压达 20kPa（150mmHg），持续 30 秒，出现麻木为阳性。该检查灵敏度、特异度较高。

5. 腕部叩击试验（Tinel 征）：用指叩打患者腕部屈面或腕横韧带时，在其桡侧的某个手指出现麻木即为阳性。

【内热针治疗】

（1）体位：患者仰卧位，掌心向上。

（2）布点（图 9-14）：在舟状骨结节和多角骨桡侧突起之间腕横韧带起点处每隔 0.5cm 布 1 点，在豌豆骨和钩骨钩尺侧之间腕横韧带止点处再布 1 排，共

8点。

（3）消毒：施术部位常规碘伏消毒2遍。

（4）麻醉：0.5%利多卡因局部浸润麻醉。

（5）针具：选用直径0.7mm的3号内热针。

（6）针法（图9-15）：在上述布点部位垂直于皮肤进针，经皮肤、皮下组织、屈肌支持带、腕关节囊，直达腕关节骨面。

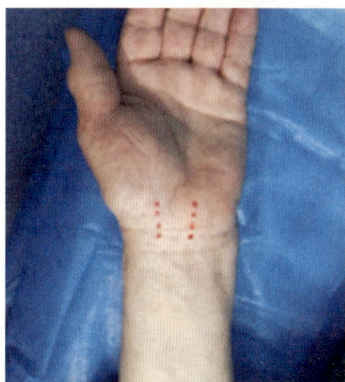

图9-14 腕管综合征布点图

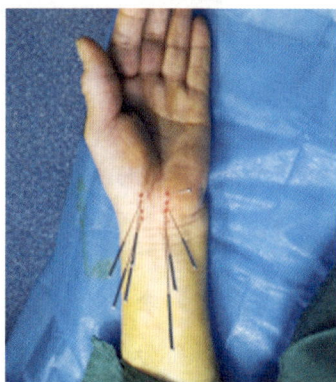

图9-15 腕管综合征内热针治疗

（7）加热：针柄连接加热端，42℃恒温加热，时间20分钟。

治疗结束后，拔出全部内热针，局部按压止血3分钟，碘伏消毒1遍。

六、桡骨茎突狭窄性腱鞘炎

【概述】

本病是指发生于桡骨茎突部骨—纤维管道的损伤性炎症，多发生于新产妇及照顾婴幼儿的中老年妇女。临床表现为桡骨茎突周围疼痛，疼痛可放射到手指和前臂。常见腕部有肿胀，拇指和腕部活动受限。

【局部解剖】

桡骨下端外侧面粗糙，向远侧延伸为茎突，茎突基底稍上方有肱桡肌附着，茎突末端有桡侧副韧带附着。在桡骨茎突的外侧，有1条浅沟，拇长展肌腱及拇短伸肌腱（图9-16）共同经此沟外面的骨纤维性腱管到达拇指，腕背韧带附着于桡骨下端的外侧缘及桡骨茎突。

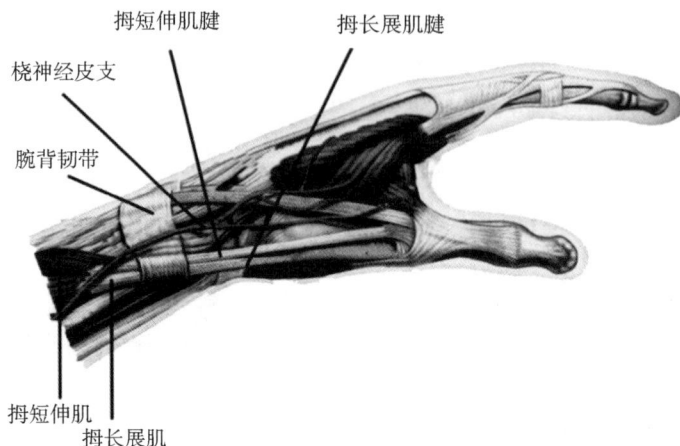

拇短伸肌腱　　　拇长展肌腱
桡神经皮支
腕背韧带
拇短伸肌
拇长展肌

图 9-16　腕关节桡侧解剖结构图

【诊断要点】

1.有劳损史，好发于家庭妇女及长期从事腕部操作之人。

2.桡骨茎突部疼痛、肿胀隆起、压痛，腕部劳累、寒冷刺激后疼痛加剧，局部腱鞘增厚，握物无力，拇指和腕部活动受限。

3.握拳尺偏试验阳性。

【内热针治疗】

以左侧桡骨茎突狭窄性腱鞘炎为例加以描述。

（1）体位：患者仰卧位，患肢自然放于身体旁，掌心向内。

（2）布点（图 9-17）：在桡骨茎突周围触到有串珠状硬结处布 2~3 点。

（3）消毒：施术部位常规碘伏消毒 2 遍。

（4）麻醉：0.5% 利多卡因局部浸润麻醉。

（5）针具：选用直径 0.7mm 的 3 号内热针。

（6）针法（图 9-18）：从上述布点部位皮肤表面呈 15° 角向桡骨茎突方向平刺进针，经皮肤、皮下组织有韧性感时，即到骨纤维腱鞘，将针刺入腱鞘，直到有落空感为止。

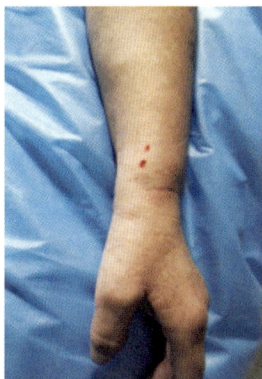

图 9-17 桡骨茎突狭窄性腱鞘炎布点图　图 9-18 屈指肌桡骨茎突狭窄性腱鞘炎内热针治疗

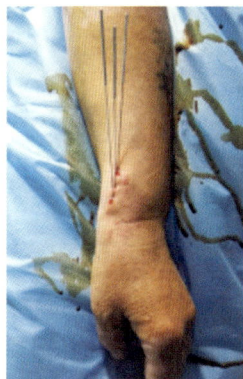

（7）加热：针柄连接加热端，42℃恒温加热，时间 20 分钟。

治疗结束后，拔出全部内热针，局部按压止血 3 分钟，碘伏消毒 1 遍。

七、腕背侧腱鞘囊肿

【概述】

本病是指关节囊或腱鞘附近某些组织的黏液变性所形成的囊肿，有单房性和多房性之分。囊肿壁的外壁为纤维组织构成，内壁与关节滑膜相似，囊内充满无色透明胶样黏液，与滑囊不同。囊腔可与关节腔或腱鞘相通，但也有与关节腔及腱鞘不相通而成闭锁。患者自觉局部酸痛或疼痛，发生于皮下，呈圆形或椭圆形，大小不一，发生于腕部背侧的一般在 2~3cm。手握物或按压时疼痛。

【局部解剖】

手背的皮肤较薄，有毛和皮脂腺，其富有弹性。伸指肌腱和浅静脉在皮下均可见。手背的浅筋膜较为丰富，吻合形成手背静脉网，收集手指及手背浅、深部的静脉血液。皮神经有桡神经浅支和尺神经手背支，其分别分布于手背桡侧半和尺侧半的皮肤。手背深筋膜可分为浅深两层，浅层是腕背侧韧带的延续，其与伸指肌腱相结合，构成了手背腱膜。手背浅筋膜、手背腱膜和手背深筋膜深层三者间构成两个筋膜间隙，即腱膜下间隙和手背皮下间隙。

【诊断要点】

1. 多见于青年和中年,女性多于男性。

2. 患者自觉局部酸痛或疼痛,囊肿突起于皮面,质软而伴有张力感,呈圆形或椭圆形,大小不一,发生于腕部背侧的一般在 2~3cm。手握物或按压时疼痛。

【内热针治疗】

以左侧腕背侧腱鞘囊肿为例加以描述。

(1)体位:患者仰卧位,患肢平放于治疗床上,掌心向下。

(2)布点(图 9-19):在腕背侧囊肿正中位置布 1 点,而后在其周围前后左右 1cm 处均匀布 1 点,共 5 点。

(3)消毒:施术部位常规碘伏消毒 2 遍。

(4)麻醉:0.5% 利多卡因局部浸润麻醉。

(5)针具:选用直径 0.7mm 的 3 号内热针。

(6)针法(图 9-20):囊肿正中位置垂直于皮肤进针,其余 4 点与皮肤呈 45° 角向囊肿正中方向斜刺进针,经皮肤、皮下组织,刺破囊壁,此时,缓慢进针,感觉针下有轻微阻塞感时,即达腱鞘囊肿的基底部。

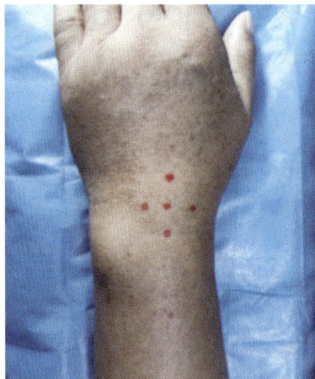

图 9-19　腕背侧腱鞘囊肿布点图

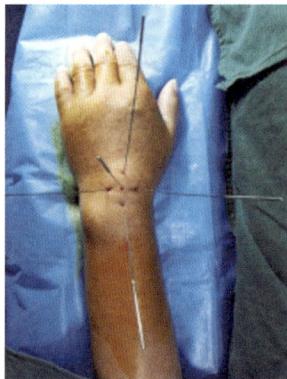

图 9-20　腕背侧腱鞘囊肿内热针治疗

(7)加热:针柄连接加热端,42℃恒温加热,时间 20 分钟。

治疗结束后,拔出全部内热针,局部按压止血 3 分钟,碘伏消毒 1 遍。

八、屈指肌腱鞘炎

【概述】

由于手指伸屈频繁，屈指肌腱和腱鞘因摩擦劳损而发病，大多在手指掌侧指横纹处。尤其以拇指和食指腱鞘炎最为常见。患指伸屈受限，多在指掌侧，指横纹处疼痛，或有肿胀，病程日久者，患者多诉指关节处有弹响声。在压痛点处多可触及条索状、块状硬结。

【局部解剖】

屈指肌腱鞘（图 9-21）包绕指浅屈肌腱和指深屈肌腱，此腱鞘由外层腱纤维鞘及内层滑液鞘组成。腱纤维鞘是由掌侧深筋膜增厚所形成的管道，附着于指骨关节囊的两侧，对肌腱起着固定和润滑的作用。肌腱滑液鞘是包绕肌腱的双层套管状的滑液鞘，分脏层和壁层。脏层包绕肌腱，壁层紧贴腱纤维鞘的内侧面。滑液鞘起着保护和润滑肌腱、避免摩擦的作用。

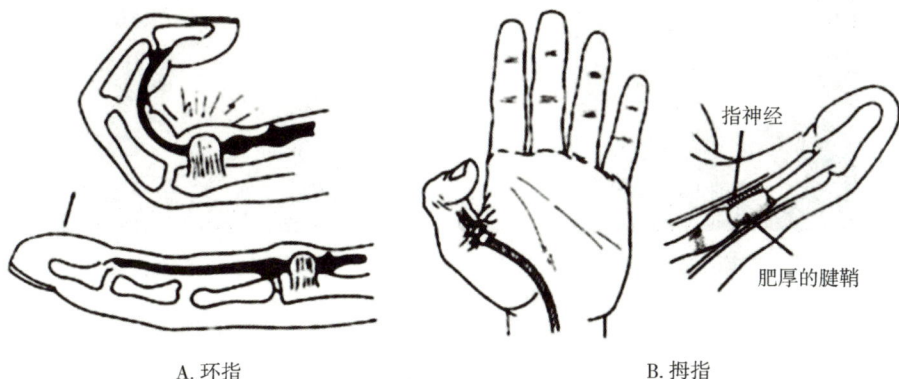

A. 环指　　　　　　　　　　　B. 拇指

图 9-21　屈指肌腱鞘

【诊断要点】

1. 有手部劳损病史，多见于妇女及手工劳动者。

2. 手指活动不灵活，局限性酸痛，晨起或劳累后症状明显。

3. 掌指关节掌侧压痛，可触及条索状、块状硬结，指屈伸活动困难，有弹响现象。

【内热针治疗】

以右手拇指屈指肌腱鞘炎为例加以描述。

（1）体位：患者仰卧位，患肢平放于治疗床上，掌心向上，拇指外展。

（2）布点（图9-22）：在拇指掌指关节部触到有串珠状硬结处布2~3点。

（3）消毒：施术部位常规碘伏消毒2遍。

（4）麻醉：0.5%利多卡因局部浸润麻醉。

（5）针具：选用直径0.7mm的3号内热针。

（6）针法（图9-23）：从上述布点部位皮肤表面呈15°角沿第一掌骨方向平刺进针，经皮肤、皮下组织有韧性感时，即到骨纤维腱鞘，将针刺入腱鞘，直到有落空感为止。

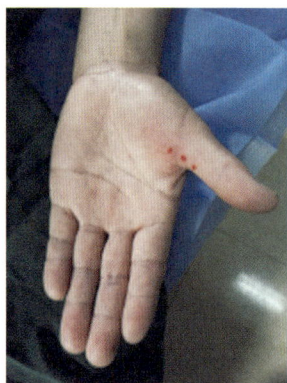

图9-22　屈指肌腱鞘炎布点图

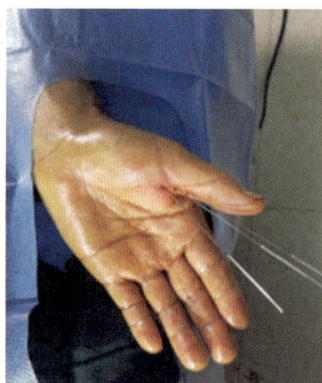

图9-23　屈指肌腱鞘炎内热针治疗

（7）加热：针柄连接加热端，42℃恒温加热，时间20分钟。

治疗结束后，拔出全部内热针，局部按压止血3分钟，碘伏消毒1遍。

第十章 内热针治疗髋部疾病

一、臀上皮神经卡压综合征

【概述】

本病是指臀上皮神经经过髂嵴骨纤维管处由各种原因造成卡压或嵌顿等损伤而引起的疼痛。臀上皮神经由 T_{12}~L_1 脊神经后外侧支组成，其大部分行走在软组织中，在行程中出孔点、横突点、入臀点均为骨纤维管是易损伤的部位。临床表现为患侧腰臀部尤其是臀部的疼痛，呈刺痛、酸痛或撕裂样疼痛，而且疼痛常常是持续发生的，很少有间断发生。一般疼痛的部位较深，区域模糊，没有明确的界限。急性期疼痛较剧烈，并可向大腿后侧放散，但常不超过膝关节。患者常诉起坐困难，弯腰时疼痛加重。

【局部解剖】

由 T_{12}~L_3 脊神经后外侧支的皮支组成。从起始到终止，大部分行走在软组织中，将其行走过程分为四段、六点、一管（图 10-1）。

骨表段：椎间孔发出后（出孔点），沿横突背行走并被纤维束固定（横突点）。

肌内段：进入竖脊肌（入肌点），向下、向外走行于肌内，走出竖脊肌（出肌点）。

筋膜下段：走行于胸腰筋膜浅层深面。

皮下段：走出深筋膜（出筋膜点），与筋膜下段成一钝角的转折，向下外走行，穿行于皮下浅筋膜。此段跨越髂嵴，经过由坚强的竖脊肌、胸腰筋膜在髂嵴的上缘附着处所形成的骨纤维性扁圆形隧道（骨性纤维管）进入臀筋膜（入臀点）。

入臀后一般分为前、中、后三支，在筋膜中穿行，中支最粗大，最长者可至股后部腘窝平面之上。

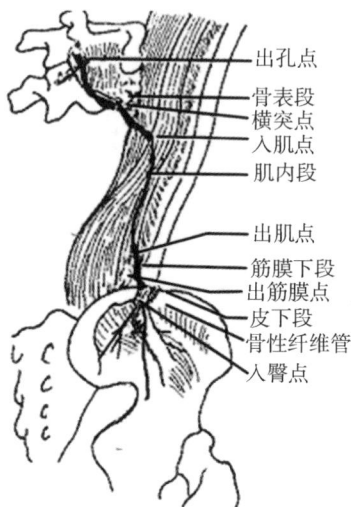

图 10-1　臀上皮神经四段、六点、一管

【诊断要点】

1.患侧腰及臀部疼痛，呈刺痛、酸胀疼痛，疼痛常常是持续发生的。弯腰时疼痛加重。

2.多数患者可以检查到固定的压痛点，一般在腰 3 横突和髂嵴中点及其下方压痛，按压时可有胀痛或麻木感，并向同侧大腿后方放射，一般放射痛不超过膝关节。

3.直腿抬高试验多为阴性，但有 10% 的患者可出现直腿抬高试验阳性，腱反射正常。

【内热针治疗】

以左侧臀上皮神经卡压为例加以描述。

（1）体位：患者俯卧位，腹部垫软枕。

（2）布点（图 10-2）：$L_2 \sim L_4$ 横突部布点：在脊柱后正中线上，$L_2 \sim L_4$ 棘突尖部下缘左侧旁开 4cm 布 3 点；入臀点布点：在髂嵴中后部臀上皮神经入臀点处每隔 1cm 均匀布点，共布 10 点左右。

（3）消毒：施术部位常规碘伏消毒 2 遍。

（4）麻醉：0.5% 利多卡因局部浸润麻醉。

（5）针具：选用直径 0.7mm 的 3 号内热针。

（6）针法（图 10-3）：L_2~L_4 横突部针法：从上述布点部位垂直进针，经皮肤、皮下、胸腰筋膜、竖脊肌、多裂肌，达横突骨面；入臀点针法：从上述布点部位垂直进针，经皮肤、皮下、胸腰筋膜、臀大肌、臀中肌，达髂骨骨面。

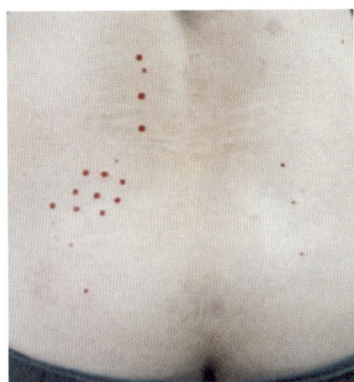

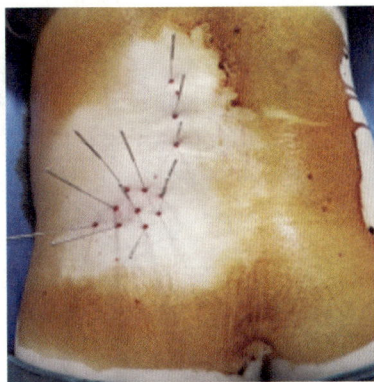

图 10-2　L_2~L_4横突部及入臀点布点图　　　图 10-3　臀上皮神经卡压内热针治疗

（7）加热：针柄连接加热端，42℃恒温加热，时间 20 分钟。

治疗结束后，拔出全部内热针，局部按压止血 3 分钟，碘伏消毒 1 遍。

二、臀中肌损伤

【概述】

本病有急、慢性两种。急性损伤者，局部肿痛显著，无复杂的临床症状，极少数病例因损伤较重，内出血太多，影响附近的神经和血管，出现臀部麻木、发凉等症状。慢性者，肿胀不显著，但出现的症状较为复杂，除局部疼痛麻木外，还常常引起坐骨神经疼痛，行走受限。

【局部解剖】

臀部的中层肌肉由上往下分别为：臀中肌、梨状肌、闭孔内肌、股方肌。臀中肌（图 10-4）起于髂骨翼外侧、臀下线或臀后线之间，止于股骨大粗隆尖部的外侧面，作用是外展大腿，并协助前屈内旋，后伸外旋。臀中肌本身受臀上皮神经支配。梨状肌与臀中肌相邻，起于坐骨大切迹及骶骨的前面，止于大粗隆的上缘（即大粗隆尖部），其止点和臀中肌紧密相邻。梨状肌由坐骨大孔穿出后，将坐骨大孔分为梨状肌上下孔，此 2 孔是盆内神经、血管通往臀部及下肢的必经之门户。所以，臀中肌病变后必然要波及梨状肌及与它相关联的神经血管。

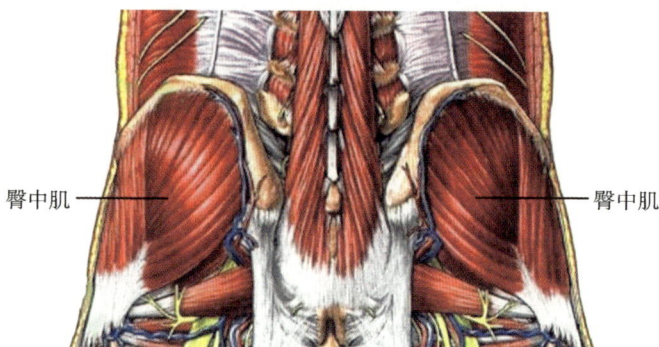

臀中肌 ———— 臀中肌

图 10-4　臀中肌

【诊断要点】

1. 有臀中肌损伤史。

2. 臀中肌前外侧即髂前上棘的后缘处疼痛、压痛，疼痛部位局限，下肢可有轻微痛麻感，下肢主动外展引起症状加重，局部扪及条索状物。

3. 梨状肌紧张试验阳性。

4. X 线片排除骨盆诸骨之病变。

【内热针治疗】

以右侧臀中肌损伤为例加以描述。

1. 第一次治疗臀中肌起点及上部肌腹

（1）体位：健侧卧位，健侧下肢伸直，患侧屈髋屈膝，以患者舒适为度。

（2）布点（图 10-5）：在臀中肌起点及上部肌腹体表投影区每隔 2cm 均匀布点。

（3）消毒：施术部位常规碘伏消毒 2 遍。

（4）麻醉：0.5% 利多卡因局部浸润麻醉。

（5）针具：选用直径 0.7mm 的 2 号内热针。

（6）针法（图 10-6）：从上述布点部位垂直髂骨骨面进针，经皮肤、皮下、部分臀大肌、臀中肌、臀小肌，达髂骨骨面。

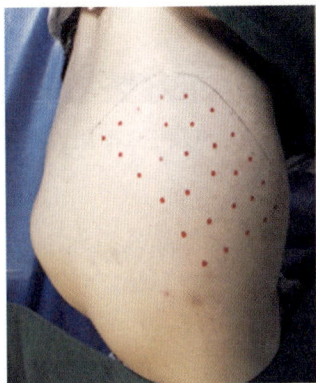

图 10-5　臀中肌起点及上部肌腹布点图　　　图 10-6　臀中肌起点及上部肌腹内热针治疗

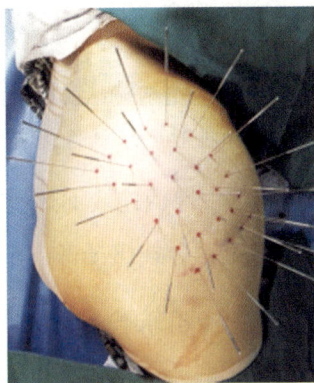

（7）加热：针柄连接加热端，42℃恒温加热，时间 20 分钟。

治疗结束后，拔出全部内热针，局部按压止血 3 分钟，碘伏消毒 1 遍。

2. 第二次治疗臀中肌止点及下部肌腹

（1）体位：健侧卧位，患侧屈髋屈膝，以患者舒适为度。

（2）布点（图 10-7）：在臀中肌止点及下部肌腹体表投影区每隔 1cm 均匀交错布点。

（3）消毒：施术部位常规碘伏消毒 2 遍。

（4）麻醉：0.5% 利多卡因局部浸润麻醉。

（5）针具：选用直径 0.7mm 的 2 号内热针。

（6）针法（图 10-8）：从上述布点部位垂直皮肤进针，经皮肤、皮下组织、部分臀大肌、臀中肌、部分阔筋膜张肌、臀小肌、髋关节囊，达髂骨、股骨颈骨面。

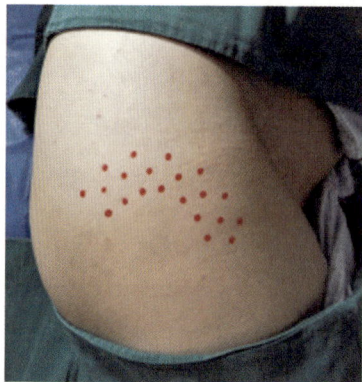

图 10-7　臀中肌止点及下部肌腹布点图　　图 10-8　臀中肌止点及下部肌腹内热针治疗

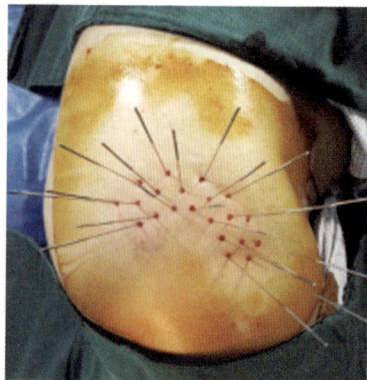

（7）加热：针柄连接加热端，42℃恒温加热，时间 20 分钟。

治疗结束后，拔出全部内热针，局部按压止血 3 分钟，碘伏消毒 1 遍。

三、梨状肌综合征

【概述】

本病是坐骨神经在通过梨状肌出口时受到卡压或慢性损伤引起的一组临床证候群。本病多见于青壮年，男性多于女性，近 2∶1，可有臀部外伤史、劳累、受寒湿等诱因。主要症状为臀中部相当于梨状肌体表投影部位疼痛，并向股外侧、股后侧、小腿外侧放射。

【局部解剖】

梨状肌（图 10-9）起自骶骨前外侧面，止于股骨大转子尖，属于下肢外旋肌之一；坐骨神经为全身最大的神经，起自腰骶神经丛，经坐骨神经通道穿至臀部，位于臀大肌和梨状肌的前面，上孖肌、闭孔内肌、下孖肌和股方肌的后面，向下至大腿。在臀部与梨状肌关系密切，二者间关系常有变异，坐骨神经与梨状肌的关系可分为以下 9 型。

Ⅰ型：坐骨神经总干穿梨状肌下孔至臀部，此型为常见型，占 61.19%。

Ⅱ型：胫神经穿梨状肌下孔，腓总神经穿梨状肌肌腹，此型为常见变异型，占 32.89%。

Ⅲ型：坐骨神经总干穿梨状肌肌腹，占 0.61%。

Ⅳ型：坐骨神经在骨盆内已分为 2 大终支，即胫神经和腓总神经，两支同穿梨状肌下孔，占 1.99%。

Ⅴ型：腓总神经穿梨状肌下孔，胫神经穿梨状肌肌腹，占 0.26%。

Ⅵ型：坐骨神经总干穿梨状肌上孔至臀部，占 0.08%。

Ⅶ型：胫神经穿梨状肌下孔，腓总神经穿梨状肌上孔，占 2.6%。

Ⅷ型：腓总神经在盆内分为 2 支，1 支穿梨状肌上孔，1 支与胫神经同经梨状肌下孔出盆，占 0.17%。

Ⅸ型：骶丛穿梨状肌肌腹至臀部后，再分出坐骨神经，占 0.17%。

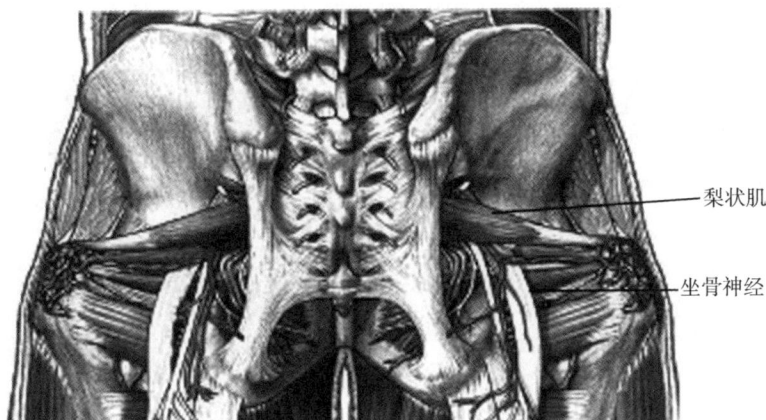

梨状肌

坐骨神经

图 10-9 梨状肌

【诊断要点】

1. 臀中部相当于梨状肌体表投影部位疼痛，并向大腿后侧至小腿外侧或足底有放射性疼痛及麻木感，患肢无力，但腰痛常不明显。

2. 检查患肢股后肌群，小腿前、后及足部肌力减弱，重者踝、趾关节活动丧失，出现足下垂；小腿外侧及足部感觉减退。

3. 梨状肌有压痛，并向下肢放射，脊柱前屈时下肢疼痛加重，后伸时疼痛减轻或缓解。直腿抬高试验多为阳性，端坐屈头无腿痛。将足内旋疼痛出现，并向下放射。

【内热针治疗】

（1）体位：患者俯卧位。

（2）布点（图 10-10）：在梨状肌体表投影的三角形区域内每隔 1~2cm 均匀布点。三角形的 3 个顶点分别为：股骨大转子尖，股骨大转子与髂后上棘连线中内 1/3 段的中点，以及股骨大转子与骶管裂孔连线的中内 1/3 点。

（3）消毒：施术部位常规碘伏消毒 2 遍。

（4）麻醉：0.5% 利多卡因局部浸润麻醉。

（5）针具：选用直径 0.7mm 的 2 号内热针。

（6）针法（图 10-11）：从上述布点部位垂直皮肤进针，经皮肤、皮下、臀大肌、梨状肌，直达髂骨骨面。其中内侧的进针深度以外侧外准。

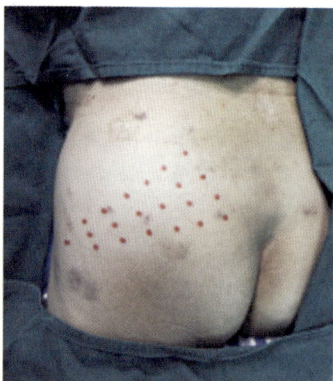

图 10-10　梨状肌损伤布点图

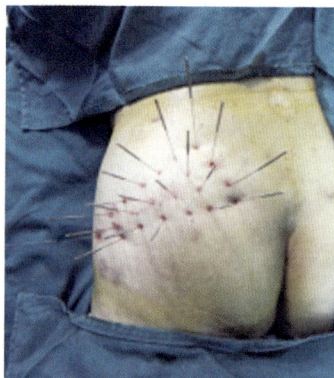

图 10-11　梨状肌损伤内热针治疗

（7）加热：针柄连接加热端，42℃恒温加热，时间 20 分钟。

治疗结束后，拔出全部内热针，局部按压止血 3 分钟，碘伏消毒 1 遍。

四、股外侧皮神经卡压综合征

【概述】

股外侧皮神经在途经之处因某种致压因素卡压引起的神经功能障碍，从而引起大腿部麻痛等一系列症状，称为股外侧皮神经卡压综合征。临床表现为股前外侧麻木，有针刺或灼样疼痛，但不超过膝关节，患侧臀部可有麻木感，无下肢麻木，有些患者还伴有股四头肌萎缩，行走时疼痛加重，卧床休息症状可缓解。

【局部解剖】

股外侧皮神（图 10-12）经由腰大肌外缘向下跨过髂窝，先位于髂筋膜深面，至近腹股沟韧带处即位于髂筋膜中，神经于髂前上棘内侧下方 1.0~1.5cm 处穿出腹股沟韧带的纤维性管道。纤维性管道长 2.5~4.0cm，此处的神经干较为固定。剖开纤维性管道，见股外侧皮神经在髂前上棘内侧，与髂筋膜紧密连在一起，有纵横交错的纤维组织包裹神经，并与髂前上棘内侧附着成一片。股外侧皮神经出腹股沟韧带的纤维性管道

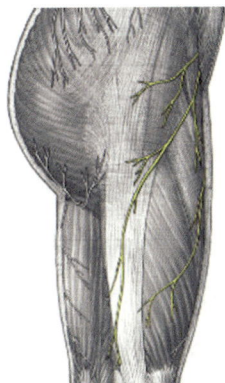

图 10-12　股外侧皮神经

后行于大腿阔筋膜下方，于髂前上棘下方 3.0~5.0cm 处穿过阔筋膜，在此点神经亦相对固定。在两处相对固定的神经段，正好位于髋关节的前方。随髋关节的屈伸，该段神经容易受到牵拉和挤压。另外，股外侧皮神经在骨盆内行程长、出骨盆入股部时形成的角度大、穿过缝匠肌的途径有变异等，均可以诱发神经卡压。在股部可将股外侧皮神经分为主干型（占 42.5%）和无主干型（占 57.5%）两类。主干型以一粗大主干跨越腹股沟韧带至股部，再分为前、后两支（占 25%）或前、中、后三支（占 17.5%）；无主干型在股部直接以前、后支（占 35%）或前、中、后支（占 22.5%）两种形式出现。

（1）主干：出现率为 42.5%，横径平均为 4.4mm，前后径平均为 0.9mm。主干在距髂前上棘 10mm 处跨越腹股沟韧带进入股部，经缝匠肌的前面或从肌的后面穿过该肌上部，行于阔筋膜两层之间，在股部的长度平均为 18mm，多数在穿入浅层以前即分为 2 个或 3 个分支，少数以主干的形式穿出深筋膜。

（2）前支：出现率为 100%，横径平均为 2.5mm，前后径平均为 0.8mm。无主干型的前支在距髂前上棘 13.8（6.1~32.0）mm 处跨越腹股沟韧带至股部，行于阔筋膜两层之间。在髂髌连线（髂前上棘与髌骨外侧缘的连线）的上 1/3，股

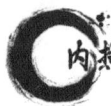

外侧皮神经基本上与此线段平行，绝大多数在其内侧 10mm 的范围内下降，分布于大腿前外侧部皮肤。在股部其长度平均为 85（12.7~257）mm。穿阔筋膜浅出的部位距髂前上棘 70.4（17~190）mm。

（3）后支：出现率为 100%，横径平均为 2.4mm，前后径平均为 0.7mm。无主干型的后支在距髂前上棘 9.3mm 处越过腹股沟韧带进入股部，于距髂前上棘 30.7（1.0~80.0）mm 处，髂连线内、外侧各约 4mm 的范围内，穿深筋膜至浅层，分布于大腿外侧部上份的皮肤。此神经在股部的长度平均为 30.0（4.8~141）mm。

（4）中间支：出现率为 40%，横径平均为 1.8mm，前后径平均为 0.7mm。无主干型中间支在髂前上棘 12.2（4.0~16.4）mm 处越过腹股沟韧带至股部，行于阔筋膜两层之间，于距髂前上棘 63.1（13~126）mm 处，髂髌连线内、外侧各约 4mm 的范围内穿深筋膜至浅层，分布于大腿前外侧部皮肤。此神经在股部的长度为 93（42~215）mm。

【诊断要点】

1.股前外侧麻木，有针刺或灼样疼痛，但不超过膝关节，患侧臀部可有麻木感。

2.髂前上棘内下方有压痛，该处 Tinel 征阳性，股前外侧感觉减退或过敏。

3.后伸髋关节、牵拉股外侧皮神经时，上述症状加重。

【内热针治疗】

以左侧股外侧皮神经卡压综合征为例加以描述。

（1）体位：患者仰卧位。

（2）布点（图 10-13）：在髂前上棘内下缘压痛点区域每隔 0.5cm 均匀布点，共布 6 点。

（3）消毒：施术部位常规碘伏消毒 2 遍。

（4）麻醉：0.5% 利多卡因局部浸润麻醉。

（5）针具：选用直径 0.7mm 的 3 号内热针。

（6）针法（图 10-14）：在上述布点部位垂直于皮肤进针，经过皮肤、皮下组织、筋膜、缝匠肌起点，直达髂前上棘内侧面骨面。

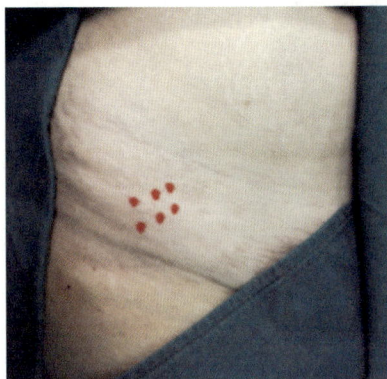

图 10-13　股外侧皮神经卡压综合征布点图　　图 10-14　股外侧皮神经卡压综合征内热针治疗

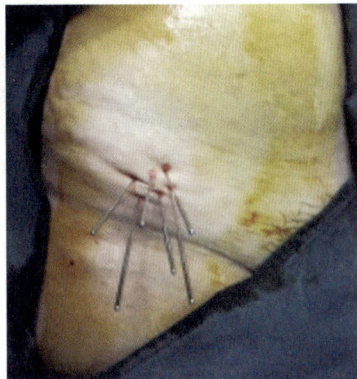

（7）加热：针柄连接加热端，42℃恒温加热，时间 20 分钟。

治疗结束后，拔出全部内热针，局部按压止血 3 分钟，碘伏消毒 1 遍。

五、坐骨结节滑囊炎

【概述】

坐骨结节滑囊炎，是指位于两侧坐骨结节部位的滑囊炎，因外伤或劳损所致的一种无菌性炎症。多见于老年人及长期从事坐位工作的人，由于坐骨结节滑囊长期被压迫摩擦而发生炎症，导致囊壁慢慢增厚或纤维化。又称"脂肪臀"。

【局部解剖】

坐骨结节（图 10-15）是坐骨上、下支移行处的后部，骨质粗糙而肥厚，坐骨结节可分为上下二部，其上部又被横嵴分为上下两处，半膜肌附着处在上，股二头肌及半腱肌附着处在下。其下部粗糙不平，有大收肌附着，坐骨结节的上缘、内侧缘、外侧缘分别为骶结节韧带，股方肌的附着部，在肌腱与坐骨结节之间有滑液囊，位于臀大肌深面。滑囊是结缔组织中的囊状间隙，内壁为滑膜，囊内有少许滑液，以减少肌腱与骨的摩擦。

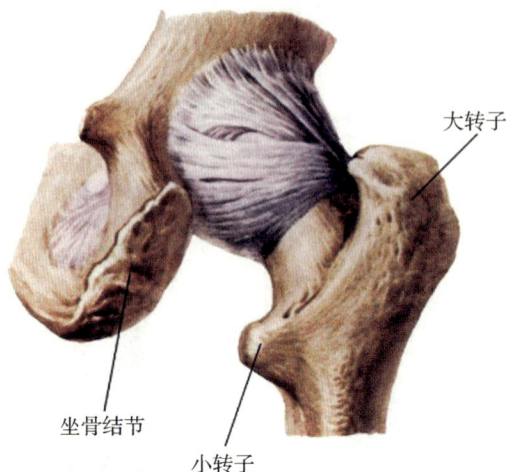

图 10-15　坐骨结节

【诊断要点】

1.长期坐位工作史。

2.坐骨结节局部压痛，端坐时尤甚。

3.疼痛部位触诊可扪及边缘较清晰的椭圆形肿块或条索状物，压之疼痛。

4.坐骨结节部 X 线检查无异常。

【内热针治疗】

以左侧坐骨结节滑囊炎为例加以描述。

（1）体位：患者健侧卧位，患侧屈髋屈膝。

（2）布点（图 10-16）：在坐骨结节体表投影区域每隔 1cm 布 1 点，共布 7 点。

（3）消毒：施术部位常规碘伏消毒 2 遍。

（4）麻醉：0.75% 利多卡因局部浸润麻醉。

（5）针具：选用直径 0.7mm 的 3 号内热针。

（6）针法（图 10-17）：从上述布点部位垂直皮肤进针，经皮肤、皮下组织、臀大肌，上孖肌，达坐骨结节骨面。

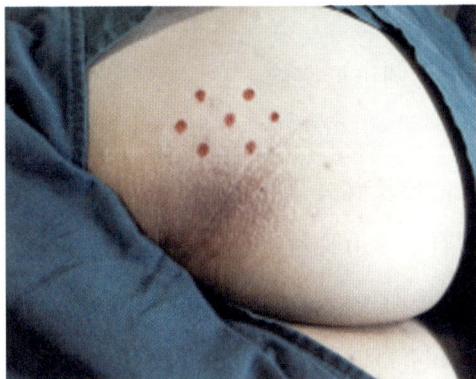

图 10-16　坐骨结节滑囊炎布点图

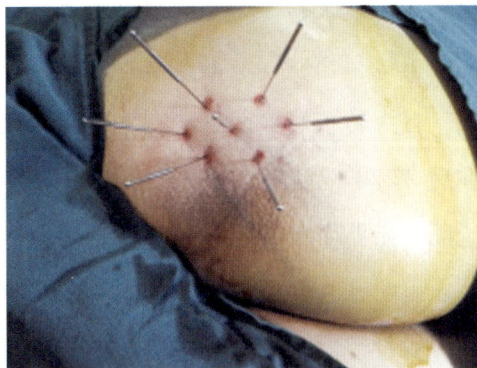

图 10-17　坐骨结节滑囊炎内热针治疗

（7）加热：针柄连接加热端，42℃恒温加热，时间 20 分钟。

治疗结束后，拔出全部内热针，局部按压止血 3 分钟，碘伏消毒 1 遍。

六、股骨头坏死

【概述】

股骨头坏死，可由髋关节损伤、关节手术、类风湿、饮酒过量、长期激素治疗等多种原因引起。坏死如未能及时修复，可发展为股骨头塌陷，严重影响髋关节功能。

【局部解剖】

股骨头呈圆形，约占一圆球的 2/3，其上完全为关节软骨所覆盖，在其顶部微后有一小窝，称为股骨头凹，为股骨头韧带附着处，股骨头可由此获得少量血供。股骨颈微向前凸，中部较细，股骨头悬于股骨颈后下部之上。

股骨颈的下部有两个隆起，即大转子与小转子，其上及附近有很多肌肉附着。靠外侧者为大转子，呈长方形，其后上面无任何结构附着，罩于股骨颈的后上部。大转子的位置较浅，因直接暴力而引起骨折的机会较大。大转子的内面下部与股骨颈及股骨干的松质骨相连，上部内陷成一深窝，称为转子窝，有闭孔外肌腱附着。大转子的外侧面宽广而粗糙，自后上斜向前下有 1 条微嵴，为臀中肌的附着部。大转子的上缘游离，有梨状肌附着在后面，与髋关节的中心同一平面。下缘呈嵴状，有股外侧肌附着。小转子为圆锥形突起，在股骨干的后上内侧，在大转子的平面下，有髂腰肌附着其上。两转子的联系，在前有转子间线，在后有转子间嵴。转子间线比较平滑，是关节囊及髋关节的髂股韧带附着处。转子间嵴显得隆起，关节囊并不附着其上，但有很多由骨盆出来的外旋小肌附着其上。有时在大转子的后下方，相当于小转子平面另有一骨性突起，称为第三转子。股骨转子部的结构主要是松质骨，周围有丰富的肌肉，血供充足，骨骼的营养较股骨头优越得多。

1. 颈干角（图 10-18）

股骨颈与股骨干之间成一角度，即颈干角或内倾角，可以增加下肢的运动范围，并使躯干的力量传达至较宽的基底部。此角在幼童为 160°，在成人为 125°，其范围在 110°~140° 之间。

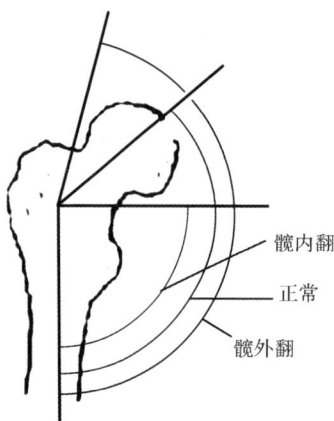

髋内翻
正常
髋外翻

图 10-18　颈干角

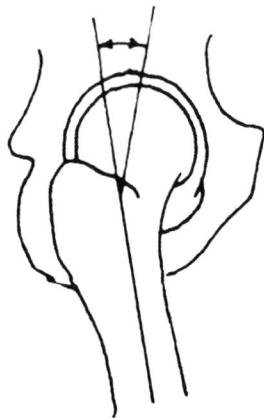

图 10-19　股骨颈前倾角

2. 前倾角（扭转角）（图 10-19）

自股骨头中心沿股骨颈画 1 条轴线与股骨下端两髁间的投影连线，并不在一平面上，正常情况下，前者在后者之前，它们之间成一角度，称前倾角或扭转角。所谓扭转系指股骨颈轴对膝关节横轴向前扭转。或在足部向前呈中立位，股骨颈轴与踝关节横轴形成之角。股骨内旋时，股骨颈轴变水平位，前倾角消失；股骨外旋时，前倾角增大。

股骨颈前倾角平均为 13.14°，其中男性为 12.20°，女性为 13.22°。

在治疗髋部疾患时，了解颈干角及前倾角的大小有很大帮助，股骨颈骨折后，如不及时治疗，往往形成髋内翻，以后行走时，力线的方向会受到严重影响。

3. 髋关节的韧带（图 10-20）

（1）髂股韧带：髂股韧带位于髋关节囊之前，并紧贴于股直肌深面，呈一倒置的"Y"形。该韧带与髋关节囊的前壁紧密地相接触，其长度较长并较坚韧。该韧带为全身最大的韧带。

髂股韧带起自髂前下棘及其后方 2cm 处的髋臼缘，该韧带的纤维方向是朝向外下方移行的，呈扇形。在向下方移行时分为二岐：外岐抵止于转子间线的上段；内岐抵止于转子间线的下段。髂股韧带的外岐可以限制大腿的外展与外旋；内岐可以限制大腿的外展。髂股韧带的内侧部与外侧部均较肥厚而甚为坚固，有时即使是髂前下棘发生撕脱性骨折时，该韧带都可能不被撕裂。但位于该韧带的二岐之间的部分却甚为薄弱，有时该处会形成一孔样结构。

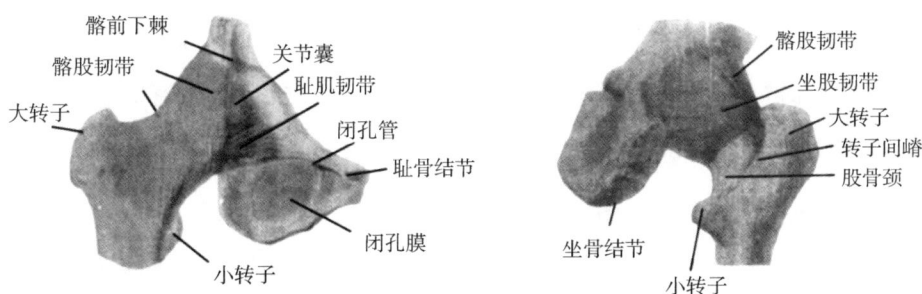

图 10-20　髋关节韧带

（2）耻股韧带：耻股韧带位于髋关节囊的前下方，呈三角形。起自耻骨上支、耻骨体、髂耻隆起、闭孔嵴以及闭孔膜上，而斜向下外方移行，并通过股骨头的前方而向外下方至股骨颈处，其行于髋关节囊的内侧部而与髋关节囊以及髂股韧带内歧的深面相合并，最终该韧带抵止于转子间线的下部。

耻股韧带与上述由髂股韧带分出的二歧形成一"N"字形的结构，该结构能够限制髋关节的外展运动。

（3）坐股韧带：坐股韧带包括三角形的纤维囊，其位于髋关节囊后面，略呈螺旋样而较薄弱。起自髋臼的后下部，其纤维向外上方经股骨颈的后面移行至髋关节囊的轮匝带，最终抵止于大转子的根部。该韧带的纤维与髋关节深层处的关节囊的环状纤维相合并，其上部的纤维呈水平样跨越髋关节并与髂股韧带相合。该韧带能够防止髋关节的过度内旋与内收。

（4）股骨头韧带：为髋关节囊内的纤维带。该韧带呈三角形而略显扁平，起于髋臼横韧带与髋臼切迹处，最终抵止于股骨头凹处，在移行过程中一直为滑膜所包裹。

4. 髋关节囊

髋关节囊的附着处有远近的不同：髋关节囊的远侧，其前面止于小转子间线处，后面止于转子间嵴的内侧约 1.25cm 的地方，此处相当于股骨颈的中、外 1/3 交界处；而髋关节囊近侧则附着于髋臼盂缘、髋臼边缘以及髋臼横韧带等处。股骨颈前面全部被包裹在髋关节囊内；股骨颈后面有 1/3 的部分没有被包裹在髋关节囊内；股骨头、颈之间的横形骨骺板亦被包裹在髋关节囊内。

5. 股骨头、颈的血供（图 10-21）

供应股骨头、颈的血管主要有旋股内、外侧动脉，闭孔动脉，臀上、下动脉及股深动脉第一穿动脉等。

A.前面观   B.后面观

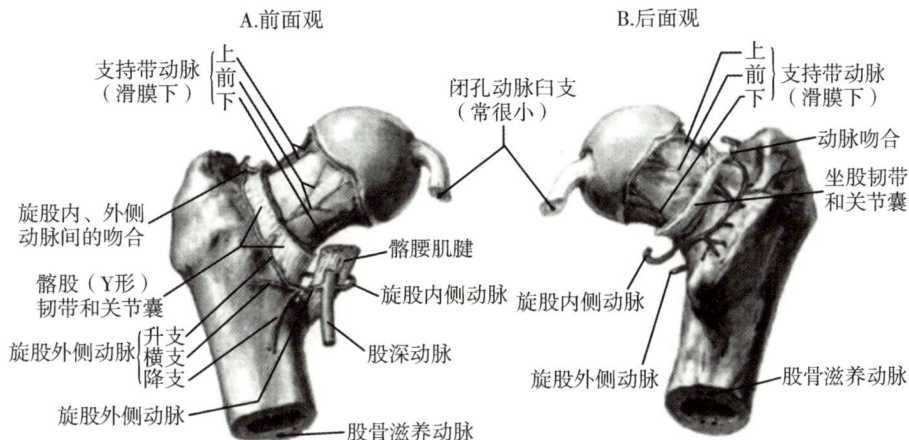

图 10-21 股骨头血供

【诊断要点】

1. 主要标准

（1）有髋部外伤史、应用皮质类固醇史或酗酒病史。

（2）临床症状、体征和病史：髋关节痛，以腹股沟和臀部、大腿为主，髋关节内旋活动受限且内旋时疼痛加重，"4"字试验阳性。

（3）X线改变：股骨头塌陷而无关节间隙变窄；股骨头内有分界的硬化带；软骨下骨折有透线带（新月征阳性、软骨下骨折）。

（4）骨同位素扫描显示股骨头内热区中有冷区。

（5）股骨头 MRI、T1 加权像带状低信号影或 T2 加权像显示双线征。

（6）骨活检显示骨小梁骨细胞空陷窝超过 50%，且累及邻近多根骨小梁，骨髓坏死。

2. 次要标准

（1）X线片显示股骨头塌陷伴关节间隙变窄，股骨头内囊性变或斑点状硬化，股骨头外上部变扁。

（2）核素骨扫描显示热区中冷区。

（3）股骨头 MRI 显示同质性或异质性低信号强度，伴加权像带状型改变。两个或两个以上主要标准阳性，即可诊断为股骨头坏死。一个主要标准阳性或三个次要标准阳性，至少包括一种 X 线片异常，即可诊断为可疑股骨头坏死。

【内热针治疗】

1. 第一次治疗髋关节囊及部分臀肌

以左侧髋关节囊内热针治疗为例加以描述。

（1）体位：健侧卧位，屈髋屈膝，以患者舒适为度。

（2）布点（图 10-22）：髋关节囊布点：在髋关节关节囊体表投影的扇形区域内布每隔 1~2cm 均匀交错布点，共布 3 排。扇形的"内弧"：两端为大转子的前后缘中点（相当于转子间线、转子间嵴的中点），最"凸"处为大转子尖；扇形的"外弧"：与"内弧"平行，经过髂后上棘与大转子间连线的中外 1/3 交点，前端在转子间线中点与髂前上棘连线上，后端在转子间嵴中点与骶管裂孔连线上。臀肌布点：在臀大肌、臀中肌体表投影区域内每隔 2cm 均匀布点，共布 20 点左右。

（3）消毒：施术部位常规碘伏消毒 2 遍。

（4）麻醉：0.5% 利多卡因局部浸润麻醉。

（5）针具：选用直径 0.7mm 的 1 号内热针。

（6）针法（图 10-23）：髋关节囊处针法：从上述布点部位垂直皮肤进针，经皮肤、皮下组织、臀大肌、梨状肌止点、臀中肌、臀小肌、髋关节囊，达股骨颈骨面；臀肌处针法：从上述布点部位垂直皮肤进针，经皮肤、皮下组织、臀大肌、臀中肌、臀小肌，达髂骨骨面。

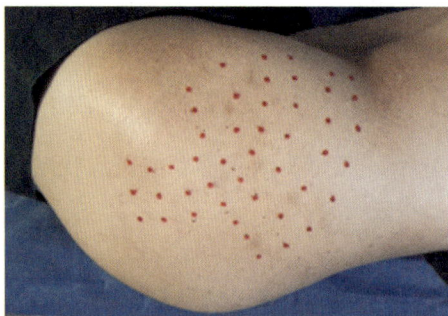

图 10-22　髋关节囊及部分臀肌布点图

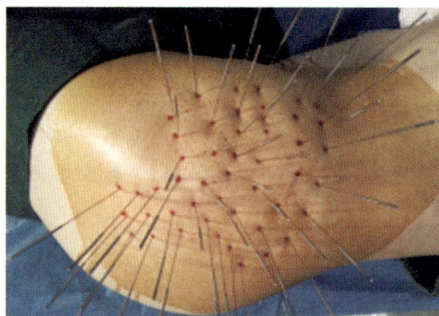

图 10-23　髋关节囊及部分臀肌内热针治疗

（7）加热：针柄连接加热端，42℃恒温加热，时间20分钟。

治疗结束后，拔出全部内热针，局部按压止血3分钟，碘伏消毒1遍。

2. 第二次治疗内收肌肌腹部

以左侧内收肌肌腹部内热针治疗为例加以描述。

（1）体位：患者仰卧位，双下肢外展外旋。

（2）布点（图10-24）：先用记号笔标出股动脉的走行路线，在其内下方股骨中上段内收肌经过处肌腹部每隔1~2cm均匀布点，用记号笔标记。

（3）消毒：施术部位常规碘伏消毒2遍。

（4）麻醉：0.5%利多卡因局部浸润麻醉。

（5）针具：选用直径0.7mm的3号内热针。

（6）针法（图10-25）：在上述布点部位垂直皮肤进针，经皮肤、皮下组织，达内收肌肌腹内。根据患者胖瘦不同，进针深度在1~4cm范围内。

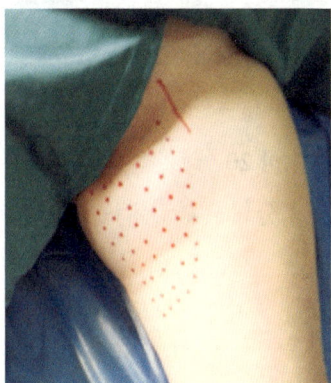

图10-24　内收肌肌腹部布点图　　　图10-25　内收肌肌腹部内热针治疗

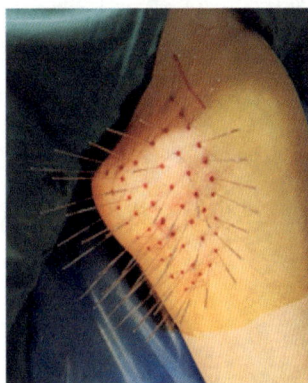

（7）加热：针柄连接加热端，42℃恒温加热，时间20分钟。

治疗结束后，拔出全部内热针，局部按压止血3分钟，碘伏消毒1遍。

3. 第三次治疗内收肌起点

以右侧内收肌起点内热针治疗为例加以描述。

（1）体位：患者仰卧位，双下肢外展外旋。

（2）布点（图10-26）：先用记号笔标出股动脉的走行路线，在其内侧耻骨上、下支内收肌起点处每隔 1cm 均匀交错布点，共布 15 点左右。

（3）消毒：施术部位常规碘伏消毒 2 遍。

（4）麻醉：0.5% 利多卡因局部浸润麻醉。

（5）针具：选用直径 0.7mm 的 3 号内热针。

（6）针法（图 10-27）：从上述布点部位垂直耻骨骨面方向进针，经皮肤、皮下组织、大收肌、耻骨肌、短收肌起点，达耻骨骨面。

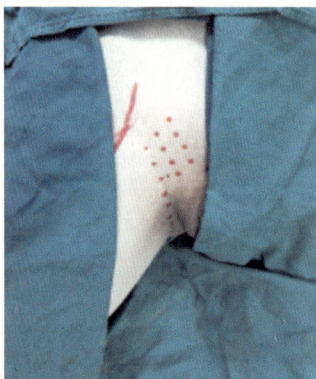

图 10-26　内收肌起点布点图

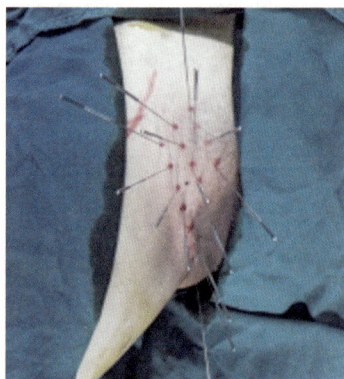

图 10-27　内收肌起点内热针治疗

（7）加热：针柄连接加热端，42℃恒温加热，时间 20 分钟。

治疗结束后，拔出全部内热针，局部按压止血 3 分钟，碘伏消毒 1 遍。

第十一章
内热针治疗膝部疾病

一、膝关节内侧副韧带损伤

【概述】

本病是由于内侧副韧带受撞击、挤压、牵拉或其他各种外伤引起部分韧带撕裂、轻度内出血及肿胀等急性损伤后，由于没有得到正确及时的治疗，日久遗留股骨内侧髁至胫骨内侧髁顽固性疼痛，患腿伸直受限，跛行，严重时不能行走，下蹲困难。

【局部解剖】

膝关节内侧副韧带(图 11-1，图 11-2)，又名胫侧副韧带，呈扁宽的三角形，基底向前，尖端向后，分为前纵部、后上斜部和后下斜部。前纵部起于股骨内上髁，向下斜行，止于胫骨上端内侧缘；后上斜部自前纵部后缘向后下，止于胫骨内侧关节边缘，并附着于内侧半月板的内缘；后下斜部自前纵部后缘斜向后上，止于胫骨髁后缘和内侧半月板的后缘。

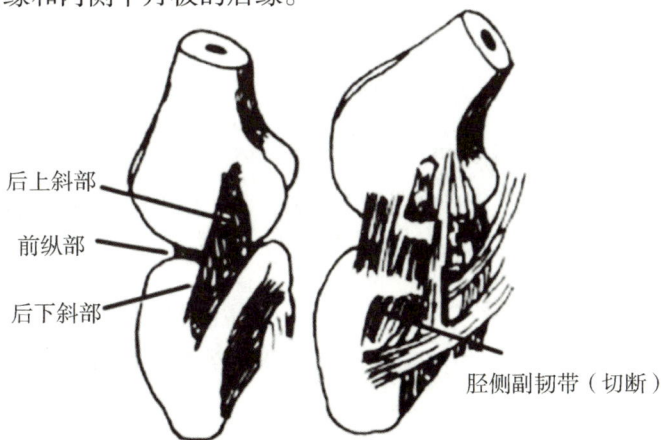

图 11-1　膝关节内侧副韧带解剖结构图

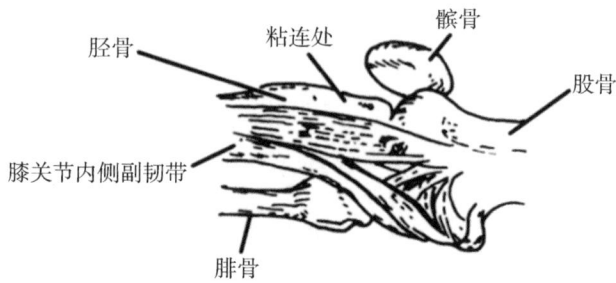

图 11-2　膝关节内侧的稳定结构图

标注：胫骨、粘连处、髌骨、股骨、膝关节内侧副韧带、腓骨

【诊断要点】

1. 病程较长。

2. 在股骨内侧髁和胫骨内侧髁均可找到明显的压痛点。

3. 患腿伸直受限，跛行，严重时不能行走，下蹲困难。

4. 在股骨内侧髁或胫骨内侧髁，有时可摸到小的皮下结节。

5. 内侧副韧带分离试验阳性。

【内热针治疗】

以右侧膝关节内侧副韧带损伤为例加以描述。

（1）体位：患者仰卧位，下肢稍外展。

（2）布点（图 11-3）：在内侧副韧带体表投影范围内每隔 1cm 布 1 点，共布 6 点。

（3）消毒：施术部位常规碘伏消毒 2 遍。

（4）麻醉：0.5% 利多卡因局部浸润麻醉。

（5）针具：选用直径 0.7mm 的 3 号内热针。

（6）针法（图 11-4）：内侧副韧带近端针法：与皮肤呈 30° 角沿内侧副韧带走行方向向下斜刺进针，经过皮肤、皮下、内侧副韧带，直达膝关节内侧股骨内侧髁骨面；内侧副韧带远端针法：与皮肤呈 30° 角沿内侧副韧带走行方向向上斜刺进针，经过皮肤、皮下、内侧副韧带，直达膝关节内侧胫骨内侧髁骨面。

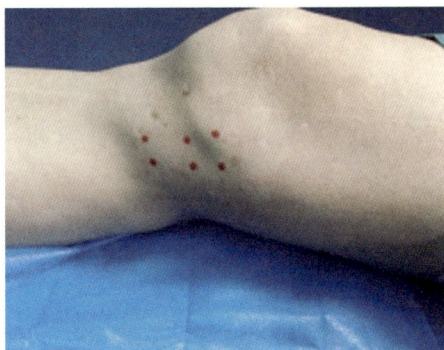

图 11-3　膝关节内侧副韧带损伤布点

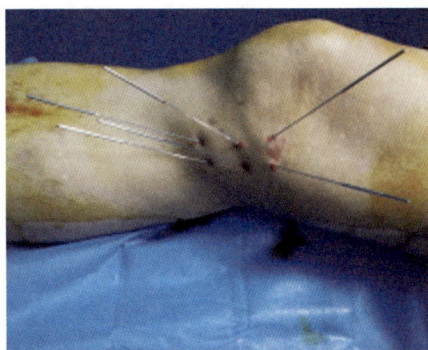

图 11-4　膝关节内侧副韧带损伤内热针治疗

（7）加热：针柄连接加热端，42℃恒温加热，时间 20 分钟。

治疗结束后，拔出全部内热针，局部按压止血 3 分钟，碘伏消毒 1 遍。

二、膝关节创伤性滑膜炎

【概述】

膝关节损伤、手术刺激等积累性损伤及膝关节周围软组织损伤，均可刺激并损伤滑膜使之充血、渗出，产生大量积液，因此本病又称为膝关节渗出性关节炎。临床表现为罹患的膝关节呈现膨隆、饱满状，多有胀痛。膝关节不能自由伸屈，致使行走困难，甚至不能行走。

【局部解剖】

膝关节囊极为宽大、松弛，可分为 4 壁：前壁即股四头肌腱、髌骨及髌韧带；外侧壁的上缘附着在股骨外侧髁关节边缘的上方，下缘附着在胫骨外侧髁关节面的下缘；内侧壁的上缘附着在股骨内侧髁关节面的边缘，下缘附着在胫骨内侧髁关节面的下缘；后壁上缘附着在股骨髁间线，下缘附着在胫骨髁间窝的后缘。

关节囊的滑膜层面积远远超过纤维层，因此关节囊的滑膜层或褶成皱襞，或从纤维层的薄弱处突出为滑液囊。关节囊的滑膜层于髌骨下方的两侧向后突入关节腔内，形成一对滑膜皱襞，称为翼状皱襞。两侧的翼状皱襞向上方逐渐愈合成 1 条带状的皱襞，称为髌滑膜襞，经关节腔斜行，到达股骨髁间窝的前缘。翼状皱襞和髌滑膜襞的两层滑膜间夹有脂肪。充填于髌骨、股骨髁下部、胫骨髁前上缘及髌韧带之间的脂肪组织，称为髌下脂肪垫，在滑膜之外，占据股、髌、胫骨的间隙。

髌韧带在膝关节的前部，为股四头肌肌腱的延续部分。上方起自髌骨的下方，向下止于胫骨粗隆。

【诊断要点】

1. 患者多有外伤或劳损史。

2. 膝关节饱满，双膝眼消失或隆出。

3. 浮髌试验阳性。

4. 膝关节多有胀痛，不能自由伸屈，致使行走困难，甚至不能行走。

5. X线检查显示膝关节无骨质增生和骨质破坏征象。利用X线检查可排除膝关节其他病变。

【内热针治疗】

（1）体位：患者仰卧位，膝下垫软枕。

（2）布点（图11-5）：沿髌骨上下缘弧形骨面约旁开0.5cm、1.5cm处每隔1cm均匀布1点。

（3）消毒：施术部位常规碘伏消毒2遍。

（4）麻醉：0.5%利多卡因局部浸润麻醉。

（5）针具：选用直径0.7mm的3号内热针。

（6）针法（图11-6）：在上述布点部位垂直皮肤进针，经过皮肤、皮下、膝关节囊，直达膝关节骨面。

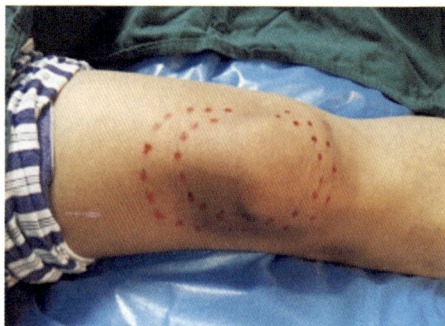

图11-5　膝关节创伤性滑膜炎布点图

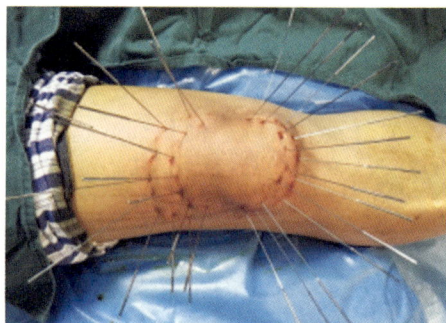

图11-6　膝关节创伤性滑膜炎内热针治疗

（7）加热：针柄连接加热端，42℃恒温加热，时间 20 分钟。

治疗结束后，拔出全部内热针，局部按压止血 3 分钟，碘伏消毒 1 遍。

三、髌下脂肪垫损伤

【概述】

髌下脂肪垫损伤，又称为髌下脂肪垫炎，多由劳损所致。本病发病缓慢、多缠绵难愈，有逐渐加重的趋势。临床表现为髌骨下方、胫骨粗隆上方及髌韧带内下方有疼痛，膝关节伸屈受限，不能伸直，下楼梯时疼痛更为明显。

【局部解剖】

髌下脂肪垫（图 11-7）位于髌韧带与膝关节囊的滑膜之间的区域内，为一三角形的脂肪组织，对髌韧带起减少摩擦的作用，并对膝关节起到稳定的作用。

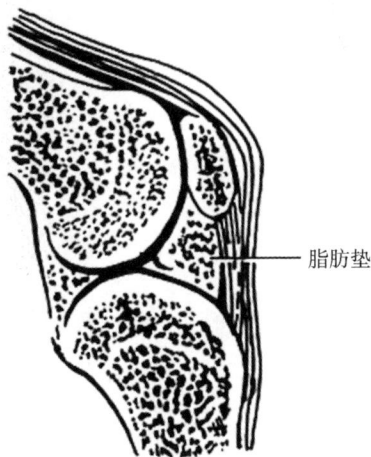

脂肪垫

图 11-7　髌下脂肪垫

【诊断要点】

1. 患者多有膝关节劳损史。

2. 髌下脂肪垫处有疼痛，且有压痛。

3. 患者屈曲膝关节后令其迅速伸直，多不能完成，且引起髌骨下疼痛加剧。下楼梯时疼痛更为明显。

4. X 线检查辅助诊断本病，并排除膝关节其他病变。

【内热针治疗】

（1）体位：患者仰卧位，膝下垫软枕。

（2）布点（图 11-8）：沿髌骨下缘弧形骨面约旁开 0.5cm、1.5cm 处每隔 1cm 均匀布 1 点，共布 10 点左右。

（3）消毒：施术部位常规碘伏消毒 2 遍。

（4）麻醉：0.5% 利多卡因局部浸润麻醉。

（5）针具：选用直径 0.7mm 的 3 号内热针。

（6）针法（图 11-9）：在上述布点部位垂直皮肤进针，经皮肤、皮下、髌韧带、膝内、外侧支持带，达髌下脂肪垫。

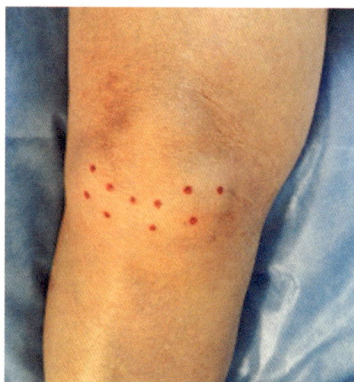

图 11-8　髌下脂肪垫损伤布点图

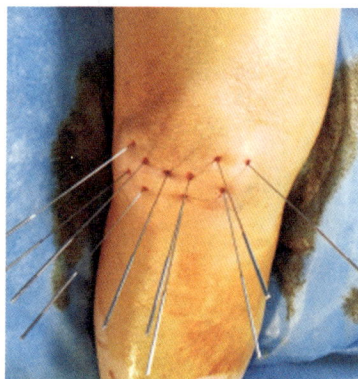

图 11-9　髌下脂肪垫损伤内热针治疗

（7）加热：针柄连接加热端，42℃恒温加热，时间 20 分钟。

治疗结束后，拔出全部内热针，局部按压止血 3 分钟，碘伏消毒 1 遍。

四、髌韧带损伤

【概述】

在以猛力突然伸腿时，股四头肌急剧收缩，致使髌韧带拉伤，或膝关节受到外力发生强制性屈曲，也容易拉伤髌韧带。病程日久，机化瘢痕，造成局部血运和代谢受阻，引起慢性顽固性疼痛。临床表现为髌韧带的附着点——胫骨粗隆处有明显疼痛。膝关节不易伸直，走路跛行。

【局部解剖】

髌韧带（图 11-10）是股四头肌延续的筋膜，由髌骨上面至髌骨下缘，收缩为髌韧带，止于胫骨粗隆。此韧带肥厚而坚韧，位于膝关节囊的前面，当股四头肌收缩时，髌韧带受到牵拉，使膝关节伸直。

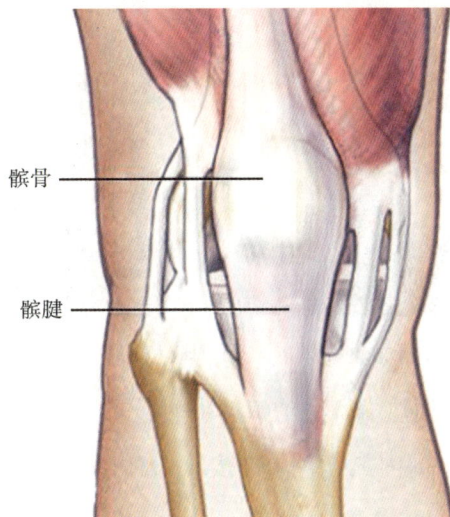

髌骨

髌腱

图 11-10　髌韧带结构

【诊断要点】

1. 患者有外伤史。

2. 髌韧带附着点——胫骨粗隆处有疼痛或压痛。

3. 股四头肌收缩时，引起疼痛加剧。

4. X 线检查可对本病辅助诊断，并排除膝关节其他病变。

【内热针治疗】

（1）体位：患者仰卧位。

（2）布点（图 11-11）：在髌韧带体表投影区域，髌骨下缘与胫骨上缘之间每隔 1cm 布 1 点，共布 10 点左右。

（3）消毒：施术部位常规碘伏消毒 2 遍。

（4）麻醉：0.5% 利多卡因局部浸润麻醉。

（5）针具：选用直径 0.7mm 的 3 号内热针。

（6）针法（图 11-12）：在上述布点部位垂直皮肤进针，穿过皮肤、皮下，当针下有韧性感时即到达髌韧带，再进针 0.5cm 即可。

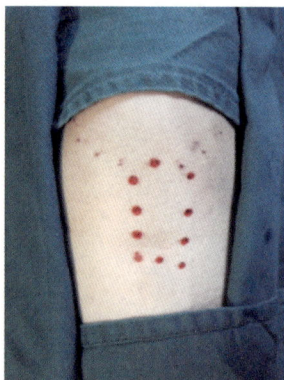

图 11-11　髌韧带损伤布点图

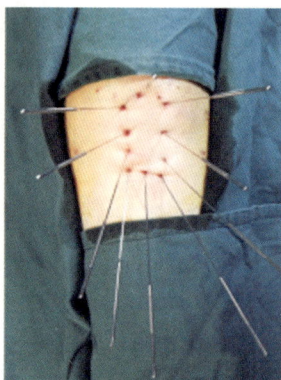

图 11-12　髌韧带损伤内热针治疗

（7）加热：针柄连接加热端，42℃恒温加热，时间 20 分钟。

治疗结束后，拔出全部内热针，局部按压止血 3 分钟，碘伏消毒 1 遍。

五、鹅足滑囊炎

【概述】

缝匠肌、股薄肌及半腱肌经膝关节内侧止于胫骨结节内侧，相当于内侧膝关节间隙下 4cm 后 3cm 处，其外形类似鹅足而因此得名。鹅足的深面与膝内侧副韧带之间有一恒定的滑液囊，即鹅足滑囊。

本病是膝关节内侧受到直接打击，或膝关节反复屈伸、扭转造成摩擦劳损，或肌肉的反复牵拉，造成的鹅足滑囊无菌性炎症，称为鹅足滑囊炎。临床表现为膝关节内侧，相当于胫骨结节水平处出现肿胀、疼痛。用力屈膝时，疼痛加重。严重者可出现跛行。被动伸直、外展及外旋膝关节时，局部疼痛加重，有时可有波动感。

【局部解剖】

鹅足滑囊（图 11-13）位于缝匠肌、股薄肌、半腱肌的联合腱止点与胫骨内侧副韧带之间的区域内，该处肌腱排列较为紧密。

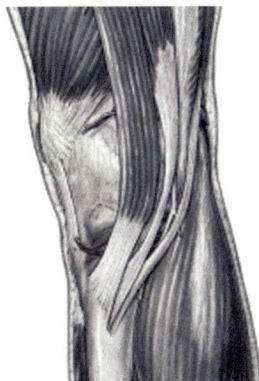

【诊断要点】

1. 患者膝关节内侧相当于胫骨结节水平处有肿胀、疼痛，用力屈膝时疼痛加重。

2. 严重患者可出现跛行。

图 11-13 鹅足滑囊

3. 被动伸直、外展及外旋膝关节时，局部疼痛加重，有时可有波动感。

4. X 线检查对本病可辅助诊断，并可排除其他膝关节病变。

【内热针治疗】

（1）体位：患者仰卧位，患肢外展外旋。

（2）布点（图 11-14）：在鹅足滑囊体表投影区域每隔 1cm 布 1 点，共布 10 点。

（3）消毒：施术部位常规碘伏消毒 2 遍。

（4）麻醉：0.5% 利多卡因局部浸润麻醉。

（5）针具：选用直径 0.7mm 的 3 号内热针。

（6）针法（图 11-15）：在上述布点位置垂直皮肤进针，经皮肤、皮下组织直达胫骨内侧骨面。对于体形偏瘦者，进针时可与皮肤呈 30° 角斜刺进针。

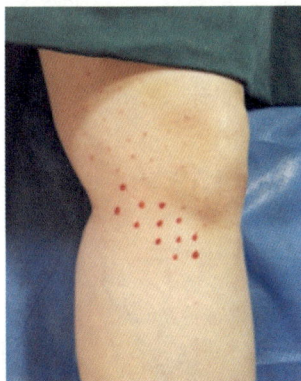

图 11-14 鹅足滑囊炎布点图

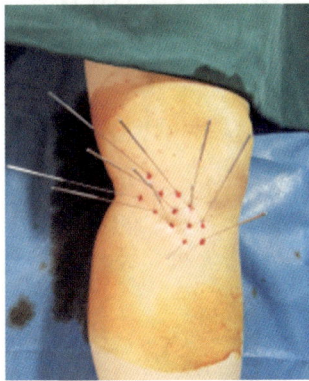

图 11-15 鹅足滑囊炎内热针治疗

（7）加热：针柄连接加热端，42℃恒温加热，时间20分钟。

治疗结束后，拔出全部内热针，局部按压止血3分钟，碘伏消毒1遍。

六、腓总神经卡压综合征

【概述】

腓总神经与腓骨小头相邻，各种原因引起的腓骨小头的变形或增大，以及解剖的变异，均可引起腓总神经卡压综合征的发生。临床表现多有膝关节外伤史、不良体位等诱因或有占位性病变。患者常有小腿酸软无力、前外侧麻木，或足下垂等临床表现。

【局部解剖】

坐骨神经至大腿下1/3处分出胫神经及腓总神经。腓总神经经过腘窝外侧沟后，在腓骨头的后外侧下行，于腓骨头颈交界部与腓骨骨膜相连，并进入腓管内。腓管（图11-16）是指腓骨长肌纤维与腓骨颈所形成的骨纤维管道，长度约27mm，腓管入口为腓骨长肌起始部及腘筋膜，一般均为腱性筋膜。腓管的出口可为腱性纤维，可为肌肉，也可为腱肌联合。在腓管内，腓总神经与腓骨颈的骨膜紧贴在一起。腓总神经在腓管部有3个分支，即腓浅神经、腓深神经和胫前返神经。腓浅神经走行于腓骨长短肌之间，其运动支支配小腿外侧肌群；感觉支于小腿中、下1/3处穿出筋膜，支配小腿外侧、足背和趾背皮肤。腓深神经走行于胫骨前肌和踇长伸肌之间，其肌支支配小腿胫前肌群，有分支沿胫前血管及足背血管走行，穿出踝前十字韧带后，分出两条分支，一支支配趾短伸肌，另一支沿足背血管支配第1趾间隙背侧皮肤感觉。

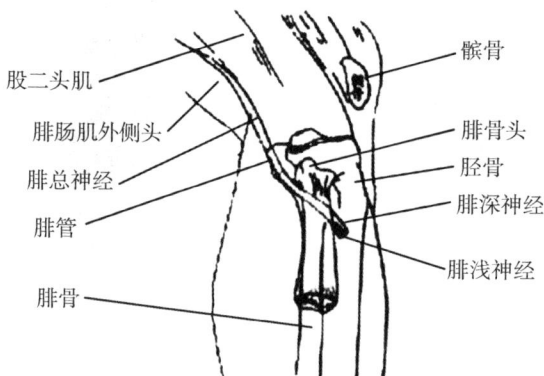

图 11-16　腓管结构

【诊断要点】

1. 患者有明确的膝关节外伤史、不良体位等诱因或有占位性病变。

2. 患侧胫前肌、趾长伸肌、蹈长伸肌、腓骨长肌肌力减弱，小腿外侧及足背部皮肤感觉减退。

3. 有时患侧局部可扪及肿块，腓骨颈部 Tinel 征呈阳性。

4. 症状严重，出现足下垂者，需高抬膝、髋关节，足向上甩。

5. 对于腓深神经卡压程度的检测，可通过检测胫前肌的背伸踝关节功能和蹈长伸肌、第 2~4 趾的伸趾功能改变来判断。蹈伸功能往往表现微弱和不完全麻痹，这时可以通过双侧对比来确定。肌电图检查可见无随意活动电位，刺激诱发电位可正常。

6. X 线检查可对本病辅助诊断，并排除膝关节其他病变。

【内热针治疗】

以右侧腓总神经卡压为例加以描述。

（1）体位：患者健侧卧位，患肢膝关节稍屈曲。

（2）布点（图 11-17）：在腓骨头颈交界处，腓总神经的体表投影区域，每隔 1cm 均匀布 1 点，共布 6 点左右。

（3）消毒：施术部位常规碘伏消毒 2 遍。

（4）麻醉：0.5% 利多卡因局部浸润麻醉。

（5）针具：选用直径 0.7mm 的 3 号内热针。

（6）针法（图 11-18）：在上述布点部位垂直皮肤进针，经过皮肤、皮下、比目鱼肌、腓骨长肌，达腓骨头颈交界骨面。

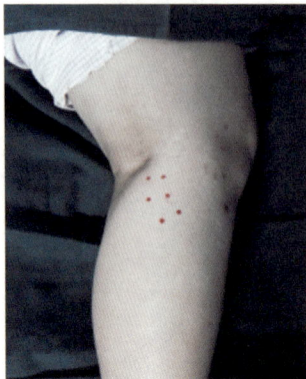

图11-17 腓总神经布点图

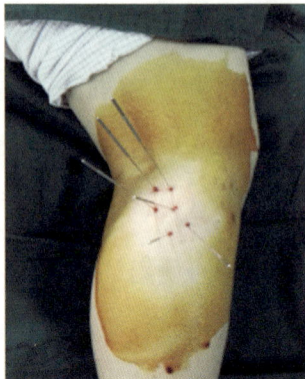

图11-18 腓总神经内热针治疗

（7）加热：针柄连接加热端，42℃恒温加热，时间20分钟。

治疗结束后，拔出全部内热针，局部按压止血3分钟，碘伏消毒1遍。

七、膝关节骨性关节炎

【概述】

本病是由于膝关节的局部损伤、炎症及慢性劳损引起关节面软骨变性，软骨下骨板反应性损伤，导致膝关节出现一系列症状和体征，称为增生性关节炎。由于上述病理改变的存在，临床上又常把增生性关节炎称为骨性关节炎。临床表现为膝关节疼痛，行走不便，关节伸屈受限，下蹲及上下楼困难，或突然活动时有刺痛，并常伴有腿软的现象，膝关节伸直到一定程度时引起疼痛，并且在膝关节的伸屈过程中往往发出捻发音，并可出现关节积液。

【局部解剖】

1. 膝部骨骼

（1）股骨（图11-19）

股骨的关节部分包括两个髁。在后侧，它们呈圆形并相互平行；在前面，两个髁向前变平，而且内侧向外倾斜，以致内髁更长。正常时外髁的髌骨面比内髁更为突出，该突出的大小也有所不同。内髁表面呈"V"形切迹，而外髁呈沟形。位于股骨前侧的这些切迹与胫骨互为关节。在膝关节完全伸直时，两半月板前角恰好嵌入这些切迹内。

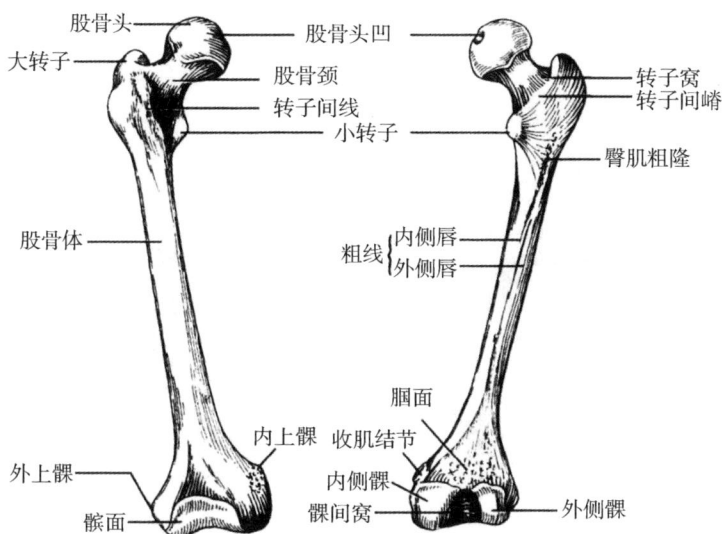

图 11-19　股骨

（2）胫骨（图 11-20）

胫骨上面有两个圆形的髁，但是内髁呈椭圆形，而且从一侧到另一侧和前后侧，呈轻度凹陷。外髁较接近圆，左右呈凹陷，两个髁被关节软骨覆盖，并进一步延伸向胫骨的内侧后面。

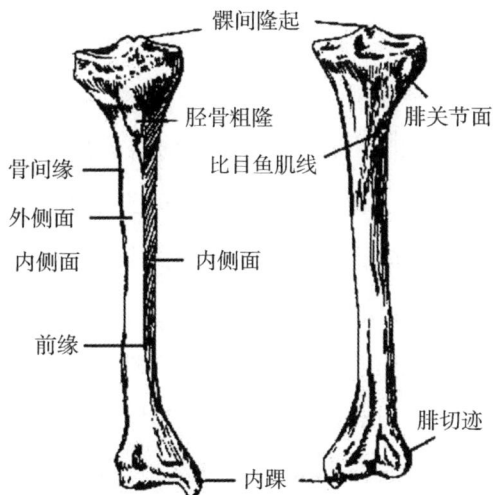

图 11-20　胫骨

（3）髌骨（图 11-21）

根据关节屈曲的程度，髌骨与股骨关节面的上面呈不同程度的接触。其为股四头肌在发育中形成的籽骨。髌骨主要由髌底、髌尖、髌内侧缘及髌外侧缘组成。

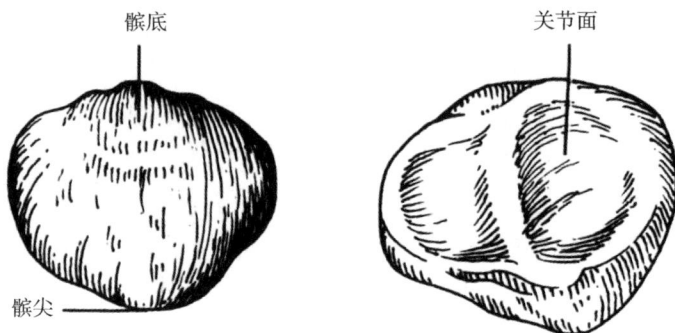

图 11-21　髌骨

①髌底：股四头肌腱以 3 个分离层抵于髌底。

②髌尖：髌韧带起自髌骨下缘及后面下部，内侧起点比外侧起点低 1cm。

③髌内侧缘：内侧髌股韧带（髌内侧支持带深层）起于髌骨内侧缘，向后止于股骨内侧髁，可被动限制髌骨向外侧移位。内侧半月板髌韧带起于内侧半月板前内侧缘，向前止于髌内侧缘下 1/3 部，同时有膝固有筋膜附着于髌骨内侧缘前面。

④髌外侧缘：髂胫束及阔筋膜部分纤维止于髌骨外缘前面，外侧髌股韧带（髌外侧支持带深层）自髌骨外缘向后，止于股骨外侧髁；它与外侧半月板髌韧带和髂胫束融合在一起，形成比内侧更为坚强的纤维组织韧带，在体表可扪及。外侧半月板髌韧带起于半月板前外缘，向前止于髌外侧缘下 1/3 部。

髌骨的高度与股骨和胫骨的关系是非常固定的，通过膝关节侧位片观察，在正常情况下，髌骨的高度（从最上缘到下缘的尖端）等于髌韧带的长度。髌骨的稳定性主要靠肌肉、肌腱、韧带、筋膜等动静力装置增强。

从力学上分析，髌骨加强了股四头肌的功能，同时又是保护膝关节前面的一个重要装置。髌骨由中央嵴分成内侧和外侧两个面。在髌骨内缘有个小关节面，仅在屈曲到最后时，才与股骨髁相接；通过关节面的横嵴，将髌骨再分为上、中、下 3 个面，只有当膝关节充分伸直时，最下方的关节面才能和股骨相接连。当膝关节屈曲约 30° 时，才与中面相接触。当膝关节屈曲约 90° 或以上时，髌骨的上面才与股骨相接触。

2. 膝部的韧带

（1）膝关节内侧副韧带见本章中膝关节内侧副韧损伤的局部解剖。

（2）膝关节外侧副韧带

膝关节外侧副韧带起于股骨外上髁，是一个条索样的结构，向远端延伸，浅层到达腘肌肌腱，深层到达腓骨外侧韧带，止于腓骨头。

（3）髌韧带见本章中髌韧带损伤的局部解剖。

3. 膝关节肌肉

（1）股四头肌（图 11-22，图 11-23）：股四头肌位于股骨的前方和侧方，是腿部最大的伸肌，包括股内侧肌、股外侧肌、股中间肌和股直肌。股直肌起于髂前上棘，股中间肌起于股骨体前面上 3/4 部，股内侧肌起于股骨粗线外侧唇，股外侧肌起于股骨粗线内侧唇，四头向下共同形成一个肌腱，包绕髌骨后形成髌韧带，止于胫骨粗隆，受股神经支配。

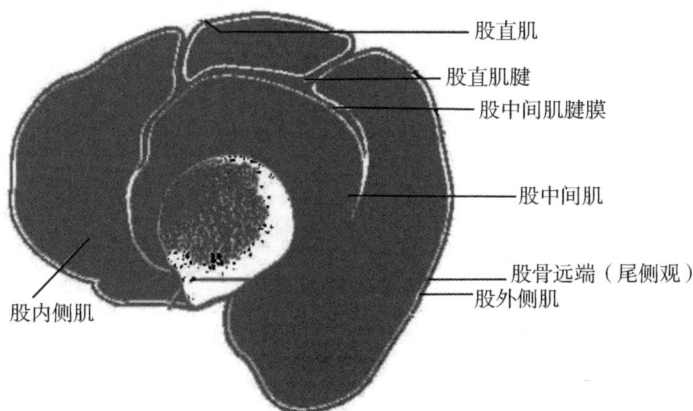

图 11-22　股四头肌冠状面

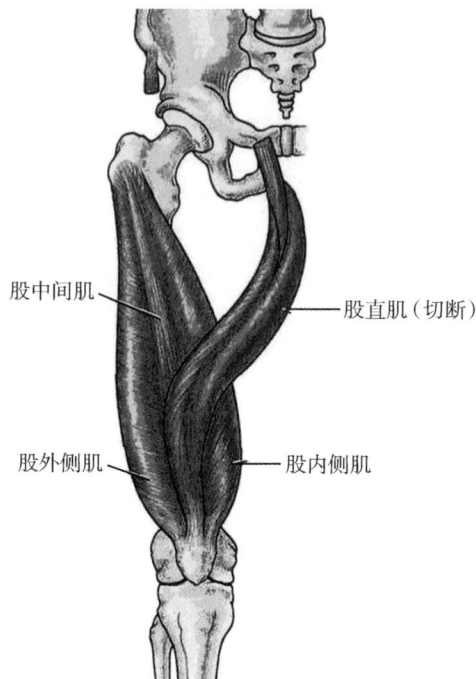

图 11-23 股四头肌正面观

（2）腓肠肌：腓肠肌有两个头，内侧头和外侧头，内侧头起于股骨内上髁及附近骨面，外侧头起于股骨外上髁，两头肌束向下共同止于跟骨结节，受胫神经支配。

（3）股二头肌：股二头肌位于股后外侧，它的近端有 2 个头，长头和短头。长头起于坐骨结节，短头起于股骨粗线，两头肌束向下逐渐缩窄成一个肌腱，止于腓骨头，受坐骨神经支配。

（4）半腱肌：半腱肌在股后中部，位于半膜肌全长之上，起于坐骨结节，止于胫骨粗隆内侧，受坐骨神经的分支胫神经支配。

（5）半膜肌：半膜肌位于股后中部，起于坐骨结节，止于股骨内侧髁下缘，受坐骨神经的分支胫神经支配。

4. 膝部滑囊（图 11-24）

（1）髌上囊：位于股四头肌肌腱深面，髌底之上方，为膝部最大的滑膜囊。往往与膝关节腔相通，而被视为膝关节滑膜腔的一部分。该滑囊与股骨之间有一层脂肪，可避免髌上囊与股骨粘连。起于股骨下端之膝肌附于髌上囊。屈曲时髌骨向下移则髌上囊随之下移；伸膝时膝肌可拉髌上囊向上。膝关节腔的上界大约在髌骨上缘上方 3cm 处，但如果与髌上囊相连则可高出髌骨上缘达 7~8cm。

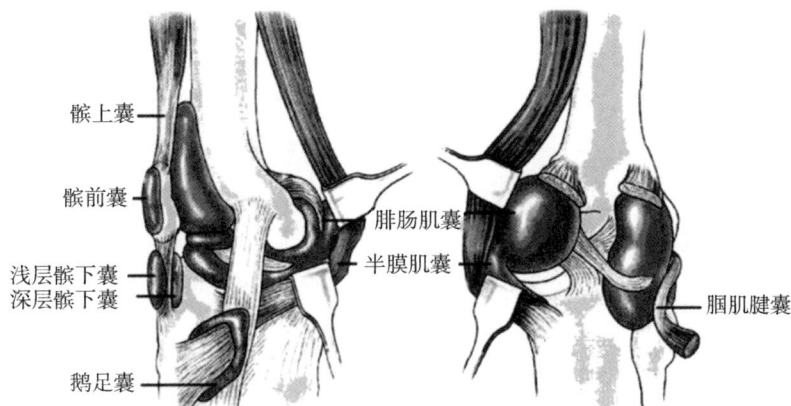

图 11-24　膝关节滑囊

（2）腘肌腱囊：腘肌腱囊与膝关节外髁腔相通，位于腘肌腱和外侧半月板、胫骨外髁、胫腓近侧关节之间，能减缓腘肌腱和其它坚硬结构间的摩擦及撞击。有时该囊与胫腓近侧关节相通，从而使膝关节腔也与胫腓近侧关节相交通。

（3）腓肠肌囊：腓肠肌囊位于腓肠肌内侧头深面，通常与内侧髁腔相通。该囊还与位于半膜肌深面的一个囊交通，因而它可以使半膜肌囊与膝关节交通。

（4）髌前囊：髌前囊在髌骨前面，位于深层皮下组织内，在髌骨下半及髌韧带上半与皮肤之间，有时其范围可高过髌骨。髌前皮下囊的存在可以允许膝前的皮肤自由活动，该囊可分为两个：浅层位于阔筋膜与股四头肌腱之间为髌前筋膜下囊；深层在股四头肌腱与髌骨骨膜之间为髌前腱下囊。受伤后肿起，有时髌前皮下囊可分成两部分，不要误以为骨折。

（5）浅层髌下囊（髌下浅囊）：浅层髌下囊介于皮肤与髌韧带、胫骨结节之间，可与髌前皮下囊相通连，可减少跪位时的摩擦。多次跪位摩擦导致该囊发炎时，称为侍女膝。

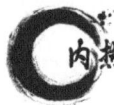

（6）深层髌下囊（髌下深囊）：深层髌下囊介于髌韧带深面与胫骨上端前面之间，为固有滑囊。

（7）鹅足囊：参见第九章第四节中鹅足滑囊炎的应用解剖。

（8）半膜肌囊：半膜肌囊位于半膜肌与腓肠肌内侧头浅部之间。

【诊断要点】

1.临床表现

（1）前月大多数时间有膝痛。

（2）有骨摩擦音。

（3）晨僵＜30分钟。

（4）年龄＞38岁。

（5）有骨性膨大。

满足1+2+3+4条，或1+2+5条，或1+4+5条者可诊断为膝关节骨性关节炎。

2.临床＋实验室检查＋放射学

（1）前月大多数时间有膝痛。

（2）骨赘形成。

（3）关节液检查符合骨性关节炎。

（4）年龄＞40岁。

（5）晨僵＜30分钟。

（6）有骨摩擦音。

满足1+2条，或1+3+5+6条，或1+4+5+6条者可诊断为膝关节骨性关节炎。

（3）X线分级标准 按SaSaKiT膝关节骨性关节炎X线分级标准制定：

Ⅰ级：仅有骨刺产生。

Ⅱ级：关节间隙变窄（少于正常关节间隙的1/2）。

Ⅲ级：关节间隙变窄（多于正常关节间隙的1/2）。

Ⅳ级：关节间隙消失，或轻度骨磨损（小于1cm）。

Ⅴ级：重度骨磨损（大于 1cm），合并半脱位或对侧关节的骨关节炎。

【内热针治疗】

1. 第一次治疗髌骨下缘周围

（1）体位：仰卧位，膝下垫软枕。

（2）布点（图 11-25）：沿髌骨下缘弧形骨面约旁开 0.5cm、1.5cm 处每隔 0.5cm 均匀布 1 点，共布 20 点。

（3）消毒：施术部位常规碘伏消毒 2 遍。

（4）麻醉：0.5% 利多卡因局部浸润麻醉。

（5）针具：选用直径 0.7mm 的 3 号内热针。

（6）针法（图 11-26）：从上述布点部位垂直进针，经皮肤、皮下、髌韧带、膝内外侧支持带、髌下脂肪垫，直达膝关节骨面。

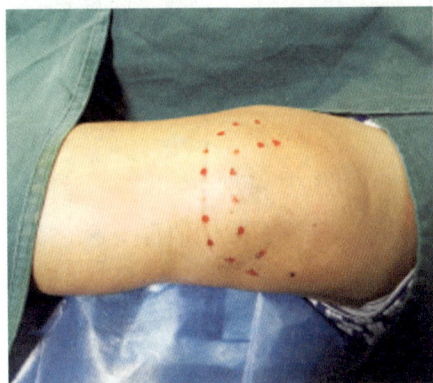

图 11-25 髌骨下缘周围布点图

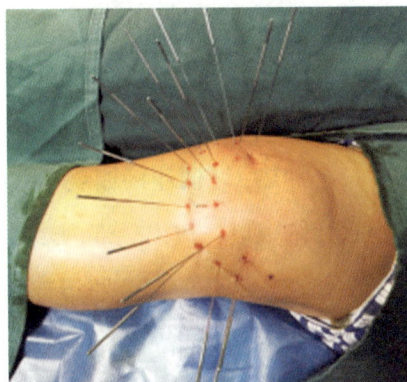

图 11-26 髌骨下缘周围内热针治疗

（7）加热：针柄连接加热端，42℃恒温加热，时间 20 分钟。

治疗结束后，拔出全部内热针，局部按压止血 3 分钟，碘伏消毒 1 遍。

2. 第二次治疗膝关节内侧区域

（1）体位：仰卧位，膝下垫软枕。

（2）布点（图 11-27）：在膝关节内侧肌肉韧带附着处每隔 1cm 布 1 点，共布 20 点左右。

（3）消毒：施术部位常规碘伏消毒 2 遍。

（4）麻醉：0.5% 利多卡因局部浸润麻醉。

（5）针具：选用直径 0.7mm 的 3 号内热针。

（6）针法（图 11-28）：从上述布点部位与皮肤呈 30° 角向前下方斜刺进针，经皮肤、皮下组织直达膝关节内侧骨面。

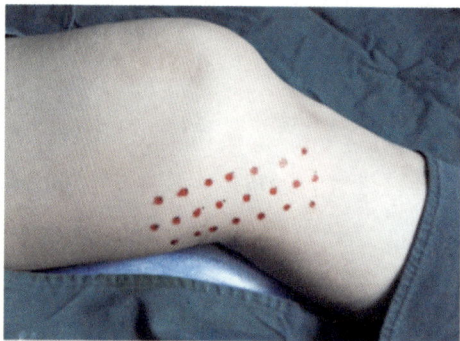

图 11-27　髌骨内侧缘周围布点图

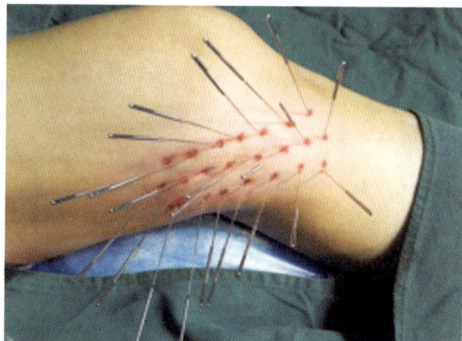

图 11-28　髌骨内侧缘周围内热针治疗

（7）加热：针柄连接加热端，42℃ 恒温加热，时间 20 分钟。

治疗结束后，拔出全部内热针，局部按压止血 3 分钟，碘伏消毒一遍。

3. 第三次治疗股四头肌下部肌腹及止点

（1）体位：仰卧位，膝下垫软枕。

（2）布点（图 11-29）：在股内侧肌、股外侧肌及股直肌下部肌腹及止点处每隔 1cm 均匀布点，共布 30 点左右。

（3）消毒：施术部位常规碘伏消毒 2 遍。

（4）麻醉：0.5% 利多卡因局部浸润麻醉。

（5）针具：选用直径 0.7mm 的 3 号内热针。

（6）针法（图 11-30）：在上述布点部位垂直于皮肤进针，经皮肤、皮下、股直肌、股内侧肌、股外侧肌，直达股骨下段骨面。

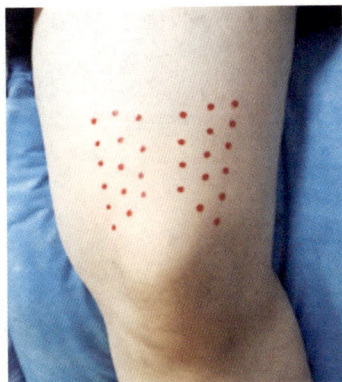

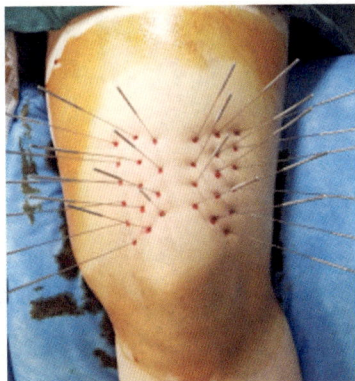

图 11-29 股四头肌下部肌腹及止点布点图　　图 11-30 股四头肌下部肌腹及止点内热针治疗

（7）加热：针柄连接加热端，42℃恒温加热，时间 20 分钟。

治疗结束后，拔出全部内热针，局部按压止血 3 分钟，碘伏消毒一遍。

4. 第四次治疗腘窝周围

（1）体位：患者俯卧位。

（2）布点（图 11-31）：在膝关节后侧，腘窝正中左右各旁开 2cm 处，腓肠肌内外侧头起点处每隔 1cm 均匀布 1 点，共布 20 点左右。

（3）消毒：施术部位常规碘伏消毒 2 遍。

（4）麻醉：0.5% 利多卡因局部浸润麻醉。

（5）针具：选用直径 0.7mm 的 3 号内热针。

（6）针法（图 11-32）：在上述布点部位垂直于皮肤进针，经皮肤、皮下、腓肠肌内外侧头、达股骨内、外侧髁骨面。针刺时注意针尖的方向和角度，避开腘动脉。

（7）加热：针柄连接加热端，42℃恒温加热，时间 20 分钟。

治疗结束后，拔出全部内热针，局部按压止血 3 分钟，碘伏消毒一遍。

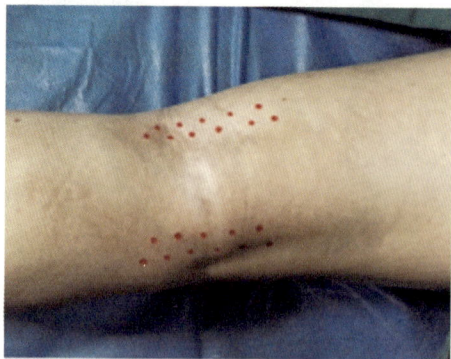

图 11-31　腘窝周围布点

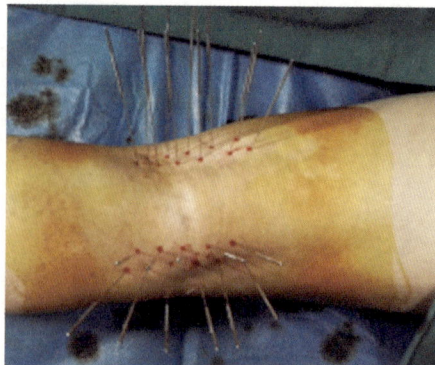

图 11-32　腘窝周围内热针治疗

第十二章 | 内热针治疗踝足部疾病

一、腓浅神经卡压综合征

【概述】

本病常发生于慢性劳损性骨筋膜室高压或胫腓骨骨折及筋膜室内出血等因素所致的急性骨筋膜室高压，此时膨大的肌肉引起腓浅神经在穿出筋膜部受压，引发一系列临床表现。

【局部解剖】

腓浅神经（图12-1）来源于腓总神经，绝大部分起始处位于小腿上1/3上区腓骨颈处，少数可在上1/3中区起始。一般起始后在上1/3段，行于腓骨长肌深面与腓骨之间的区域内，然后于上1/3下区和中1/3上区行于腓骨长、短肌之间的区域内，继而行于前肌间隔的外侧深筋膜的深面，下行至浅出处，腓浅神经主要以主干和分支（足背内侧，中间皮神经）两种形式穿出深筋膜，以前者为主。主干穿出深筋膜的位置主要位于外踝上方、小腿中1/3下区和下1/3上区。足背内侧皮神经亦主要由该区域穿出深筋膜。足背中间皮神经穿出深筋膜的部位，主要位于下1/3区的中上区。

【诊断要点】

1. 小腿、足背及踝前疼痛（图12-2）是本病的主要特征。

2. 疼痛与站立有关，站立抬高患肢时，疼痛可缓解，故又称为"站立性"疼痛。

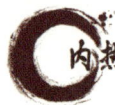

3. 体检时，可发现小腿外侧有固定压痛点或 Tinel 征阳性。

4. 肌电图检查可有腓浅神经感觉传导速度减慢，潜伏期改变。

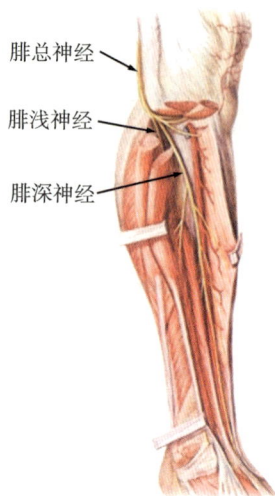

图 12-1　腓浅神经

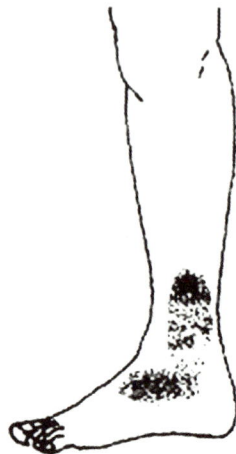

图 12-2　腓浅神经卡压疼痛分布

【内热针治疗】

（1）体位：患者俯卧位。

（2）布点（图 12-3）：小腿外侧中下 1/3，Tinel 征阳性点区域每隔 1cm 均匀交错布点。

（3）消毒：施术部位常规碘伏消毒 2 遍。

（4）麻醉：0.5% 利多卡因局部浸润麻醉。

（5）针具：选用直径 0.7mm 的 3 号内热针。

（6）针法（图 12-4）：从上述布点部位垂直皮肤进针，经皮肤、皮下组织、腓骨长肌、拇长屈肌、比目鱼肌，当针下有坚韧感，患者有酸、麻、胀感时，即到达腓浅神经出筋膜处的卡压点。根据患者胖瘦不同，进针深度在 2~4cm 范围内。

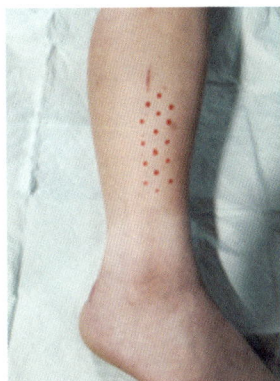

图 12-3　腓浅神经卡压综合征布点图

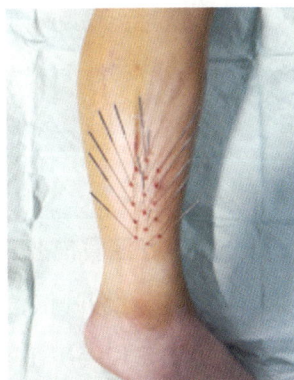

图 12-4　腓浅神经卡压综合征内热针治疗

（7）加热：针柄连接加热端，42℃恒温加热，时间 20 分钟。

治疗结束后，拔出全部内热针，局部按压止血 3 分钟，碘伏消毒 1 遍。

二、马蹄内翻足

【概述】

马蹄内翻足主要指因腓骨肌瘫痪导致的足内翻肌力不平衡，造成足下垂和内翻畸形。

【局部解剖】

足的内、外翻运动在距下关节发生，借助于小腿长肌腱的张力，使小腿固定于足部。内翻肌肉主要为胫骨前肌及胫骨后肌，外翻肌肉主要为腓骨长肌及腓骨短肌。距下关节因受距跟前、后韧带的限制，屈伸运动范围甚小。跗横关节（距舟关节、跟骰关节及舟楔关节）并无真正内、外翻运动，而仅有侧方旋转运动，当前足因胫骨前肌及胫骨后肌收缩而内翻时，必然同时内旋；相反，当前足因第三腓骨肌收缩而外翻时，必然同时外旋。

【诊断要点】

1. 足下垂，有向内翻转倾向，足外缘或足背着地，半数有前足内收、内旋畸形。

2. 若跖腱膜挛缩，可合并高弓足畸形。

3. 跟腱挛缩时，马蹄畸形固定，常伴有跟骨内翻、内旋。

4. 若胫距关节、跗间关节畸形及关节周围组织挛缩时，马蹄内翻畸形成为骨性畸形。

【内热针治疗】

1. 第一次治疗胫骨前肌、腓肠肌内侧缘

（1）体位：患者仰卧位，下肢外展外旋。

（2）布点（图 12-5）：在胫骨前肌、腓肠肌内侧缘肌腹部每隔 2cm 均匀布点。

（3）消毒：施术部位常规碘伏消毒 2 遍。

（4）麻醉：0.5% 利多卡因局部浸润麻醉。

（5）针具：选用直径 0.7mm 的 3 号内热针。

（6）针法（图 12-6）：在上述布点部位垂直于皮肤进针，经皮肤、皮下组织、达胫骨前肌、腓肠肌内侧缘肌腹。根据患者胖瘦，进针深度在 2~4cm 范围内。

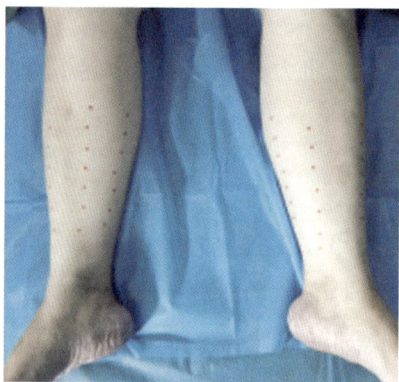

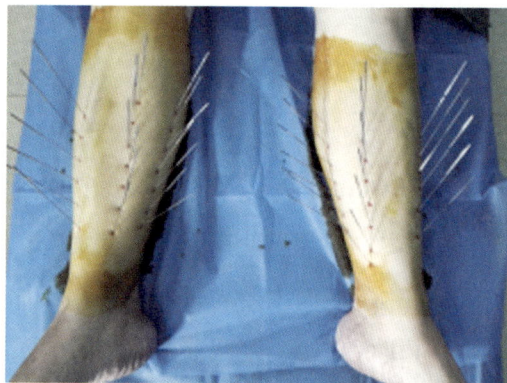

图 12-5　胫骨前肌、腓肠肌内侧缘布点图　　图 12-6　胫骨前肌、腓肠肌内侧缘内热针治疗

（7）加热：针柄连接加热端，42℃恒温加热，时间 20 分钟。

治疗结束后，拔出全部内热针，局部按压止血 3 分钟，碘伏消毒 1 遍。

2. 第二次治疗胫骨后肌、腓肠肌下段及止点

（1）体位：患者仰卧位，下肢外展外旋。

（2）布点（图 12-7）：在胫骨后肌、腓肠肌下段及止点体表投影处每隔 2cm 均匀布点。

（3）消毒：施术部位常规碘伏消毒 2 遍。

（4）麻醉：0.5% 利多卡因局部浸润麻醉。

（5）针具：选用直径 0.7mm 的 3 号内热针。

（6）针法（图 12-8）：在上述布点部位垂直于皮肤进针，经皮肤、皮下组织、达趾长屈肌、胫骨后肌、腓肠肌下段及止点。根据患者胖瘦，进针深度在 2~4cm 范围内。

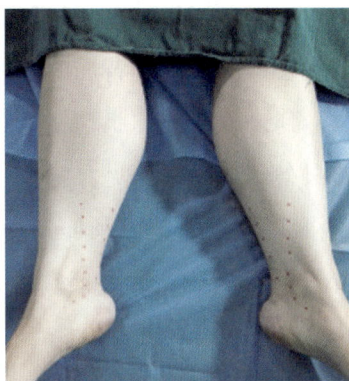

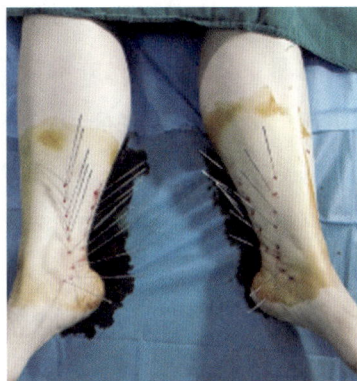

图 12-7　胫骨后肌、腓肠肌下段及止点布点图　　图 12-8　胫骨后肌、腓肠肌下段及止点内热针治疗

（7）加热：针柄连接加热端，42℃恒温加热，时间 20 分钟。

治疗结束后，拔出全部内热针，局部按压止血 3 分钟，碘伏消毒 1 遍。

三、踝关节陈旧性损伤

【概述】

踝关节扭伤多在行走、跑步、跳跃或下楼梯时，踝关节跖屈位，突然向外或向内翻，外侧或内侧副韧带受到强大的张力作用，致使踝关节的稳定性失去平衡与协调，而发生踝关节扭伤。，其中最多发生在外侧副韧带，尤其是距腓前韧带损伤较多。如果是韧带撕裂，则可有内、外翻畸形。急性损伤后引起局部出血、水肿，通过人体的自我修复和自我调节，最终形成粘连瘢痕、韧带挛缩，严重者引起踝关节强直。

【局部解剖】

1. 踝足部表面解剖

（1）内踝与外踝：胫骨皮下内侧面相当于小腿平坦的前内侧面。远端与胫骨内踝可见的隆凸相延续。腓骨外踝在踝部的外侧面形成一显著的凸出，它比内踝下行至更远的水平，且位于更靠后的平面。外踝外侧面在上部与腓骨体下部伸长的皮下三角形区相延续。

（2）足背部：在足背部，外踝稍前面可确定跟骨上面前部。当足被动内翻时，胫骨远端前面 3.0cm 处可见并触摸到距骨头上部和外侧部；当趾背屈时因伸肌腱使其不明显。距骨体背侧面或多或少可清楚地扪到，虽然趾伸肌腱使其趋向于不明显。第 5 跖骨粗隆形成明显的突出，沿足部外侧缘的中部可见并触摸到。

（3）足外侧：跟骨平坦的外面在足跟的外侧面可扪到，并可延伸到外踝下，该处其被腓骨长肌和腓骨短肌掩盖。当腓骨结节足够大时，在外踝顶端 2.0cm 下可以触摸到。外踝正前面一个可触知的凹陷通向跗骨窦外侧端。

（4）足内侧：在足内侧，内踝垂直向下 2.0cm 可触到跟骨的载距突。在载距突的后下面可触摸到 (不是很明显) 跟骨内侧面。足内侧最显著的骨性标志是足舟骨，其常常可见，并在载距突前 2.5cm 总是可扪到。在足舟骨前，追踪胫骨前肌腱可识别内侧楔骨，因该腱止于此。内侧楔骨和第 1 跖骨间关节的上部和内侧部可触之为一狭窄的沟。

（5）足底：当足着地时，它依靠跟骨后部的下面和距骨头，在较少程度上依赖足外侧缘。足背，相当于足内侧纵长弓从地面升起。在跟骨下面的后部可辨别跟骨内、外侧结节，但强厚的纤维脂肪垫覆盖其上使其模糊不清。距骨头由相似的厚脂肪垫覆盖，该脂肪垫形成足球。这一水平是足的最宽处，表现为前行时跖骨轻微地张开。

2. 踝部骨骼

（1）胫骨下端：胫骨外观呈三棱柱形，下端（图 12-9）逐渐扩大，呈四边形，其终末端称为平台，即胫骨远端关节面，是踝关节的主要负重关节面。内侧面向下延伸，形成一坚强的钝锥状骨突，称为内踝。内踝的关节软骨与胫骨远端关节面的软骨相连。内踝可分为前丘部和后丘部，两者以球部结节间沟为界，前球部明显低于后球部。大隐静脉从其前侧通过，内踝处行内热针治疗时要注意勿刺破大隐静脉。胫骨下端的外侧面有一切迹，称为腓切迹。其下方粗糙的凹陷面为下胫腓韧带附着处。切迹前后缘隆起，前方隆起称为胫骨前结节，后方隆起称为胫骨后结节。腓切迹的后面粗糙，有浅、深两沟，外侧为浅沟，有拇长屈肌腱通过，内侧沟较深，称为踝沟，有胫骨后肌与趾长屈肌腱通过。

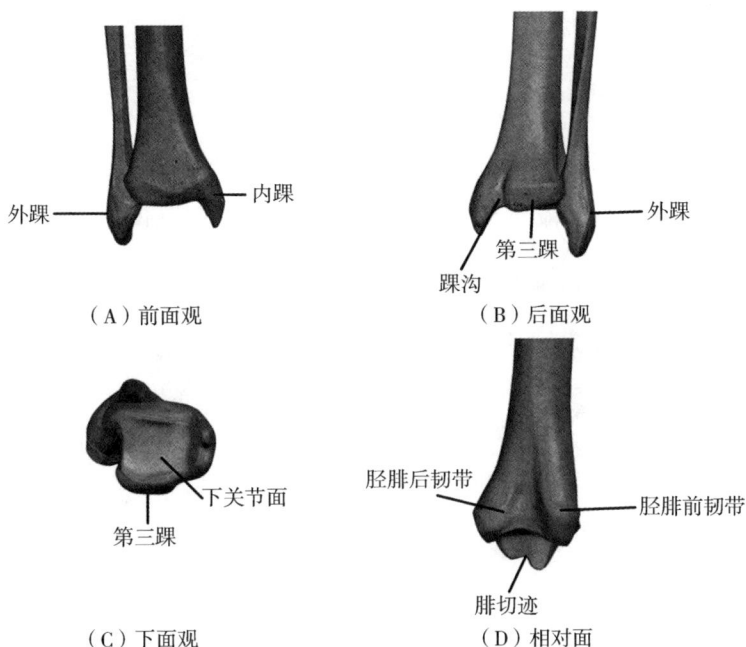

（A）前面观　　　　　　　　（B）后面观

（C）下面观　　　　　　　　（D）相对面

图 12-9　胫骨下端

（2）腓骨下端：虽然腓骨的重要性不如胫骨，但其下端向下突出的部分，即外踝，是构成踝关节不可缺少的部分，其外形呈锥形，约低于内踝 1cm。腓骨下端在临床上是容易发生撕脱性骨折的常见部位，也对踝关节的稳定性起着辅助地加固作用。腓骨下端内侧面的前上部有微凹的关节面，称为踝关节面，与距骨相关节。其关节面多数呈梨形或三角形，少数呈菱形，外踝关节面的后下方为外踝窝，为胫腓后韧带及距腓后韧带的附着部。

（3）距骨（图 12-10）：位于胫骨、腓骨下端与跟骨之间的踝穴内，分为距骨头、距骨颈、距骨体3部分，距骨体的上部称为滑车，与胫骨下端构成踝关节，内侧的半月形关节面与内踝相关节，外侧的三角形关节面与外踝构成关节。下方的3个关节面分别与跟骨上相应关节面形成距下关节，前方与舟骨相关节。

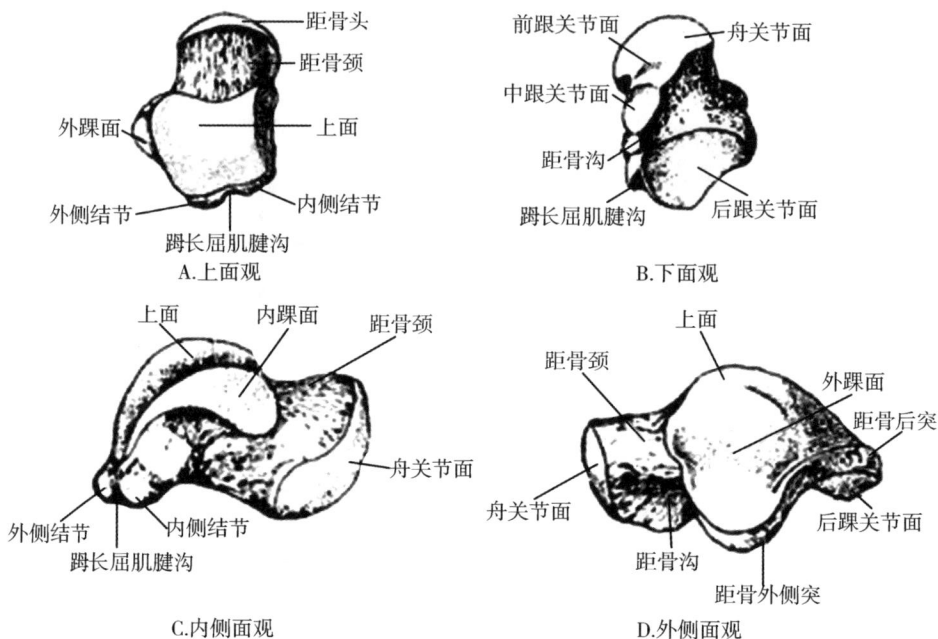

图 12-10　距骨的形态

3. 踝关节韧带

踝关节的韧带非常丰富，主要有以下几组：

（1）前、后侧韧带：即关节囊的前、后部，较薄弱，这样便于踝关节前后的屈伸运动。

（2）内侧韧带：踝关节内侧主要为内踝韧带（图 12-11），又称三角韧带，位于胫后肌腱的深面，由深、浅两部分组成。三角韧带的浅层纤维呈三角形，近端起于内踝之前丘部，远端止于舟骨、弹簧韧带、载距突的上部，小部分止于距骨；三角韧带的深层主要起于内踝之后丘部及前后丘部间沟，呈尖朝上底朝下的扇形分布，止于距骨滑车的内侧缘，由后部的内侧结节至距骨颈，并有少量纤维达舟骨粗隆。三角韧带被胫后肌穿过，并为胫骨后肌及趾长屈肌所加强。该韧带根据附着点的不同共分为4束，分别是胫跟韧带、胫舟韧带、胫距前韧带及胫距后韧带。

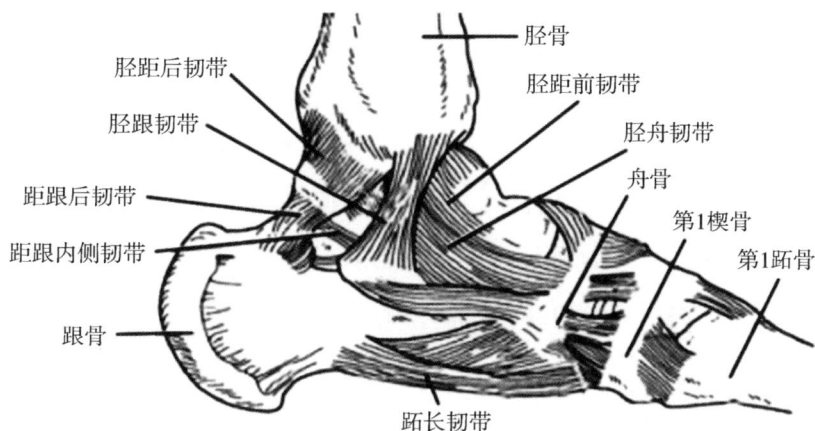

图 12-11　踝关节内侧主要韧带

（3）外侧韧带：踝关节的外侧韧带（图 12-12）又称腓侧副韧带，不如内侧的三角韧带坚强，该韧带可分为前、中、后3束，即距腓前韧带、距腓后韧带、跟腓韧带，分别起自外踝的前、后及尖部，止于距骨和跟骨。

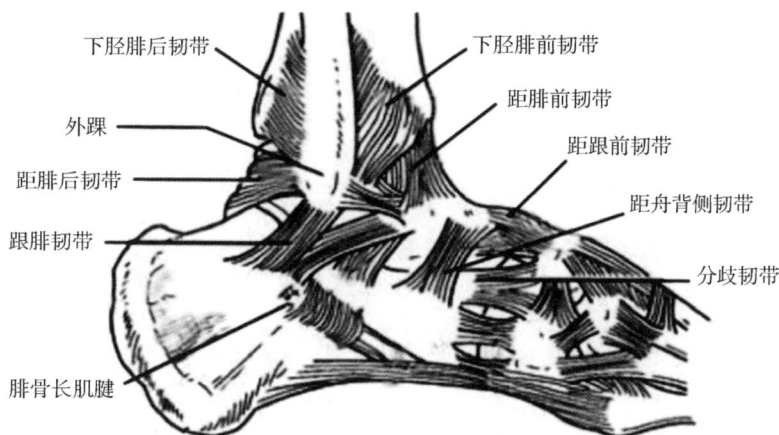

图 12-12　踝关节外侧主要韧带

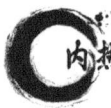

（4）下胫腓韧带：或称为胫腓联合韧带。下胫腓韧带紧连胫腓骨下端，加深由胫腓骨下端所形成的关节窝，是维持下胫腓关节乃至踝关节稳定的重要韧带。该韧带十分坚强，有以下四部分组成，分别是：下胫腓前韧带、下胫腓后韧带、骨间韧带和下胫腓横韧带。

4. 踝关节关节囊

踝关节的关节囊前侧由胫骨下端前缘至距骨颈，后侧由胫骨下端后缘至距骨后结节。关节囊前后松弛软弱，前侧的韧带只有少量纤维，后侧关节囊韧带最薄弱，仅有少量纤维连接于胫骨后面、下胫腓后韧带及距骨后面。关节囊左右两侧坚实紧张，附于关节软骨的周围，内侧与三角韧带纤维相连，并得到加强，外侧由距腓前韧带、距腓后韧带加固。虽然跟腓韧带位于关节囊之外，如同膝关节的侧副韧带一样，但可使踝关节囊更加坚强。其后部也有少量纤维，起自内、外踝后缘并向中央集合，再向下止于距骨后突的后内侧结节，充填于胫距后韧带及腓距后韧带的间隙内，在下面与前面附于距骨头之后，使距骨颈位于关节囊内。

5. 踝部肌肉

（1）前群

①胫骨前肌：起于胫骨上半外侧面，止于内侧楔骨、第1趾骨的足底面。

②姆长伸肌：起于胫骨前面及骨间膜，止于第2~5趾的中、远节趾骨底。

③趾长伸肌：起于腓骨下1/3前面及骨间膜，止于姆趾远节趾骨底。

④第三腓骨肌：起于腓骨内侧面中份、骨间膜，止于第4、5趾骨底背面。

（2）外侧群

①腓骨长肌：起于腓骨外侧面上2/3，止于内侧楔骨、第1趾骨底。

②腓骨短肌：起于腓骨外侧面下1/3，止于第5趾骨粗隆。

（3）后群

①姆长屈肌：起于腓骨后面中1/3，止于第2~5趾远节。

②趾长屈肌：起于腓骨后面下2/3，止于姆趾远节趾骨底。

③胫骨后肌：起于胫骨、腓骨及骨间膜后面，止于舟骨粗隆及第1~3楔骨跖面。

腓肠肌、比目鱼肌、跖肌、腘肌在膝关节处已叙述。

6. 踝 部 关 节

（1）踝关节：又称距小腿关节，是由以下 6 个关节面组成的，分别是：胫骨的下关节面、内踝关节面、腓骨外踝关节面、胫骨滑车的上关节面和内、外侧关节面，并且各个关节面均有透明软骨覆盖。踝关节担负着承载人体全身重量的重任，属于屈戌关节，主要功能为背伸和跖屈。位于距骨体上面的关节面从前向后有一定的凹度，而胫骨下端关节面有一个相应的凸度，从而使两者构成了相互吻合的关节。正是这样的凹凸关系保证了踝关节的活动局限于屈伸的范围内。踝关节内踝的位置较外踝高，外踝把距骨体的外侧遮盖，内侧至少有 1.5cm 以上的区域未被遮盖。距骨体外侧有 2/3 是关节面，内侧只有 1/3 是关节面。经过内外踝的韧带、肌腱均在其前后通过，这样的解剖特点有利于踝关节的前后运动。使足背伸的小腿前侧肌群有使足跟着地的趋势，两者相互协调共同维持踝关节的运动平衡。但由于踝关节周围的肌腱中，除跟腱外，其止点均位于中跗关节之前，因此当肌肉收缩时，胫骨下端有前脱位的倾向。尤其是站立时身体的重量使这种倾向更为明显，这正是后踝骨折多于前踝骨折的原因之一。

（2）下胫腓关节：由胫骨下端的腓切迹与腓骨下端的内侧面组成。腓切迹位于胫骨下端外侧略靠后，切迹面向后成角约 30°。腓切迹的深度与下胫腓关节的稳定有直接关系，深度越深该关节越稳定。下胫腓关节内部没有关节软骨，两者靠下胫腓韧带连接，该韧带非常有力，又分为 4 个韧带，分别是下胫腓前韧带、骨间韧带、下胫腓后韧带和下胫腓横韧带。下胫腓关节偶尔有一关节腔，其滑膜多为踝关节内滑膜向上的延伸部。

下胫腓关节是一个微动的弹性关节，生理状态时可随踝关节的运动而出现相应运动，运动模式是旋转和平移的复合运动，发生于 X、Y、Z 轴三个方向，这使踝关节既保持紧固又有一定的弹性和适应性，从而使踝关节更加稳定。下胫腓关节还具有调节腓骨负重的作用；10% ~17% 的体重可通过下胫腓关节传至腓骨，并通过腓骨与胫骨的相对运动和位置关系调节腓骨的负荷比例，维持踝关节的力学稳定。

【诊断要点】

1.外侧韧带损伤，多为部分撕裂伤，表现为踝外侧疼痛、肿胀、走路跛行；有时可见皮下瘀血；外侧韧带部位有压痛；使足内翻时，引起外侧韧带部位疼痛加剧。

2.内侧韧带损伤，其临床表现与外侧韧带损伤相似，但位置和方向相反。表现为踝关节内侧及前侧疼痛、肿胀、压痛，足外翻时引起内侧韧带部位疼痛。

3.X线片排除骨折和脱位。

【内热针治疗】

以左侧踝关节陈旧性损伤为例加以描述。

（1）体位：患者仰卧位，患肢外展内旋位。

（2）布点（图12-13）：沿外踝腓骨前、下、后缘骨面下0.5cm处每隔1cm均匀布1点，为第1排；在第1排下方1cm处于相邻两点之间均匀交错再布1点，为第2排。

（3）消毒：施术部位常规碘伏消毒2遍。

（4）麻醉：0.5%利多卡因局部浸润麻醉。

（5）针具：选用直径0.7mm的3号内热针。

（6）针法（图12-14）：第1排与皮肤呈45°角向外踝尖部斜刺进针，第2排与皮肤呈30°角向外踝尖部斜刺进针，经皮肤、皮下、胫腓前韧带、胫腓后韧带、距腓前韧带、距腓后韧带、跟腓韧带达踝关节骨面。

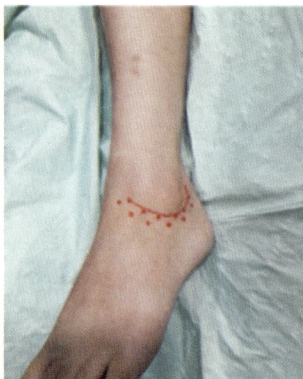

图12-13　外踝腓骨前、下、后缘形布点　　图12-14　外踝腓骨前、下、后缘内热针治疗

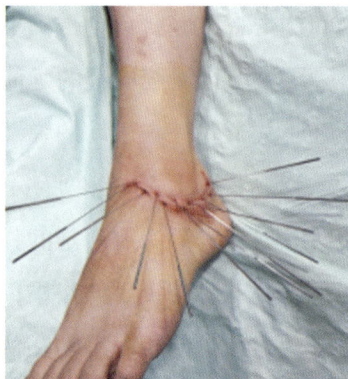

（7）加热：针柄连接加热端，42℃恒温加热，时间20分钟。

治疗结束后，拔出全部内热针，局部按压止血3分钟，碘伏消毒1遍。

四、慢性跟腱炎

【概述】

由于跟腱的慢性劳损如长距离行走、慢跑、跟腱处的外伤以及穿太紧的鞋长期摩擦刺激等引起跟腱及其轴位组织的充血、水肿、炎性渗出，病程迁延日久可致纤维性增生，跟腱轴位组织粘连或增厚。临床表现为跟腱处疼痛。当走路或跑跳时跟腱紧张，可使疼痛明显加重。

【局部解剖】

跟腱（图12-15）上端起始于小腿中部，由腓肠肌和比目鱼肌组成，向下止于跟骨结节后面中点。它是人体中最粗、最强大的肌腱，可承受相当大的张力，其上宽下窄，但从跟骨结节上方4cm处开始向下又逐渐增宽。跟腱有两个鞘，外鞘由肌腱的深部筋膜组成，内鞘直接贴附于跟腱，其结构很似滑膜，内、外鞘之间可相互滑动、摩擦，长期过度的活动可产生炎症。

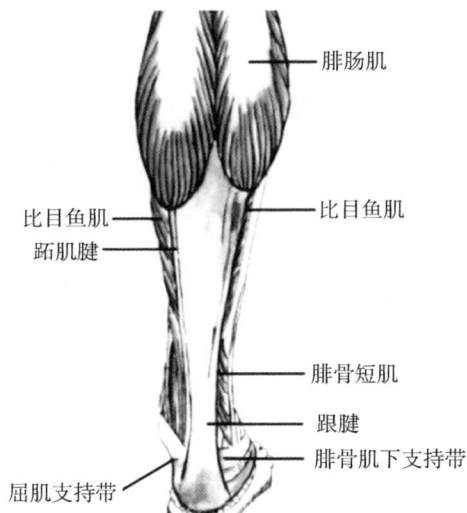

图12-15　跟腱结构

【诊断要点】

1. 跑跳时跟腱疼痛，重者走路时也会疼痛。

2. 跟腱周围变粗，呈梭形变形。

3. 跖屈抗阻痛。

4. 跟腱周围压痛。

5. 主动背伸或主动跖屈痛。

6. 足尖蹬地痛。

【内热针治疗】

（1）体位：患者俯卧位。

（2）布点（图 12-16）：在跟腱两侧缘每隔 1cm 处均匀布点，共布 8 点。

（3）消毒：施术部位常规碘伏消毒 2 遍。

（4）麻醉：0.5% 利多卡因局部浸润麻醉。

（5）针具：选用直径 0.7mm 的 3 号内热针。

（6）针法（图 12-17）：在上述布点部位垂直皮肤进针，经皮肤、皮下组织，当针下有阻力时即到达跟腱，根据患者胖瘦不同，进针深度在 1~3cm 范围内。

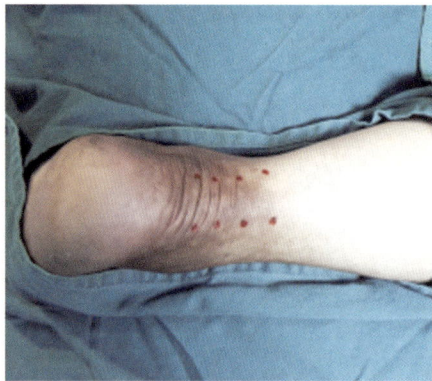

图 12-16　慢性跟腱炎布点图

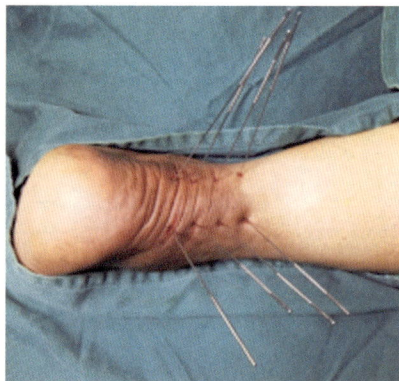

图 12-17　慢性跟腱炎内热针治疗

（7）加热：针柄连接加热端，42℃恒温加热，时间 20 分钟。

治疗结束后，拔出全部内热针，局部按压止血 3 分钟，碘伏消毒 1 遍。

五、跟痛症

【概述】

跟痛症主要是指病人在行走或站立时足底部疼痛。多由慢性损伤引起，常伴有跟骨结节部的前缘骨刺。本病多发生于中老年人。临床表现为跟部局部疼痛、肿胀，走路时加重。足跟底前内侧压痛，有时可触及骨性隆起，跟骨侧位 X 线片可能有骨刺。

【局部解剖】

（1）跟骨（图 12-18）：近似长方形，后方跟骨体的后面呈卵圆形隆起，分上、中、下三部。上部光滑，中部为跟腱抵止部，跟腱止点的上方的前后有大小滑囊，下部移行于跟骨结节，有踇展肌，趾屈肌、小趾展肌及跖腱膜附着，起维持足弓的作用。跟骨结节的下方有滑囊存在。足跟下皮肤较厚，皮下组织由弹力纤维和脂肪组织构成，又称为脂肪纤维垫。

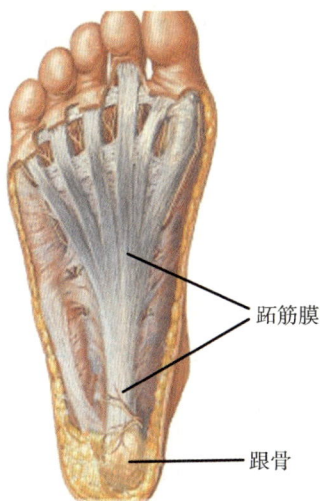

足底肌肉解剖图，标注：跖筋膜、跟骨

图 12-18　跟骨、跖腱膜

（2）跖腱膜（前文图 12-8）：又称为足底腱膜，由纵行排列的致密的结缔组织构成，其间有横向纤维交织，分为内外侧部和中央部，内外侧部分别覆盖足踇趾和小趾的固有肌，中央部最强最厚，起于跟骨结节内侧突，继而呈腱膜状分为

5 个束支至各趾。在跖骨头的近端各束浅层支持带与皮肤相连。

（3）足弓：足弓包括内侧纵弓、外侧纵弓和足横弓，内侧纵弓包括跟骨、距骨、足舟骨、楔骨和内侧三块跖骨，内侧纵弓比外侧纵弓高，活动性大，并且更有弹性，其变扁平逐渐拉紧跟舟足底韧带和足底筋膜；外侧纵弓包括跟骨、骰骨和外侧二块跖骨，骨性结构低于内侧纵弓；足横弓由跖骨头及沿足外侧缘的软组织组成，横弓不通过其下面的软组织进行力的传递。腓骨长肌腱是维持横弓的重要力量。

【诊断要点】

1. 本病起病缓慢，可有数月至数年的病史。

2. 每天晨起踏地行走时足跟跖面刺痛，行走片刻后疼痛缓解，行走过多时疼痛又加重。病程日久则呈持续性疼痛，尤其是走在不平路面或踩在石头上疼痛更甚。

3. 查体见足跟着力部软组织坚韧，压痛以足跟跖面偏内侧最为明显。

4. X 线摄片初期无异常改变，后期可有鸟嘴状骨刺形成。

【内热针治疗】

以右侧跟痛症为例加以描述。

（1）体位：患者俯卧位。

（2）布点（图 12-19）：在跟骨结节前下缘和内缘区域每隔 1cm 均匀布 5 点。

（3）消毒：施术部位常规碘伏消毒 2 遍。

（4）麻醉：0.5% 利多卡因局部浸润麻醉。

（5）针具：选用直径 0.7mm 的 3 号内热针。

（6）针法（图 12-20）：从上述布点部位垂直进针，经过皮肤、皮下组织、脂肪垫、趾短屈肌、踇展肌，分别到达跟骨结节前下缘和内缘骨面。

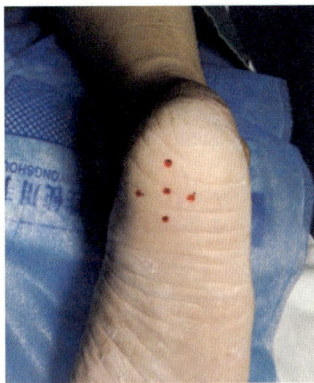

图 12-19　跟痛症内热针治疗布点图

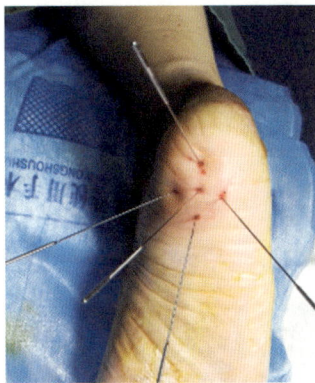

图 12-20　跟痛症内热针治疗